循環器内科医のための
経食道心エコー

基本的な手技から術中・術前の評価までよくわかる！
治療方針の決定に役立つ実践マニュアル

Transesophageal Echocardiography for Cardiologist

編集 出雲昌樹・泉 佑樹
　　　Masaki Izumo　Yuki Izumi

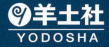

謹告 ─────

　本書に記載されている診断法・治療法に関しては，発行時点における最新の情報に基づき，正確を期するよう，著者ならびに出版社はそれぞれ最善の努力を払っております．しかし，医学，医療の進歩により，記載された内容が正確かつ完全ではなくなる場合もございます．

　したがって，実際の診断法・治療法で，熟知していない，あるいは汎用されていない新薬をはじめとする医薬品の使用，検査の実施および判読にあたっては，まず医薬品添付文書や機器および試薬の説明書で確認され，また診療技術に関しては十分考慮されたうえで，常に細心の注意を払われるようお願いいたします．

　本書記載の診断法・治療法・医薬品・検査法・疾患への適応などが，その後の医学研究ならびに医療の進歩により本書発行後に変更された場合，その診断法・治療法・医薬品・検査法・疾患への適応などによる不測の事故に対して，著者ならびに出版社はその責を負いかねますのでご了承ください．

❖ **本書関連情報のメール通知サービスをご利用ください**

メール通知サービスにご登録いただいた方には，本書に関する下記情報をメールにてお知らせいたしますので，ご登録ください．

・本書発行後の更新情報や修正情報（正誤表情報）
・本書の改訂情報
・本書に関連した書籍やコンテンツ，セミナーなどに関する情報

※ご登録の際は，羊土社会員のログイン/新規登録が必要です

ご登録はこちらから

序

「経食道心エコーを勉強するためによい教科書はありますか？」

エコーを学ぶ若手医師からのこの質問に，皆様はどのように答えてこられたでしょうか？「現場で学んでほしい」と，忸怩たる思いを抱いたことはないでしょうか？　私自身も振り返れば先輩方が行っている検査の後ろ姿を見て学んできたものです．しかし，時代は変わりました．今はその若手の質問に自信をもって「はい，この教科書です」と本書を勧めることができます．

経食道心エコーは，心臓の精密な構造評価と機能解析において，循環器診療に欠かせない診断ツールとして広く使用されています．特に最近では，心臓手術やカテーテル治療の現場で，患者の状態をリアルタイムで把握し，適切な治療方針を立てるために不可欠な手段となっています．しかしながら，経食道心エコーに関する体系的で，かつ最新の知見を反映した書籍は非常に限られており，特に循環器内科医の視点から見た教科書の需要が高まっていると感じていました．

本書は，そのような状況に応えるべく，日本の循環器診療に携わる方に向けた「バイブル」となることをめざして企画しました．基礎から臨床応用まで，あらゆる段階を網羅し，経食道心エコーにかかわるすべての医療従事者が一貫して活用できる実践的な内容を提供しています．また，医療技術が日々進化する中で，最新の研究成果やガイドラインに基づいた知識も盛り込んでいます．さらに，日本を代表する先生方に執筆をお願いし，経食道心エコーに対する情熱を，次世代に伝えるつもりで執筆していただきました．

本書が，多くの医師や医療従事者の診療に役立ち，患者の診断や治療の質向上に貢献することを願っています．また，これを契機に日本における経食道心エコーの理解と活用がさらに広がり，心臓疾患治療の発展に寄与することを心から期待しています．

最後に，本書の制作にご協力いただいた執筆者の皆様，編集に携わっていただいたスタッフの皆様に心より感謝申し上げます．

2024年10月

聖マリアンナ医科大学 循環器内科

出雲昌樹

序

　経食道心エコー（TEE）は，循環器診療の診断精度と治療の質を左右する重要な検査であり，特に周術期エコー（Intraoperative & Interventional Echocardiography）としての重要性が高まっています．そのためエコー医には，循環器全般の知識に加え，進化するデバイスや3DTEEを中心とした新たなエコー技術に精通することが求められています．

　本書『循環器内科医のための経食道心エコー』は，TEEに必要な「知識」，「経験」，「技術」のすべてを実践的に学べるガイドとして，循環器内科医や循環器診療に携わるすべての方々に役立つことをめざしています．まず「知識」として，各疾患の治療方針決定に必要なkey画像や検査所見を明確に示し，手術やカテーテル治療についても詳しく解説しています．次に「経験」として，実際のTEE検査の流れや評価のポイントを示すことで，擬似的に各施設で行われているTEE検査を体験するかのように学べる内容となっています．豊富な実例を通じて，臨床の場で直面する困難な症例への対応方法やトラブルシューティングに関するスキルも養われます．最後に「技術」面では，きれいなエコー画像を撮像する方法や，エコーマシンの操作方法，3Dデータ解析に至るまで詳細に記載していることは，類書にない特徴です．これらの知識，経験，技術が相互に作用し，総合的にTEEの実力を高めることができるよう構成されています．各項目のエキスパートの先生方にご執筆いただいた，専門性と熱意が結晶した素晴らしい内容に，深く感謝申し上げます．

　また，私自身も執筆者の一人として本書の作成に携わりました．榊原記念病院の心臓血管外科，麻酔科，そしてエコー室の多くの先生方からいただいたご指導を原稿に反映し，榊原エコー室での経験の集大成となるよう努めました．本書を通じて，一人でも多くの患者さんがよい医療を受けられるようにとの願いを込めて取り組んだしだいです．本書の完成にあたり，多くの方々に惜しみないご助力をいただきました．すべての方々をお名前で記すことはできませんが，ここに感謝の意を込めて，心より御礼申し上げます．

　本書が，循環器診療におけるTEE技術の向上に貢献し，読者のみなさまがTEEエキスパートとして成長する一助となることを心より願っています．

2024年10月

榊原記念病院 循環器内科

泉　佑樹

循環器内科医のための 経食道心エコー

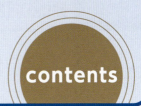
contents

序	出雲昌樹	3
序	泉　佑樹	4
執筆者一覧		7
動画視聴ページのご案内		8
略語一覧		9

第1章 基本的な手技と描出

1	準備〜挿入	泉　佑樹	12
2	鎮静薬の使用方法	坂本三樹	19
3	中部食道アプローチ	出雲昌樹	25
4	深部食道アプローチ	出雲昌樹	34
5	経胃アプローチ	出雲昌樹	36
6	パネル操作	塩川則子	40
7	機器の洗浄	塩川則子	43
8	機器設定	磯谷彰宏	48

contents

第2章 疾患別評価の実際

1 心房細動 movie ……………………… 町野智子 60

2 経皮的左心耳閉鎖術 movie ……………………… 田中　旬 66

3 大動脈弁狭窄症 ……………………… 出雲昌樹 79

4 大動脈弁閉鎖不全症 movie ……………………… 田中秀和 88

5 僧帽弁狭窄症 movie ……………………… 佐藤如雄 97

6 僧帽弁閉鎖不全症 movie ……………………… 泉　佑樹
　①術前評価 ……………………………………………… 107
　②外科・術中評価 ……………………………………… 125
　③M-TEERの術前・術中TEE ………………………… 139

7 三尖弁閉鎖不全症 movie ……………………… 宇都宮裕人
　①疾患の評価（TEEを用いたTRの包括的評価） …… 164
　②Tricuspid-TEERにおける評価 ……………………… 184

8 肺動脈弁閉鎖不全症 movie ……………………… 吉敷香菜子 199

9 心房中隔欠損症 movie ……………………… 吉敷香菜子 209

10 卵円孔開存症 movie ……………………… 片岡明久 230

11 人工弁周囲逆流 movie ……………………… 橋本　剛 243

12 急性大動脈解離 movie ……………………… 泉　佑樹 251

13 感染性心内膜炎 movie ……………………… 太田光彦 258

14 心臓腫瘍 movie ……………………… 泉　佑樹 265

15 その他の術中TEE：
　人工弁不全，急性心筋梗塞の機械的合併症 movie ………… 泉　佑樹 278

索引 …………………………………………………………………………… 284

執筆者一覧

■ 編集

出雲昌樹	聖マリアンナ医科大学 循環器内科
泉　佑樹	榊原記念病院 循環器内科

■ 執筆者 (掲載順)

泉　佑樹	榊原記念病院 循環器内科
坂本三樹	聖マリアンナ医科大学 麻酔科
出雲昌樹	聖マリアンナ医科大学 循環器内科
塩川則子	聖マリアンナ医科大学病院 超音波センター
磯谷彰宏	小倉記念病院 循環器内科
町野智子	筑波大学医学医療系 循環器内科
田中　旬	三井記念病院 循環器内科
田中秀和	神戸大学大学院医学研究科 内科学講座・循環器内科学分野
佐藤如雄	聖マリアンナ医科大学 循環器内科
宇都宮裕人	広島大学大学院医系科学研究科 循環器内科学
吉敷香菜子	榊原記念病院 小児循環器科
片岡明久	帝京大学医学部附属病院 循環器内科
橋本　剛	東邦大学医療センター大橋病院 循環器内科
太田光彦	虎の門病院 循環器センター内科

動画視聴ページのご案内

movie マークのある稿では，本文や図に対応した動画を視聴することができます．

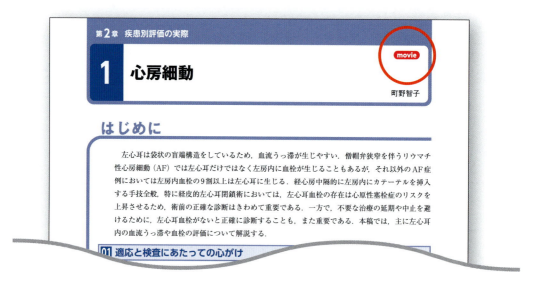

下記の方法でアクセスいただけます

1. 右の二次元バーコードを読み取り**羊土社ホームページ内 [書籍特典] ページ**にアクセスしてください

   下記URL入力または「羊土社」で検索して羊土社ホームページのトップページからもアクセスいただけます
   https://www.yodosha.co.jp/

2. ・羊土社会員の方 ➡ ログインしてください
   ・羊土社会員でない方 ➡ [新規登録] ページよりお手続きのうえログインしてください

3. **書籍特典ページ**の登録欄に下記コードをご入力ください

   コード： **guw** - **yuok** - **fehj**　※すべて半角アルファベット小文字

4. 本書特典ページへのリンクが表示されます

※ 羊土社会員の登録が必要です．2回目以降のご利用の際はログインすればコード入力は不要です
※ 羊土社会員の詳細につきましては，羊土社HPをご覧ください
※ 付録特典サービスは，予告なく休止または中止することがございます．本サービスの提供情報は羊土社 HP をご参照ください．

略語一覧

略語	欧文	和文
AAD	acute aortic dissection	急性大動脈解離
AF	atrial fibrillation	心房細動
AFMR	atrial functional mitral regurgitation	心房性機能性僧帽弁閉鎖不全症
AP	anterior-posterior	前後
AR	aortic regurgitation	大動脈弁閉鎖不全症
AS	aortic stenosis	大動脈弁狭窄症
ASD	atrial septal defect	心房中隔欠損
ATL	anterior tricuspid leaflet	三尖弁前尖
CAT	calcified amorphous tumor	
CCMA	caseous calcification of the mitral annulus	乾酪性僧帽弁輪石灰化
CDS	clip delivery system	クリップデリバリーシステム
CL	coaptation length	接合長
CW	continuous wave	連続波
DMR	degenerative mitral regurgitation	退行変性による僧帽弁閉鎖不全症
EROA	effective regurgitant orifice area	有効逆流弁口面積
ESUS	embolic stroke of undetermined source	塞栓源不明の脳塞栓症
HOCM	hypertrophic obstructive cardiomyopathy	閉塞性肥大型心筋症
HVSFR	hepatic vein systolic flow reversals	肝静脈収縮期逆流波形
iASD	iatrogenic atrial septal defect	医原性心房中隔欠損症
IE	infectious endocarditis	感染性心内膜炎
IPS	immediate procedural success	術直後の手技成功
LAAC	left atrial appendage closure	経皮的左心耳閉鎖術
M-TEER	mitral transcatheter edge-to-edge repair	経皮的僧帽弁接合不全修復術
MAC	mitral annular calcification	僧帽弁輪石灰化
MICS	minimally invasive cardiac surgery	低侵襲心臓手術
ML	medial-lateral	内側外側
MPR	multiplaner reconstruction	多断面再構成像
MR	mitral regurgitation	僧帽弁閉鎖不全症
MS	mitral stenosis	僧帽弁狭窄症
MVP	mitral valve plasty	僧帽弁形成術
NBTE	nonbacterial thrombotic endocarditis	非細菌性血栓性心内膜炎
OMC	open mitral commissurotomy	直視下僧帽弁交連切開術
PAPVR	partial anomalous pulmonary venous return	部分肺静脈還流異常
PEEP	positive end expiratory pressure	呼気終末陽圧
PFE	papillary fibroelastoma	乳頭状線維弾性腫

PFO	patent foramen ovale	卵円孔開存
PISA	proximal isovelocity surface area	近位部等速度表面積
PLSVC	persistent left superior vena cava	左上大静脈遺残
PMR	primary mitral regurgitation	一次性僧帽弁閉鎖不全症
PR	pulmonary regurgitation	肺動脈弁閉鎖不全
PS	pulmonary stenosis	肺動脈狭窄
PTH	pressure half time	圧較差半減時間
PTL	posterior tricuspid leaflet	三尖弁後尖
PTMC	percutaneous transluminal mitral commissurotomy	経皮的僧帽弁交連切開術
PVL	paravalvular leak	人工弁周囲逆流
PWD	pulsed wave doppler	パルスドプラ
RESEAL	tRanscathEter cloSurE of pAravalvular Leaks	
SAM	systolic anterior motion	収縮期前方運動
SEC	spontaneous echo contrast	もやもやエコー
SGC	steerable guide catheter	スティーラブルガイドカテーテル
SHD	structural heart disease	構造的心疾患
SMR	secondary mitral regurgitation	二次性僧帽弁閉鎖不全症
STJ	sino-tubular junction	Valsalva洞 - 大動脈移行部
STL	septal tricuspid leaflet	三尖弁中隔尖
TAVI	transcatheter aortic valve implantation	経カテーテル大動脈弁留置術
TEE	transesophageal echocardiography	経食道心エコー
TEER	transcatheter edge-to-edge repair	経皮的接合不全修復術
TPVI	transcatheter pulmonary valve implantation	経カテーテル肺動脈弁留置術
TR	tricuspid regurgitation	三尖弁閉鎖不全症
TTE	transthoracic echocardiogram	経胸壁心エコー
TTVI	transcatheter tricuspid valve intervention	経カテーテル的三尖弁治療
VCA	vena contracta area	縮流部面積
VCW	vena contracta width	縮流部幅
VFMR	ventricular functional mitral regurgitation	心室性機能性僧帽弁閉鎖不全症

第1章
基本的な手技と描出

1 準備〜挿入 12

2 鎮静薬の使用方法 19

3 中部食道アプローチ 25

4 深部食道アプローチ 34

5 経胃アプローチ 36

6 パネル操作 40

7 機器の洗浄 43

8 機器設定 48

第1章 基本的な手技と描出

1 準備〜挿入

泉　佑樹

はじめに

　経食道心エコー（TEE）は胸壁の影響を受けない点や，食道から近い左心耳，弁，大動脈を高解像度で描出できる点が経胸壁心エコー（TTE）より優れる．また，外科手術やカテーテル治療の術中TEEは他に代えられない．一方，食道穿孔など致死的な合併症もある．適応と禁忌を理解し，正確・迅速・安全な検査手技に習熟しなければならない．

1 検査前の確認事項

① 適応

　TEEはその所見によって治療方針が変更されうる場合に適応される．TEEはTTEと違い侵襲性があるため，スクリーニング目的ではなく，特定の疾患の診断や評価を目的として行うものである．TTE（直近3カ月以内が望ましい）で十分な情報が得られた場合は，TEEを施行するべきではない．具体的なTEEの適応としては表1があげられる[1,2]．

　近年，空間分解能の高い心臓造影CTにより，TEEが省略されることがある．心房細動に対する除細動やアブレーション前に適切に施行された心臓造影CTで左心耳血栓が否定的な症例では，TEEは施行すべきでない[1]．また，大動脈狭窄症に対する経カテーテル治療前の評価では心臓造影CTがより精密に評価できるため，当院ではTEEは施行していない．人工弁感染性心内膜炎に対しては基本的にTEEを行うが，弁輪部膿瘍は心臓造影CTでも診断可能であり，後述のTEEの高リスク症例では検査のリスク・ベネフィットをよく検討する．

表1　TEEの適応

適応	具体例
TTEで診断できない場合	左心耳血栓や心内腫瘤，塞栓源評価，感染性心内膜炎・特に人工弁や弁輪部膿瘍の評価
TTEでは評価が不十分な場合	弁膜症における弁形成術やカテーテル治療が解剖学的に可能かの判断，TTEで重症度判定が困難なとき，気管挿管中の患者
外科手術の術中TEE（intraoperative TEE）	すべての開心術，胸部大動脈手術，冠動脈バイパス術
構造的心疾患に対する経カテーテル治療のガイド（interventional TEE）	心房中隔欠損症閉鎖，左心耳閉鎖，経カテーテル弁膜症治療など

文献2を参考に作成

② 禁忌，注意すべき病態

TEEを行うべきではない疾患や病態としては，表2があげられる[1,2]．

これらの疾患をすべて事前に把握することは困難な場合がある．心臓手術やアブレーション前などでCTを施行する場合は，TEEの事前に施行しておき，CTで食道の走行や拡張・食物残渣の貯留の有無，食道を圧迫する椎体や下行大動脈などの構造物，心臓と食道の位置関係，肺疾患の有無などを評価しておくとよい．

そのほかに注意すべき点として，NSAIDs，ビスホスホネート，ステロイド，メソトレキセートの長期使用なども食道炎や潰瘍を引き起こすため，内服歴を確認してプローブ操作を慎重にする．頻度は稀だが，声帯麻痺に対する声帯固定術後の患者に対しては，プローブが気管に入ると声帯を損傷する危険があり，検査を避けるべきである．これは心臓や大血管の手術後に声帯麻痺を起こすことがあるためで，再手術前のTEEでは注意が必要である．

表2　TEEを行うべきではない疾患・病態例

	疾患・病態例
消化器	食道疾患（穿孔，狭窄，腫瘍，裂傷，憩室）
	食道静脈瘤〔red color sign（RC）1以上〕
	肝硬変（上部消化管内視鏡で食道静脈瘤が否定されれば可）
	食道手術の既往（食道胃接合部含む）
	活動性の上部消化管出血
	食道裂孔ヘルニア（傍食道型・混合型）
頸部・縦隔	頸部・縦隔の放射線治療歴
	嚥下障害
	頸部可動域に制限がある疾患（頸椎損傷，重度の頸椎症，環軸関節亜脱臼）
血液	凝固異常
	血小板減少症
呼吸器	重度の呼吸器疾患
	COVID-19陽性例・あるいは強く疑われる例
	呼吸器疾患などで酸素療法中
緊急性の高い疾患	血圧がコントロールされていない急性大動脈解離や腹部大動脈瘤
	脳出血・脳梗塞の急性期
	急性冠症候群の発症3日以内
その他	高度肥満（BW ≧ 100 kg または BMI ≧ 35）
	気管挿管のハイリスクと考えられる症例
	認知症
	検査の協力が得られない症例

③ 同意の取得

日本心エコー図学会のガイドライン[3]に沿って，患者に検査の目的や内容，合併症などを説明し，同意を取得する．

❷ 検査の準備

① 人員，場所と機材，物品

　　TEEの人員は3人以上が望ましい（医師／検査技師／看護師）．検査室の機能や用意する機材として，モニター（心電図，血圧，脈拍，SpO$_2$），酸素（配管やボンベ），吸引，救急カートが必要である．検査で使用する物品としては，プローブカバー，マウスピース，防水シート，個人防護具，静脈麻酔薬，咽頭麻酔薬が必要である．

② 検査前指示

　　検査の4時間前から絶飲食とする．午前の検査では朝食は摂らず，内服薬はコップ半分程度の水で内服してもらう．通常は鎮静薬を投与するので，外来患者や当日退院する患者であれば検査当日は自動車の運転はしないよう指示する．絶飲食で血管内脱水となると鎮静薬で血圧低下が起きやすいので，検査前に生理食塩水の輸液を行う．

❸ プローブの持ち方と操作方法

　　初学者は，プローブを挿入する前に，操作のしかたを確認しておく．図1のようにプローブを持つと操作が比較的容易となる．

　　基本的な操作方法は，**プローブの押し／引き**，**時計回転／反時計回転**（clockwise/counter clockwise），ハンドルのノブ操作による**前屈／後屈**（anteflex/retroflex, up/down），上下のボタンによる**マルチプレーン角度の調整**となる（図2）．食道位では右屈／左屈（right flex/left flex）はなるべく使用しない．高齢者や食道リスクがある患者では前屈／後屈も含め，食道への負担を最小限にして観察するよう心がける．

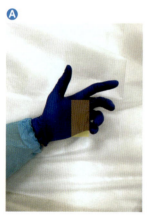 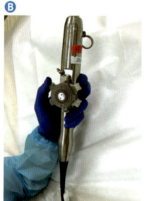

図1　プローブの持ちかた
プローブのハンドル部を第3～5指の付け根（図1❹の　　の部分）に乗せて第4・5指で握る．第1・3指で前屈／後屈および右屈／左屈ノブを操作し，第2指でマルチプレーン角度のボタンを操作する．

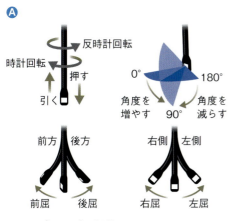 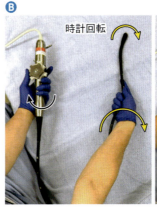 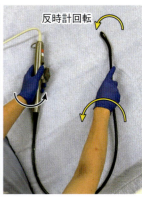

図2　プローブの操作
Ⓐはプローブ操作のシェーマ（文献4より一部抜粋して引用）．Ⓑは時計回転／反時計回転の実際．プローブの先端が回転する方向を意識する．大きく回転させるときは左手でハンドルを回し，右手も追従させる．細かい調整は右手で行うと安定して描出できる．

検査の流れ〜プローブ挿入

① 検査前の問診と確認事項

　　氏名，生年月日，患者IDと同意書を確認する．その際に改めてTEEの禁忌となる併存症がないか，キシロカイン®や鎮静薬のアレルギーがないか，検査前指示が守られているかを問診して確認する．また，カルテや過去のエコー画像をよく見て，検査の目的や病態を再確認する．
　　指輪，眼鏡，補聴器などの装着の有無，義歯や動揺している歯の有無を確認し，義歯や入れ歯は外してもらう．

② 咽頭麻酔

　　キシロカイン®ビスカスを5〜10 mL程度，咽頭に3分間溜めてもらった後，そのまま飲み込んでもらう．飲むのが難しい場合は吐き出してもらう．

③ プローブカバーの装着

　　プローブカバー内に付属の超音波ゼリーを入れ，カバーにプローブを挿入する．検査中に端子面の前に空気が入らないように，カバー内の先端の空気は抜いておく．

④ 患者体位とプローブの調整

　　スムーズなプローブ挿入と合併症を避けるために体位の調整はきわめて重要である．
　　まず，患者に左側臥位になってもらい，マウスピースを装着し固定する．次に，背中を丸め，膝を曲げさせる．顎を軽く前に突き出させる．
　　また，眉間，口，顎，喉，上半身の中心が一直線となるように枕の高さを調整する．**顔・上半身の中心の高さでベッドと並行な平面（正中矢状面）をイメージし，その平面上をプローブが進み，プローブの前屈／後屈が平面上となるように軸を合わせる**（図3）．プローブ屈曲のロックが

解除されており，左屈/右屈がかかっていない状態にする．

そして，潤滑剤（K-Y®ゼリー）をガーゼにとり，プローブカバーを装着したプローブに塗布する．

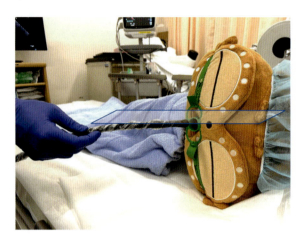

図3　プローブ挿入前の位置
顔・上半身の中心の高さでベッドと並行な平面にプローブを平行に構える．先端をやや前屈させ，上記の平面上に時計回転/反時計回転して合わせる．

⑤ 鎮静とプローブ挿入の基本

バイタルサインを確認しながら静脈麻酔薬を投与し，意識下鎮静とする．鎮静についての詳細は**第1章2**を参照．

プローブをわずかに前屈させ口腔内に進入し，プローブを5 cmほど進める（図4左❶）．プローブの目盛で15 cmほど進めながら強めに前屈（50〜60°）させると，プローブがすっと進んで，先端が咽頭に落ち込む（図4左❷）．ここでプローブの前屈を解除して真っ直ぐ〜やや後屈させると，左梨状陥凹〜咽頭後壁付近に当たる（図4左右❸）．嚥下反射が誘発されれば（プローブ先端を小刻みに愛護的に当てる），その瞬間にプローブを進めることで食道入口部を通過でき，目盛30〜35 cmほどで中部食道に到達する．嚥下反射がない場合は，プローブを進めたときの抵抗が増えないことや患者の表情を確認しながら慎重に進める．

⑥ プローブ挿入が上手くいかないとき

まず患者の頭の位置が上半身の中心線の平面上にあるか再確認する．枕の高さを調整するとスムーズに挿入できることも多い．プローブが口腔に入るだけで咳嗽や嘔吐反射を認める場合は鎮静薬を追加する．

咽頭に到達してプローブを前屈したまま進めると，気管内にプローブが挿入されてしまう（図4左Ⓐ）．また，プローブが前述の正中矢状面に沿わず，時計/反時計回転し上方/下方を向いていたり，左屈/右屈がかかっていたりすると，梨状陥凹内に迷入する（図4右Ⓐ）．先端が窪みに入り，進めると抵抗が増しそれ以上進まない感覚になる．このとき無理矢理プローブを進めると**梨状窩の裂傷や穿通性損傷をきたすため，強く進めてはならない**．その際はプローブを一度抜去して，プローブの左右の屈曲がないか，時計回転/反時計回転の方向で先端が水平になっている

か（反時計回転して先端が下を向いていることが多い）を確認，修正する．

　なお，枕の高さの調整が難しく，頭の位置が体幹の正中矢状面よりも低い場合は，プローブを口の下方から入れて先端を上方に少し向けるように進めるとよい．頭の位置が高い場合は下方に向けるように進めるが，やはり梨状陥凹内に進入しないように注意する（やや後屈させる）．挿管中で仰臥位の患者では，下顎挙上し，左梨状窩陥凹側か，または右側か，スムーズに進む方から挿入する．

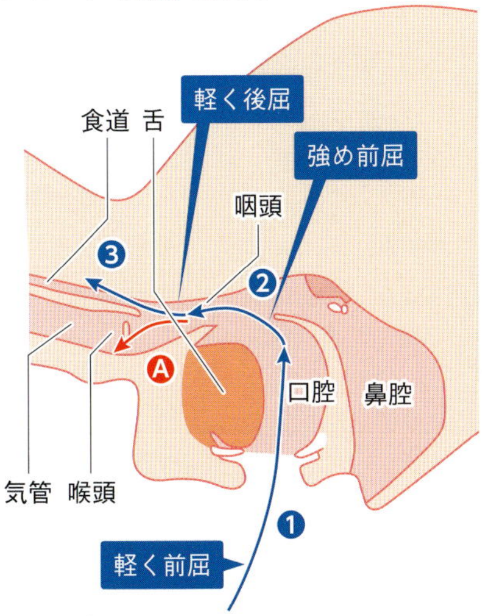

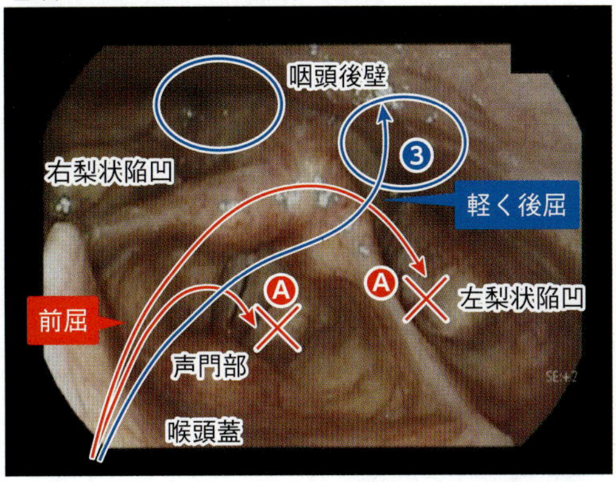

図4　プローブ挿入の手順
右図は給田耳鼻咽喉科クリニック・杉崎一樹先生のご厚意による．

5 TEE の合併症

　プローブ挿入や鎮静による合併症として，嚥下痛，咽頭や喉頭部の出血，食道の損傷や穿孔，歯牙の損傷，気管支攣縮，喉頭攣縮，低酸素血症，血圧変動などがある[1,2,5]．食道穿孔は通常のTEE検査における頻度は低い（0.03％）ものの，緊急に対処が必要な合併症であり，高齢者，食道疾患の既往，プローブ挿入困難例では注意が必要である（表3）[5]．構造的心疾患（SHD）に対する経カテーテル治療を受けた50人の高齢者（平均77歳）に対してTEEガイド治療の前後に上部消化管内視鏡を行った研究では，治療前の内視鏡で50％に上部消化管に異常所見を認めており，治療後の内視鏡で86％に食道・胃の損傷を認め，そのうち40％は粘膜下層に至る複雑病変であった[6]．この研究ではTEE使用時間が長いこと，TEE画質不良が危険因子であった．

　SHD治療を受ける患者はフレイルな高齢者が多く，潜在的に胃食道疾患を有している可能性があること，SHD治療の術中TEEは長時間，屈曲など機械的刺激が多い，3DTEEを使用する時間が長くプローブが発熱しやすい，といったことから，食道の乾燥，摩擦などを起こすことが考えられる．対処方法として，当院ではプローブカバーに潤滑剤としてK-Y®ゼリーを十分に塗布して挿入するようにしている．

表3　食道穿孔の頻度と症例

対象	シカゴ大学で1993年から2004年の間にTEEを受けた連続した10,000人の非手術患者
患者背景	平均年齢55歳，男性55%，BSA1.92 m²
TEEの方法	全例で鎮静薬使用，平均検査時間20分以未満
相対的禁忌	重度の凝固障害（PT-INR≧2.5），食道または咽頭の癌，および食道または胃の静脈瘤
食道合併症	3例（0.03%）：下咽頭穿孔1例，頸部食道穿孔2例，胃穿孔0例

合併症の症例	症例1	症例2	症例3
年齢，性別	73歳，男性	79歳，男性	84歳，女性
TEE目的	心房細動に対する除細動前の心内血栓精査	脳梗塞の塞栓源精査	心房粗動に対する除細動前の心内血栓精査
既往歴	冠動脈疾患と末梢動脈疾患	消化性潰瘍	胃食道逆流症
プローブ挿入	2人の検査で困難 食道に進めた後は検査は順調	何度も試み，困難 食道に進めた後は検査は順調	複数回試み，抵抗と出血あり 検者交代し成功．その後は順調
TEE中の所見	一時的に血性の唾液が見られたが，すぐに消失	なし	一時的に血性の唾液あり
TEE後の症状	12時間後，喀血と息切れ	4時間後，激しい咽頭痛	22時間後，息切れ，咳，嚥下痛，嚥下困難
検査所見	白血球数増加，胸部X線で軟部組織の気腫と縦隔気腫，CTで縦隔気腫と皮下気腫	胸部X線で軟部組織の気腫，食道造影検査で左梨状窩の穿通性損傷と造影剤漏出，CTで左傍咽頭膿瘍	白血球数増加，胸部X線で気胸と胸水，CTで縦隔気腫と皮下気腫，食道周囲血腫
手術時期と所見	緊急手術，左梨状窩の裂傷と膿瘍	72時間後に手術，頸部食道穿孔	56時間後に手術，頸部食道穿孔
予後	19日後に生存退院	19日後に生存退院	20日後に生存退院

文献5を参考に作成

文献

1）日本循環器学会：2021年改訂版循環器超音波検査の適応と判読ガイドライン． https://www.j-circ.or.jp/cms/wp-content/uploads/2021/03/JCS2021_Ohte.pdf（2024年6月閲覧）

2）Hahn RT, et al：Guidelines for performing a comprehensive transesophageal echocardiographic examination: recommendations from the American Society of Echocardiography and the Society of Cardiovascular Anesthesiologists. J Am Soc Echocardiogr, 26：921-964, 2013

3）日本心エコー図学会：経食道心エコー検査実施についての勧告（2018年改訂版）． http://www.jse.gr.jp/contents/guideline/data/TEE_guideline2.pdf（2024年6月閲覧）

4）Hahn RT, et al：Recommended Standards for the Performance of Transesophageal Echocardiographic Screening for Structural Heart Intervention: From the American Society of Echocardiography. J Am Soc Echocardiogr, 35：1-76, 2022

5）Min JK, et al：Clinical features of complications from transesophageal echocardiography: a single-center case series of 10,000 consecutive examinations. J Am Soc Echocardiogr, 18：925-929, 2005

6）Freitas-Ferraz AB, et al：Safety of Transesophageal Echocardiography to Guide Structural Cardiac Interventions. J Am Coll Cardiol, 75：3164-3173, 2020

第**1**章 基本的な手技と描出

2 鎮静薬の使用方法

坂本三樹

はじめに

　鎮静を行う目的は，患者の検査による不快感を減らし，快適性を得られるようにするためである．また，鎮静が得られると体動が抑制され，検査を容易に行うことができる．本稿では安全で確実な検査を行うために必要な事項について記載する．

1 鎮静レベルと定義 (表1)[1]

　米国麻酔科学会（American Society of Anesthesiologists：ASA）は，非麻酔科医による鎮静・鎮痛薬投与に関する診療ガイドラインにおいて，鎮静・麻酔レベルを刺激に対する反応性，気道，呼吸，循環に応じて定義した．具体的な検査内容例を示すが，経食道心エコー検査（TEE）では中等度〜深鎮静（moderate〜deep sedation）を必要とするとしている．

表1 **鎮静レベルと定義**

	minimal sedation	moderate sedation	deep sedation	general sedation
刺激に対する反応	呼名刺激に正常に反応	言葉や軽い刺激で意味のある反応	繰り返しの痛み刺激で意味のある反応	痛み刺激に反応しない
気道	開存	介入を必要としない	介入が必要なこともある	介入が必要
呼吸	維持	十分	不十分なこともある	不十分
循環	維持	通常維時	通常維時	維持できないことがある
検査	CT，MRI，シンチ，TTE，脳波	CT，MRI，シンチ，**TEE**，脳波，カテーテル検査	MRI，シンチ，カテーテル検査，消化管内視鏡，骨髄・くも膜穿刺	MRI，カテーテル検査，消化管内視鏡，骨髄・くも膜穿刺

TTE：経胸壁心エコー

2 鎮静前評価

　米国の鎮静に関するガイドライン[1]では，鎮静と全身麻酔は連続性があると明記されており，鎮静薬を使用することは呼吸抑制と循環抑制を合併する可能性があるため，**呼吸循環に関する鎮静前評価は特に重要である**．

鎮静前に評価するべき項目
①神経：意識レベル低下，頭蓋内圧亢進，痙攣のコントロール不良
②消化器：胃食道逆流，腸閉塞
③上気道：顔面奇形，閉塞性睡眠時無呼吸症候群，口蓋扁桃肥大，小顎・巨舌，肥満，吸気時喘鳴，いびきの有無
④心疾患：冠動脈疾患，弁膜症，重症不整脈など
⑤肺疾患：高度拘束性・閉塞性換気障害，酸素投与の有無，気管支喘息
⑥腎疾患：血液・腹膜透析
⑦肝疾患：肝硬変・凝固異常
⑧内服薬：ステロイド，チトクロムP450に影響する薬剤など
⑨既往歴：鎮静の既往，全身麻酔の既往，アレルギー，ワクチンの接種
⑩当日の身体所見：身長，体重，バイタルサイン（心拍数・血圧・酸素飽和度・体温），意識，鼻水，咳，喘鳴，嘔吐など

  鎮静時に準備する設備，物品，モニター

鎮静を行う前に下記の設備，物品，モニターがそろっているか確認する．

①設備　酸素配管：高流量酸素投与システム，吸引装置
②物品　血管確保：末梢静脈ルート，穿刺針など
　　　　気道確保：バックマスク，気管チューブ，喉頭鏡，エアウェイ，ラリンジアルマスク（LMA）など
③モニター　心電図，酸素飽和度，血圧計，呼気終末CO_2（経口・経鼻）など

○モニタリング

　心電図，血圧計，酸素飽和度は必須である．ただし，呼吸モニタリングとしてのパルスオキシメトリ（酸素飽和度）は，低酸素血症の早期発見には推奨されるものの，換気機能のモニタリングの代用になるものではないため，カプノグラフ付パルスオキシメータ（図1）を使用する必要がある．意識下鎮静または深鎮静中は，薬剤誘発性の呼吸抑制が鎮静／鎮痛に関連する死亡の主原因であるため，手技および機器の性質上，臨床徴候の持続的な観察および呼気CO_2の有無のモニタリングによって換気の適切さを評価しなければならない．
　カプノグラフィの基本波形（図2）やTEE時にみられる波形の例（図3）を示す．

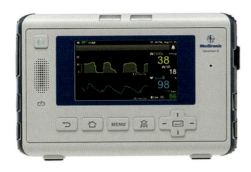

図1 Capnostream™ 35
画像提供：コヴィディエンジャパン株式会社

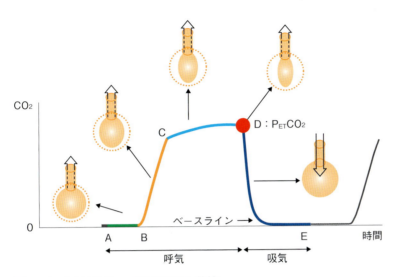

図2 カプノグラフィ：基本波形と数値

A~B：呼気のはじまり　ガス交換に関与しない死腔ガスが呼出されるためCO_2 0 mmHg

B~C：呼気（急峻な上昇）　CO_2を多く含んだ肺胞気が呼出されるためCO_2は急激に上昇

C~D：肺胞プラトー　時定数の異なる肺胞から呼気が呼出されるためCO_2が緩やかに上昇

D~E：吸気（急峻な下降）　CO_2が含まれていないガスが吸気されるためCO_2は急激に0 mmHgまで下降する

D：$P_{ET}CO_2$呼気終末二酸化炭素分圧

原図提供：コヴィディエンジャパン株式会社（原図の著作者である著者の承諾の下で改めて作成）

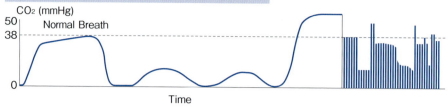
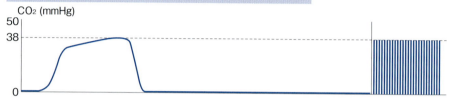

図3　非挿管下でのカプノグラフィ[2)]

原図提供：コヴィディエンジャパン株式会社（原図の著作者である著者の承諾の下で改めて作成）

4 TEEの鎮静に用いる薬剤と鎮静方法[3,4)]

　TEEの鎮静の際には下記の①，②の薬剤を用いることが多い．

① ベンゾジアゼピン

　γ-アミノ酪酸（GABA）$_A$受容体のベンゾジアゼピン部位に結合し，GABA$_A$受容体機能を亢進させることで鎮静・抗不安・抗痙攣作用を発現する．ジアゼパム，ミダゾラム，フルニトラゼパム，レミマゾラムが本邦では使用可能であるが，鎮痛作用はない．鎮静にはミダゾラムが用いられることが多く，覚醒を促す際には拮抗薬のフルマゼニルを用いる．

　ミダゾラム：〔ドルミカム®（10 mg/mL）〕1〜3 mgを単回静脈内投与し，鎮静の状態を見ながら反復投与する．作用発現30〜90秒，効果持続は20〜40分程度である．静脈内投与時の血管痛は少ないが，高齢者や肝機能障害がある患者，他の薬剤（Ca拮抗薬，鎮静薬など）との併用時は作用効果延長がある．

　拮抗薬は**フルマゼニル**〔アネキセート®（0.5 mg/mL）〕で0.2 mgを投与後，数分以内に拮抗が不十分であれば，0.1 mgを追加反復投与する．作用発現は1〜3分，効果持続は30〜60分程度である．一度覚醒しても再度鎮静や呼吸抑制を生じることがあるので，投与後1時間程度は観察が必要である．必要時は再投与もしくは持続投与し，呼吸循環観察を行う．

② プロポフォール〔ディプリバン®，プロポフォール「マルイシ」（200 mg/20 mL）など〕

　GABA$_A$受容体を介してCl⁻チャンネルを開口させ，神経細胞を過分極させる．全身麻酔の導入〜維持や深い鎮静で使用され，投与後すぐに効果発現し，覚醒もすみやかである．鎮静時は0.5 mg〜1 mg/kg（2〜5 mL）を単回投与し，鎮静が不十分な場合は同量を追加投与する．気道反

射抑制作用が強いため，内視鏡挿入時の反射を制御できるが，**全身麻酔導入量（2 mg/kg）を投与すると呼吸抑制をきたすため，注意が必要である**．また，多幸感や制吐作用などの利点があるが，投与時に血管痛をきたすことや，大豆や卵黄レシチンを含むためこれらにアレルギーがある患者は禁忌となる．

聖マリアンナ医科大学でのTEE鎮静方法
① 6時間前から禁飲食，入室前に入れ歯や動揺歯がないかチェックする．
② 検査室入室後，末梢点滴ルートを確保し，咽頭局所麻酔（キシロカイン®ゼリー5～10mL口腔内投与，キシロカイン® ビスカス5噴霧×2回など）施行．
③ 側臥位になり，マウスピース（マイクロストリーム™ ガーディアンO_2：図4）と心電図，血圧計，酸素飽和度，呼気終末モニター装着．
④ バイタルチェック後，鎮静薬を投与し，TEE検査施行．
⑤ 検査終了後，覚醒を確認し，外来患者の場合は外来観察室で1時間程度観察し，帰宅基準を確認後，付き添い者とともに帰宅させる．入院患者の場合は病棟ベッドで移動し，2時間ほど観察後，飲水，歩行可能とする．

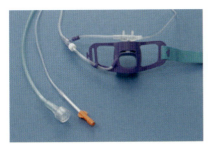 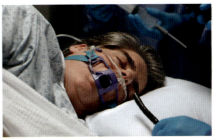

図4　マイクロストリーム™ ガーディアンO_2
画像提供：コヴィディエンジャパン株式会社

5 鎮静後

鎮静後は下記の6点を確認し，問題なければ患者を帰宅させてよい．

ポイント：鎮静後の帰宅基準と確認事項
① 気道は開通し，バイタルサインに問題なく循環動態が安定している．
② 容易に覚醒し，意識レベルが鎮静実施前のレベルに限りなく近い．
③ 自力歩行が可能である．
④ 飲水を問題なく行うことができ，嘔吐しない．
⑤ 自宅で観察を継続できる介助者が確保でき，介助者に帰宅時の説明，指導を行えること．
⑥ 帰宅後の異常発生時の連絡方法が確認でき，自動車運転などは行わないこと

■ 文献

1）American Society of Anesthesiologists Task Force on Sedation and Analgesia by Non-Anesthesiologists：Practice guideline for sedation and analgesia by non-anesthesiologists. Anesthesiology, 96：1004-1017, 2002

2）「Capnography」（Gravenstein JS, et al, eds）, Cambridge University Press, 2011

3）「鎮静ポケットマニュアル」（安宅一晃／監, 駒澤伸康／編）, 中外医学社, 2018

4）「改訂版 麻酔科薬剤ノート」（讃岐美智義／編）, 羊土社, 2014

第1章 基本的な手技と描出

3 中部食道アプローチ

出雲昌樹

はじめに

　経食道心エコー（TEE）において中部食道アプローチで行う画像描出は最も頻度の高い基本断面である．そのため，中部食道アプローチの断面を理解することにより，さまざまな疾患に対する描出がスムーズとなる．本稿ではプローブの位置や解剖の把握を容易にするため，実際のTEE画像だけでなくシミュレータの画像を加えた．シミュレータを用いて心臓とプローブの位置関係を理解することで，実際の画像がどのように描出されているのか，また適切かつきれいな画像を取得するためにはプローブをどのように操作すればよいかが理解しやすい．

1 適応と検査にあたっての心がけ

　TEEが適応となる疾患ではいずれも中部食道アプローチからの描出は必要となる．検査前に検査目的の把握，TEE禁忌の有無，経胸壁心エコー所見を確認して検査を施行する．もし胸部CTを事前に施行していれば，食道の走行や椎体との位置関係などを検査前に把握できるため，確認しておくとさらによい．

2 当院での撮像の流れと評価ポイント

　当院では医師，技師，看護師の3名で検査を行い，プローブ操作を医師，パネル操作を技師，モニターや患者の観察を看護師が行っている．いずれの検査目的においても撮像する順番を統一し，下記の順番で検査を行う．その理由はチームが検査の順番を把握することでスムーズな進行と評価の漏れがなくなるからである．経胸壁心エコーと異なり，侵襲を伴うTEEでは評価の漏れは致命的になりかねない．もちろん，依頼目的に応じて詳細な評価を追加することも必要である．下記の順番は当院の一例であり，各施設で決められたプロトコールで進めていただきたい．

　なお，これらプロトコールの決定が可能となった理由には，プローブの改良や鎮静薬が使用できるようになったことが大きい．鎮静薬を検査室で使用する場合にはカプノメーターを併用し，より安全に検査を行うことが推奨されている[1]．

中部食道アプローチの流れ
① 左心耳（左房）評価（図1, 2）
② 大動脈弁評価（図3）
③ 三尖弁（右室）評価（図4）
④ 僧帽弁評価（図5〜9）
⑤ 左室評価（図5〜9）
⑥ 心房中隔評価（図10）

⑦ 肺静脈血流波形の評価（図11）
⑧ 大動脈評価（図12）

①左心耳（左房）評価

　左心耳は側壁からやや上方に向いており，左心耳を評価するためには図1Ⓐのようにプローブにアップをかけない状態では底部を評価することは困難であることが多い．図1Ⓑのようにプローブを少し深く挿入しアップ操作を追加することで左心耳の軸とエコービームの方向が平行となり，左心耳底部まで評価することが可能となる．

　0°から45°ごとに評価を行うが，シミュレータを用いることで（図2Ⓐ），それぞれの角度で描出された画像（図2Ⓑ）で左心耳がどのように描出されているかが理解しやすい．

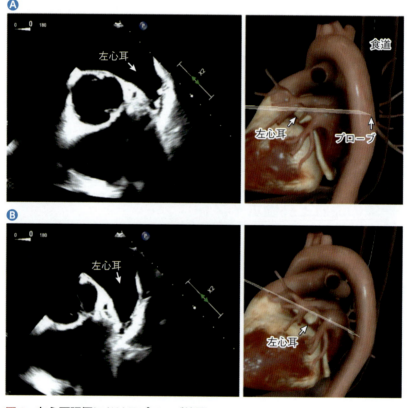

図1　左心耳評価におけるプローブ位置
Ⓐ，Ⓑの右の画像提供：株式会社アダチ

Ⓐ シミュレータ画像

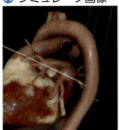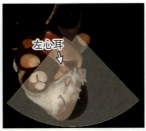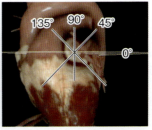

Ⓑ TEE画像

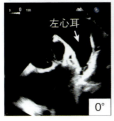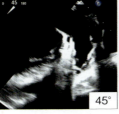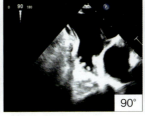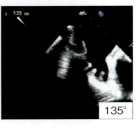

図2　左心耳描出の実際
Ⓐの画像提供：株式会社アダチ

②大動脈弁評価

　30°～60°で短軸像を描出し（図3Ⓑ-❶,❷），90°角度をローテーションさせた120°～150°で長軸像を描出する（図3Ⓑ-❸,❹）．シミュレータを用いることでTEEの断層像が大動脈弁をどのように描出しているか理解しやすい．

Ⓐ シミュレータ画像

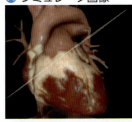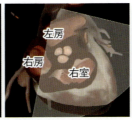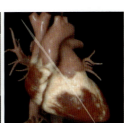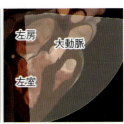

Ⓑ TEE画像

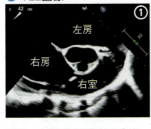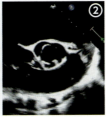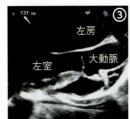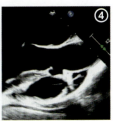

図3　大動脈弁描出の実際
Ⓐの画像提供：株式会社アダチ

③三尖弁（右室）評価

　30°～60°の大動脈弁短軸像からプローブを少し反時計回転に回転させると三尖弁が描出される（図4Ⓑ-❶）．シミュレータを用いることで，この断面が三尖弁をどのように描出しているかが

理解しやすい（図4Ⓐ）．また120°〜150°の描出で三尖弁の長軸像が描出される（図4Ⓑ-❷）．

Ⓐ シミュレータ画像

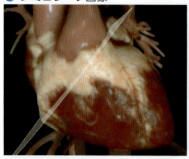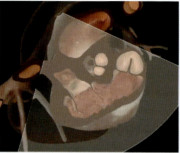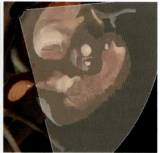

Ⓑ TEE画像

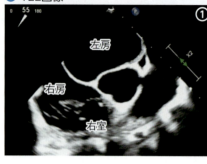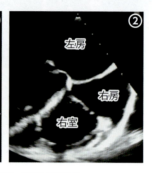

図4　三尖弁および右室（流入路〜流出路）描出の実際
Ⓐの画像提供：株式会社アダチ

④ 僧帽弁評価

　図5Ⓐのシミュレータ画像で示すようにプローブにダウン操作をしない状態でエコービームを僧帽弁に直行させることは難しい．図5Ⓑに示すようにプローブに少しダウンをかけることでエコービームを僧帽弁に直行させることができる．

　0°の四腔像，45〜70°の交連部像，135〜160°の長軸像の3断面で評価を行う（図6〜9）．シミュレータを用いて各断面と僧帽弁との関係の把握は重要である．

⑤ 左室評価

　僧帽弁の評価を行いながら，左室評価も行う（図5〜9）．

Ⓐ ダウン操作をしない状態　　Ⓑ ダウン操作をした状態

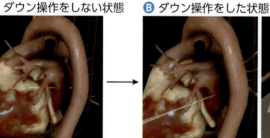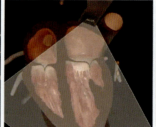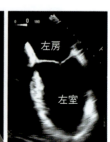

図5　僧帽弁評価におけるプローブの位置
Ⓐ，Ⓑの左側2枚の画像提供：株式会社アダチ

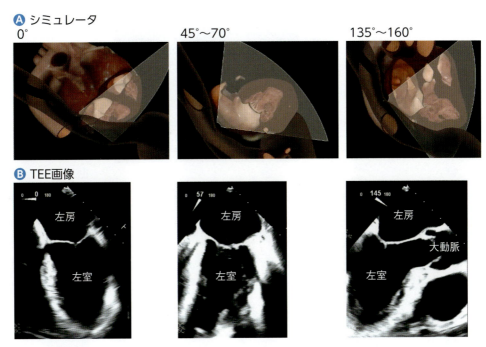

図6　僧帽弁描出の実際
Ⓐの画像提供：株式会社アダチ

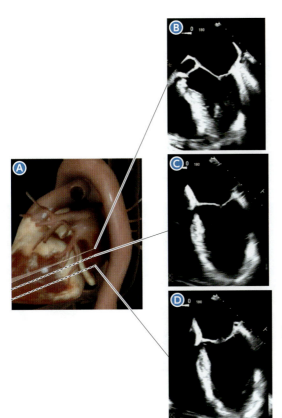

図7　四腔像（0°）による僧帽弁評価

シミュレータ（Ⓐ）を用いるとプローブの深さによる僧帽弁の位置関係を理解することができる．プローブが浅いと僧帽弁lateral側（Ⓑ），進めると中央（Ⓒ）〜medial側（Ⓓ）が抽出されることが理解できる．
Ⓐの画像提供：株式会社アダチ

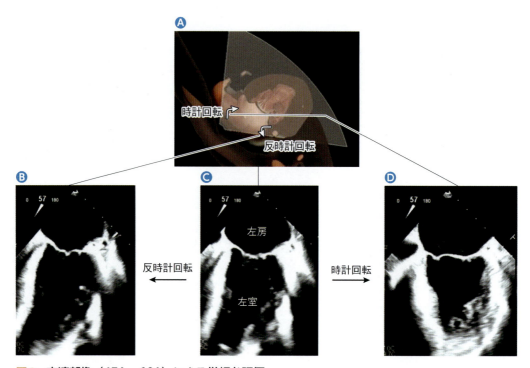

図8 交連部像（45°〜60°）による僧帽弁評価

シミュレータ（Ⓐ）を用いると描出された断面と僧帽弁との関係を理解することができる．僧帽弁中央の断面を描出し（Ⓒ），そこからプローブを時計回転させると前尖側を描出することができ（Ⓓ），反時計回転をさせると後尖側を描出することができる（Ⓑ）．
Ⓐの画像提供：株式会社アダチ

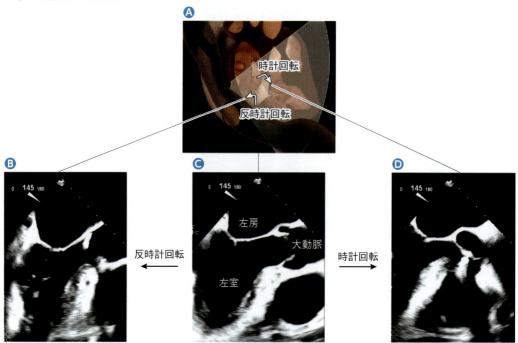

図9 長軸像（135°〜150°）による僧帽弁評価

シミュレータ（Ⓐ）を用いると描出された断面と僧帽弁との関係を理解することができる．僧帽弁中央の断面を描出し（Ⓒ），そこからプローブを時計回転させるとmedial側を描出することができ（Ⓓ），反時計回転をさせるとlateral側を描出することができる（Ⓑ）．
Ⓐの画像提供：株式会社アダチ

⑥ 心房中隔評価

心房中隔欠損や卵円孔開存の有無を確認する（図10）.

Ⓐ シミュレータ画像

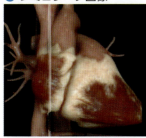
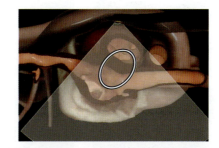

Ⓑ TEE画像

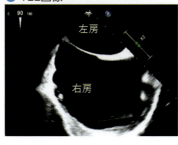
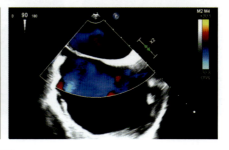

図10 **上下大静脈断面（bicaval像）**
心房中隔，卵円孔（Ⓐ◎）開存の評価に適した断面である．シミュレータ（Ⓐ）を用いることで，出された画像の解剖学的理解画しやすい．
Ⓐの画像提供：株式会社アダチ

⑦ 肺静脈血流波形

　図11Ⓐのように，45°～90°の左心耳を描出したプローブの位置から，若干プローブを引き気味にして少し反時計回転（後方）に回すと画面右上に左肺静脈が描出される．カラードプラの速度を低速にしてパルスドプラで流速波形を記録する．

　図11Ⓑのように，90°～120°の心房中隔を描出したプローブの位置から，少しプローブを引き時計回転に回すと画面右下方に右肺静脈が描出される．左肺静脈同様に流速波形を記録する．

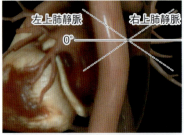
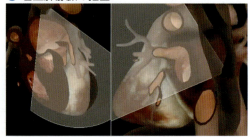
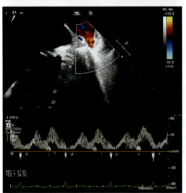
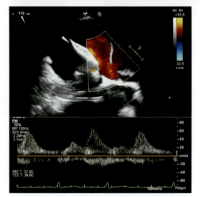

図11 左右上肺静脈血流波形の評価
Ⓐ,Ⓑの上段の画像提供：株式会社アダチ

⑧ 大動脈評価

　　プローブを0°で心臓を描出していた位置から反対側（背側）に回転させる（図12Ⓐ）と，下行大動脈が丸く描出（図12Ⓑ，短軸像）される．心臓の描出よりデプスを浅く設定し，90°にすると大動脈の長軸像（図12Ⓒ）を観察できる．深部食道の位置から短軸でプローブを引いてくることで胸部下行大動脈～大動脈弓部まで観察を行うことができる．プラークや乖離などを認めた場合には門歯からの距離とともに画像保存を行う．

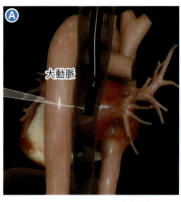
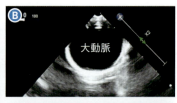
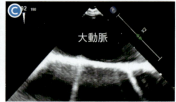

図12 胸部下行大動脈の評価
Ⓐの画像提供：株式会社アダチ

■ 文献

1) 心エコー図ガイドライン作成委員会：経食道心エコー図検査実施についての勧告（2018年改訂版）.
   http://data.yodosha.net/ed/14seisaku/Ref_rule_part2.pdf（2024年9月閲覧）

第1章 基本的な手技と描出

4 深部食道アプローチ

movie

出雲昌樹

はじめに

　日常の経食道心エコー（TEE）においてルーチンで深部食道から描出することはない．しかし，三尖弁に対するカテーテル治療の登場に伴い，TEEによる三尖弁の描出と画質向上へのニーズが高まり，深部食道アプローチも必要となる場面が増えた．この稿では深部食道アプローチによる三尖弁の描出にフォーカスして述べる．

1 適応と検査にあたっての心がけ

　深部食道アプローチでは中部食道と比較して主に三尖弁の描出に優れており，特にエコービームが心房中隔などの組織に遮られることなく右房越しに三尖弁を描出することができるため（図1），3Dエコーの描出に適している．プローブの位置が食道胃接合部に位置しており，その操作には細心の注意を払い，プローブ操作を最小限に留める．また画像取得も可能な限り短時間で終了させる必要がある．鎮静薬を使用してる場合には深い鎮静下で行うことが望ましい．

2 当院での撮像の流れと評価ポイント

　深部食道アプローチでの描出を行う際には**必ず患者の鎮静状況，鎮静薬の最終投与時間を確認**し，鎮静が浅いと判断した場合には鎮静薬を追加してからプローブを動かす．経胃断面での評価が終了し患者の鎮静を確認した後に，30〜60°の状態でプローブをゆっくり引き上げ，先述の図1のような右房越しに三尖弁が描出できるところでプローブを固定し評価する．

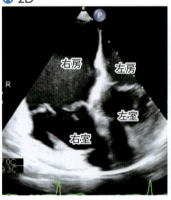 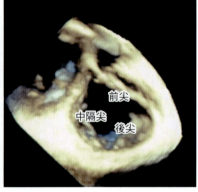

Ⓐ 2D　　Ⓑ 3D

図1　深部食道から描出した三尖弁
プローブから心房中隔により遮られることなく三尖弁を描出でき，良好な3D画像が取得できる．

深部食道アプローチの流れ

① 経胃断面からプローブを引く
② 右房越しに三尖弁が描出できるところでプローブを固定する
③ 三尖弁の評価を30〜60°と，直交する断面で同時2D画像を描出し長軸も評価を加える（図2）
④ 三尖弁の3D画像を取得する

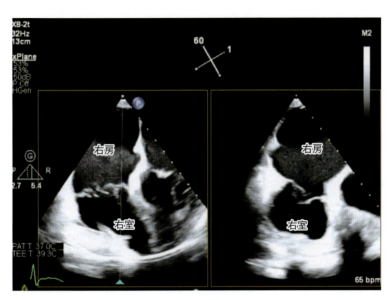

図2　2D同時直交断面による三尖弁評価

第1章 基本的な手技と描出

5 経胃アプローチ

出雲昌樹

はじめに

　日常の経食道心エコー（TEE）においてルーチンで経胃アプローチの撮像は行っていないが，僧帽弁や三尖弁に対するカテーテル治療の普及により経胃アプローチの重要性は高まっており，日ごろの検査で経胃アプローチの描出に慣れておくことは重要である．

1 適応と検査にあたっての心がけ

　経胃アプローチは中部食道アプローチと比較して主に左室や僧帽弁下組織，三尖弁，心膜液の描出に優れており，それらを観察する場合に用いる．TEEでは最もプローブを深く挿入させなければならないため，その操作は慎重に行う必要があり，画像取得も可能な限り短時間に行う．また鎮静薬を使用してる場合には深い鎮静下で行うことが望ましい．

2 当院での撮像の流れと評価ポイント

　経胃アプローチの描出を行う際には**必ず患者の鎮静状況，鎮静薬の最終投与時間を確認**し，鎮静が浅いと判断した場合には鎮静薬を追加しプローブを進める．
　まず，0°で中部食道の位置から深くプローブを進める（門歯から45～50 cm程度，個人差があるため注意が必要である）．プローブは肝臓が描出されるまで進める必要がある．プローブ位置が浅いと食道胃接合部でのプローブ操作となり，食道や胃の損傷リスクとなるため注意する．図1のように肝臓と左室が見えた深さでプローブにアップを加えることできれいな描出ができる．

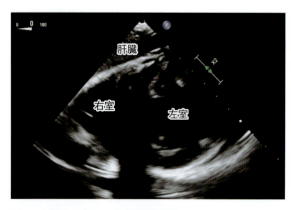

図1　経胃アプローチの準備画像
中部食道からプローブを深く挿入し，図に示すように浅い位置に肝臓が，深い位置に左室および右室が描出される．この画像が描出された後にプローブにアップをかける．

> **経胃アプローチの流れ**
> ① 左室評価（肝臓越しに左室が見える位置までプローブを進め，左室短軸像と長軸像を描出する）
> ② 僧帽弁下組織の評価
> ③ 左室流出路および大動脈弁の流速の評価
> ④ 三尖弁の評価

①左室評価（肝臓越しに左室が見える位置までプローブを進め，左室短軸像と長軸像を描出する）

0°～30°の短軸像で左室壁運動，左室肥大の有無を観察する（図2）．その画像から90°回転させて左室長軸像を描出し，左室壁運動や心尖部瘤の有無を観察する（図3）．

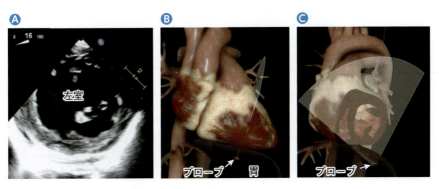

図2　左室短軸像（乳頭筋レベル）
シミュレータ画像によりプローブの位置とエコー断面が理解できる．左室壁運動異常や心膜液貯留の描出に適している．
Ⓑ，Ⓒの画像提供：株式会社アダチ

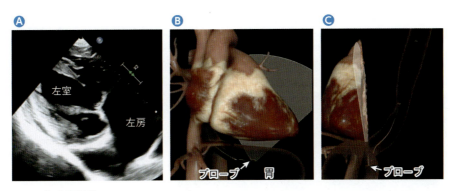

図3　左室長軸像
僧帽弁下組織（乳頭筋，腱索）の評価に適している．
Ⓑ，Ⓒの画像提供：株式会社アダチ

②僧帽弁下組織の評価

0°～30°の左室短軸像で前後乳頭筋を描出し，そこから90°回転させた長軸像で乳頭筋および

腱索を描出させる（図3）．その2D画像から3D画像を取得すると乳頭筋間距離や腱索長が正確に計測できる．当院ではこの3D画像は広い画角を必要とするため，zoomではなくfull volume modeで取得している（図4）．

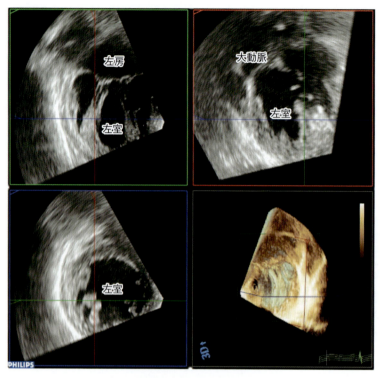

図4　3D心エコーによる僧帽弁下組織の評価
乳頭筋の付着位置，形態，乳頭筋間距離，腱索長などを詳細かつ正確に評価することができる．

③ 左室流出路および大動脈弁の流速の評価

大動脈弁狭窄症ではさらに深くプローブを進めて五腔像（図5）を描出し，左室流出路に狭窄がないかや大動脈弁の流速を評価する．

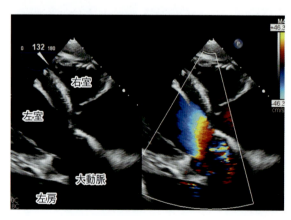

図5　五腔像
大動脈弁狭窄症や大動脈弁置換術後，左室流出路狭窄などを評価する際にしばしば用いられる．プローブを深く挿入しアップをかけた状態で少し反時計回転に回すと描出できることが多い．

④三尖弁の評価

　0°～30°で左室短軸像を描出した後，プローブを時計方向に回転させると三尖弁短軸像が描出できる（図6）．**三尖弁のすべての弁尖を2D画像の一断面で描出できる唯一の断面**であるため，三尖弁評価において重要である．また短軸像から90°回転させた長軸像で三尖弁下組織も観察することができる（図7）．

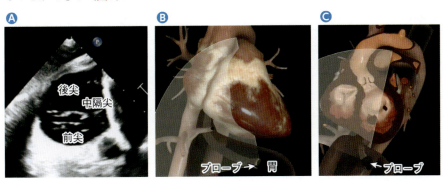

図6　三尖弁短軸像
シミュレータ画像によりプローブの位置とエコー断面が理解できる．2DTEEで唯一三尖弁の弁尖をすべて同一断面に描出することができる．
Ⓑ，Ⓒの画像提供：株式会社アダチ

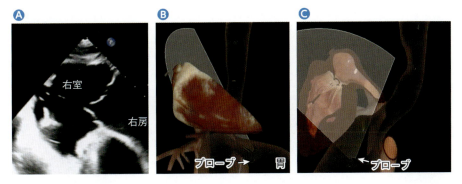

図7　三尖弁長軸像
三尖弁下組織（乳頭筋，腱索）の評価に適している．
Ⓑ，Ⓒの画像提供：株式会社アダチ

第1章 基本的な手技と描出

6 パネル操作

塩川則子

はじめに

　心エコー図検査のパネル操作は，効率的な検査の実施はもちろんのこと，検査精度を大きく左右する．特に経食道心エコー（TEE）では患者の負担を最小限に抑えつつ，必要なデータを迅速に正確に取得することが求められる．本稿では，画面のチェックやトラックボールの調整，パネルの向きなど基本的な準備から，検査中のテクニックに至るまで，パネル操作のコツを解説する．

TEE実施前に

①超音波診断装置のモニター画面はきれいに

　画面に指紋や汚れが付着していると，画像が見えづらく評価がしにくい場合があるため，TEE実施前にはモニター画面を清拭し汚れを除去する（図1）．また，手術室などで画面の汚れを防ぐために，あらかじめビニールで覆っていることがあるが，モニター画面が反射して非常に見えづらいのでおすすめはしない．

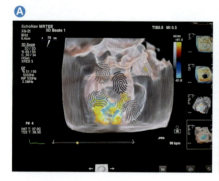
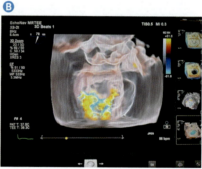

図1　モニターの清拭
TEE実施時にモニター画面に指紋など汚れが付着していると画像がとても見えにくい（Ⓐ）ため，TEE実施前にはモニター画面をきれいにする（Ⓑ）．

②トラックボールの動きを整える

　超音波診断装置のパネルにあるトラックボールが汚れで力を加えないと動かない場合や，埃でトラックボールの動作に引っ掛かりがある場合などは，TEE施行中の手技の妨げとなり強いストレスとなる．したがって，TEE実施前にはトラックボールの動きを整えておくとよい．当院ではトラックボールの動きが鈍くなるとシリコンスプレーでトラックボールの動きを調整している（図2）．

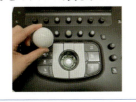 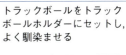 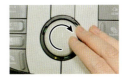

図2　トラックボールの清拭（当院でのやり方）
超音波診断装置の機種により違いがあるので，実施の際はメーカーに確認してから行う．

2 パネル操作

　TEEのパネル操作は，TEE術者が単独でプローブとパネルの操作を行う場合と，プローブ操作専任のTEE術者とは別にパネル操作者を設ける2名体制で実施する場合がある．当院では後者の2名体制を採用しており，パネル操作は医師または臨床検査技師が担当している．

　パネル操作の基本には，ゲインやSTC（sensitivity time control），ドプラの適正調整はもちろん，3D画像の構築能力も含まれる．また，超音波診断装置のパネルやタッチパネル上のボタンを即座に操作できるよう暗記しておくとよい．

① 検査室編

　TEE記録手順をシステマティックにすることで，記録の順序を覚えるだけで効率的な検査を実施できるようになる．当院では，すべてのTEE症例において一定の順序で検査を行うため，パネル操作が容易になっている．検査の際はTEE術者の合図を受けてから次のステップに進むため，記録の順序を覚えていると検査をスムーズに進行できる．

② 手術室編

　経カテーテル治療の増加に伴い，手術室でのTEE使用も一般的になっている．2名体制での操作では，**パネル操作者が治療の流れを熟知していること**が重要である．治療内容を十分に理解していなければ，TEE術者の指示に迅速に対応することが困難となり，不適切なタイミングでのパネル操作は，TEE術者の意図と異なる結果を招き，プローブ操作時間の延長につながる．プローブ操作時間の延長と画質不良例は，経カテーテル治療におけるTEEに関連した胃や食道損傷のリスク因子として指摘されている[1]．適切かつ的確なパネル操作を行うことで，これらのリスクを軽減することができる．また，TEE術者からの合図を基にパネル操作を行うとき，プローブを操作するTEE術者とパネル操作者は，餅つきの **"つき手"** と **"返し手"** のようにリズミカルにTEEを実施することで，検査時間の短縮や検査精度の向上につながる．

> **2名体制時のパネル操作のポイント**
> 1. 治療などの流れを理解する
> 2. 的確なパネル操作
> 3. リズムと協調

❸ パネルの向き

　超音波診断装置のパネルの向きは，**プローブを操作するTEE術者側に向ける**（図3Ⓐ）．プローブ操作する医師とパネル操作者の2名で実施する場合でも，プローブ操作をするTEE術者側にパネルを向けることでプローブ操作をしながらのパネル操作がスムーズになる．パネル操作の担当者はやや操作しにくくはなるが，パネル操作者側に向けるとプローブ操作しながらのパネル操作が難しくなりプローブ操作時間の延長につながるため，おすすめしない（図3Ⓑ）．

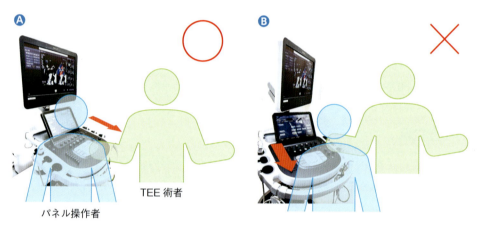

図3　パネルの向き
パネルの向きをプローブ操作を行うTEE術者側に向ける．

■ 文献
1) Freitas-Ferraz AB, et al：Safety of Transesophageal Echocardiography to Guide Structural Cardiac Interventions. J Am Coll Cardiol, 75：3164-3173, 2020

第1章 基本的な手技と描出

7 機器の洗浄

塩川則子

はじめに

　経食道心エコー（TEE）で使用するプローブの洗浄については，TEEを実施する医師やそれに携わる臨床検査技師などメディカルスタッフは知っておかなければならない．洗浄方法を知ることは，TEEによる感染や事故を未然に防ぐことにもつながる．

1 TEEプローブの消毒

　TEEプローブなどの医療器具の消毒は，スポルディング分類に基づき，感染リスクのレベルに応じてクリティカル，セミクリティカル，ノンクリティカルの3つに分けられる（表1）.

表1　スポルディング分類

分類	接触部位	推奨される処理	例
クリティカル	無菌が必要な体内組織や血管	滅菌	手術器具，針など
セミクリティカル	損傷のない粘膜や少しの損傷がある皮膚に触れる場合	高水準消毒	内視鏡，TEEプローブなど
ノンクリティカル	損傷のない皮膚にのみ触れる	中水準消毒または低水準消毒	血圧計のカフ，聴診器など

① プローブの構造

　プローブはトランスデューサー，フレキシブルシャフト，ハンドル，ケーブル，コネクタがすべてつながっており（図1），プローブのどの部分を扱っても感染源になる可能性がある．TEEは患者へのプローブ挿入により患者の粘膜に接触するため，上部消化管内視鏡検査と同レベルの消毒が必要である[1].

　プローブの消毒については各超音波メーカーの説明書に従うことが望ましいが，多くのメーカーでは水道水による洗浄や消毒液への浸漬ができるのは，トランスデューサーからフレキシブルシャフトまでである．したがって，**コネクターやコントロール部位は絶対に水洗や消毒液への浸漬を避けなければならない.**

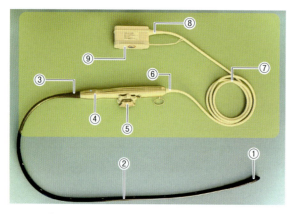

① トランスデューサーのレンズ
　（超音波発振部）
② フレキシブルシャフト
③ ハンドルの屈曲コントロール
④ コントロールのハンドル
⑤ トランスデューサーコントロール
⑥ ハンドルの屈曲コントロール
⑦ ケーブル
⑧ コネクタの屈曲コントロール
⑨ コネクタ

図1　プローブの構造
黄色で示している箇所の水や消毒液などによる水濡れは故障の原因となる．

②プローブの洗浄・消毒の手順

> **TEEプローブ洗浄の手順**
> **Step 1. 水洗・洗浄**
> 十分な量の水道水で流水洗し，粘液やジェルを手洗いで洗い流す
> **Step 2. 消毒**
> フタラール製剤に5～10分間浸漬
> **Step 3. 流水洗**
> フタラール製剤が残らないように十分な量の水道水ですすぐ

Step 1. 水洗・洗浄

　プローブに付着したジェルや粘液などの汚染物質を，**十分な量の水道水を使い手洗いでしっかりと除去する．**

　水洗が不十分な場合，粘液の残留物が消毒液と反応し，プローブに蛋白変性による凝固層が形成され，消毒液の内部への浸透を阻害する．この凝固層の形成は消毒効果を大幅に低下させ，細菌やウイルスが生存し続けるリスクを高める．一部のメーカーで認められている自動洗浄装置を使用している場合でも，自動洗浄装置を使用する前に十分な量の水道水で手洗いし洗い流す．

Step 2. 消毒

　高水準消毒液であるフタラール製剤に5～10分間浸漬する．フタラール製剤は5分間で殺菌効果が得られるため，10分間以上は浸漬させない．

　検査時にディスポーザブルのプローブカバーを使用していない場合，酵素洗浄液の使用が推奨されている[2]．酵素洗浄液には蛋白分解酵素が入っており，蛋白質や有機物を分解する作用がある．

　TEEプローブの消毒で使用する高水準消毒液（表2）は，粘液などを流水で水洗後に使用する．TEEプローブの消毒で推奨されているフタラール製剤は水蒸気の比重が空気より重く，手元など

の低い位置に強制排気口の設置が望ましい[3]. また, フタラール製剤を取り扱う際は, 着色や化学熱傷を避けるためにマスクやゴーグル, エプロン, グローブなど個人防護具の着用が必須である.

Step 3. 流水洗

高水準消毒液の使用後は, 残留物を徹底的に除去するため, **十分な量の水で洗浄する**. 消毒液の性質を考慮し, 水道水で徹底したすすぎを最低でも3回以上実施する. 特に口唇などに着色や化学熱傷を引き起こすリスクを排除するため, この**流水洗はTEEの安全性を確保するうえできわめて重要である**（表3）.

表2　高水準消毒液の特徴

高水準消毒液	消毒時間	メリット	デメリット	使用上の注意点
フタラール製剤	5〜10分	・材質が劣化しにくい ・蒸発しにくく刺激臭が少ない ・緩衝材の添加が不要で, 経時的な分解がない	・蛋白質と強固に結合するため, 消毒前の流水洗を十分に行う必要がある ・消毒液の付着で化学熱傷を生じる	・換気をよくするなど, 取り扱いに注意が必要
グルタラール製剤	5〜10分	・材質が劣化しにくい ・比較的安価	・刺激臭が強い ・フタラール製剤と比べ蒸発しやすい	・適切な換気が必要 ・皮膚や粘膜への刺激性が強い
過酢酸	5分	・殺菌力が強い	・材質が劣化する	・高濃度では腐食性があり, 取り扱いに注意が必要

表3　トラブルシューティング

カテゴリー	原因	解決策	実施すべきステップ
汚染物質の残留	不十分な水洗や洗浄でタンパク物質が残留	正しい洗浄手順の確認	洗浄手順に従った洗浄と消毒液の使用
		洗浄の確認	洗浄後, プローブの表面を目視で確認し, 汚れの付着がないか確認
機器の損傷	不適切な水洗や消毒	機器の損傷に対する対処法	使用前の点検：プローブ損傷がないか確認
		正しい消毒液の選択	メーカーの指示に従い, 適切な手順で消毒液を使用
作業者の安全	適切な個人保護具の使用を怠る	安全に対する対処法	個人防護具の着用：マスク, ゴーグル, 手袋, エプロンの着用を徹底
		化学物質のとり扱い	消毒液の取り扱いには特に注意し, 使用方法と保管条件を遵守

❷ プローブカバーの使用

フタラール製剤はタンパク結合性が高いため, 消毒後の流水洗が不十分の場合は口腔内の着色や化学熱傷の原因になる[4, 5]. よって, それを防ぐためにラテックス製やビニール製のディスポー

ザブルカバーの使用が推奨されている[2]．プローブカバーを使用した場合の高水準消毒の実施については，TEE実施後のラテックス製プローブカバーには4.4％で欠損がみられる[6]との報告もあり，プローブカバーの微小欠損があり得るためプローブカバーの使用有無にかかわらず，高水準消毒を実施することが感染防止に重要である．

3 感染予防のための運搬と洗浄

　検査などで使用した医療機器の消毒や洗浄については，厚生労働省通知『医療機関における院内感染対策について』（医政地発1219号第1号，平成26年12月19日）で，「現場での一次洗浄は極力行わずに，可能な限り中央部門で一括し十分な洗浄を行うこと．中央部門で行う際は密閉搬送し，汚染拡散防止すること．」[7]となっており，**各部署で実施する一次洗浄は避けるべきである**．TEEを実施する部屋と洗浄・消毒を行う部屋が同一の場合は，検査使用前のプローブと使用後プローブは運搬通路を交差させないようにすれば，プローブをそのままの状態で移動してもよい[3]が，短距離でも部屋が離れている場合の移動は，プローブホルダーまたはプローブケースに収納して運搬することが望ましい[8]（図2）．

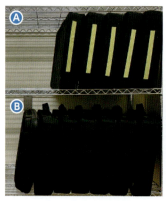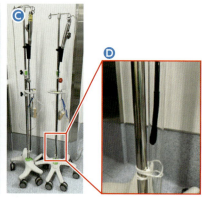

図2　聖マリアンナ医科大学病院のプローブの運搬と洗浄
超音波センターや手術室などで使用されたプローブはすべて中央器材室で一括に消毒を実施している．超音波センターから器材室までは距離があるため，プローブを傘袋に入れ使用後専用プローブケース（Ⓐ）に収納したものを中央器材室が回収し，消毒後は清潔プローブ専用ケース（Ⓑ）に入れられ超音波センターに届けられる．手術室では消毒・洗浄後はプローブホルダー（Ⓒ，Ⓓ）に掛け清潔を保ち収納している．

■ 文献

1）Kanagala P, et al：Guidelines for transoesophageal echocardiographic probe cleaning and disinfection from the British Society of Echocardiography. Eur J Echocardiogr, 12：i17-i23, 2011
2）日本心エコー図学会：経食道心エコー図検査実施についての勧告（2018年改訂版）．2018
　　http://www.jse.gr.jp/contents/guideline/data/TEE_guideline2.pdf（2024年10月閲覧）
3）「消化器内視鏡の感染制御に関するマルチソサエティ実践ガイド【改訂版】」（消化器内視鏡の感染制御に関するマルチソサエティ実践ガイド　作成委員会／編），日本環境感染学会，2013
　　http://www.kankyokansen.org/other/syoukaki_guide.pdf（2024年10月閲覧）
4）Venticinque SG, et al：Chemical burn injury secondary to intraoperative transesophageal echocardiography. Anesth Analg, 97：1260-1261, 2003
5）Streckenbach SC & Alston TA：Perioral stains after ortho-phthalaldehyde disinfection of echo probes. Anesthesiology, 99：1032, 2003

6）Fritz S, et al：Use of a latex cover sheath for transesophageal echocardiography（TEE）instead of regular disinfection of the echoscope? Clin Cardiol, 16：737-740, 1993

7）厚生労働省：医療機関における院内感染対策について（医政地発第1219001号）. 2014
https://www.mhlw.go.jp/content/10800000/000845013.pdf（2024年10月閲覧）

8）日本循環器学会：2021年改訂版 循環器超音波検査の適応と判読ガイドライン. 2021
https://www.j-circ.or.jp/cms/wp-content/uploads/2021/03/JCS2021_Ohte.pdf（2024年10月閲覧）

第1章 基本的な手技と描出

8 機器設定

磯谷彰宏

◆ はじめに

　超音波検査は音を利用する．音は波動であり，波動ならではの物理特性を有する．各社の技術者のたゆまぬ努力により画質は進化し続けているが，使用者である医師・技師が波動の物理特性を理解して機器の設定を臨機応変に設定することで画質は改善し，診断能は向上する．本稿では実臨床での使用・調整が求められる各種の調整を列記した．

　また，各種の設定変更による画質変化を表現するために，図1に示す実験を行った．タライに水を張って絹ごし豆腐を沈め，これをTEEプローブで描出した．生体と豆腐とでは音響インピーダンスが異なるため，実際の検査とは異なる画像変化かもしれないが，設定変更による傾向をつかむ参考としていただければ幸いである．

　豆腐の実験はPhilips社 CVxi Release 7.0で行った．各社のエコー機により呼び名やバージョン違いによる取り扱いの違いはあるかもしれないことをご了承いただきたい．

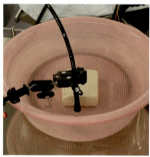 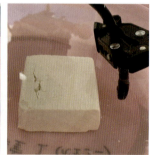

図1　実験の様子
たらいに水を張ってプローブを固定し，水中の絹ごし豆腐を描出して各種設定を変更して画質変化を記録した．

1 基本設定

	調整のポイント
ゲイン（Gain）	適正を心がける（図2）
デプス（Depth）	対象によってデプスを変える 　例：左室機能を観察する際は深め，僧帽弁を診る場合は浅め 見た目の印象の変化を避けるため，あえてデプスを統一する施設もある
フォーカス（Focus）	フォーカスの深部は画質が低下しやすいため，迷った場合は対象物よりやや深部に設定する（図3）

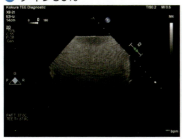 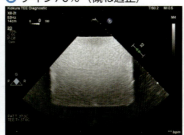 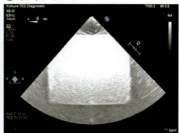

図2　ゲインの不足・適正・過剰の例

Ⓐゲイン50%では全体に暗すぎる．Ⓑゲイン70%では概ね適正である．Ⓒゲイン99%では明るすぎて浅い部分は白飛びしている．70%という数値が重要というわけではなく，適正になるよう調整を心がける．

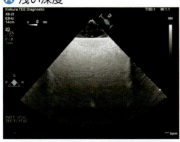 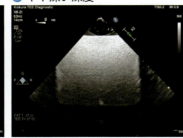 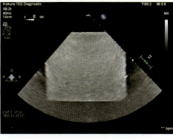

図3　フォーカス位置と画質の例

フォーカスの奥では画質が悪化しやすい．Ⓐフォーカスを浅い深度に設置，深部の画質は極端に悪化している．Ⓑフォーカスをやや深く設置，深部の描出は多少改善している．Ⓒフォーカスを適度に深く設置，浅い部分も深部も良好な描出になっている．フォーカス位置に迷う場合はやや深めに設置するとよい．

❷ SHDインターベンションで特に有効な追加調整

	調整のポイント
ゲイン	人工物（特にガイドワイヤー）は高輝度に描出されやすいため，輝度差を際立たせるためにワイヤーの位置確認ではややゲインを下げてもよい
TGC（STC）	左房内を観察する際は浅部のゲインを上げてもよい（図4）
拡大	特に詳細な描出が必要なときに効果的だが，拡大しすぎないように注意が必要 Pan zoom（図5）とRead zoom（図6）があり，必要に応じ使い分ける（図7）
出力（output power）	プローブから発する超音波のエネルギーで，下げることで3Dの連続使用によるクリスタルの過熱を抑えることが可能だが，画質が悪化する（図8，9）．

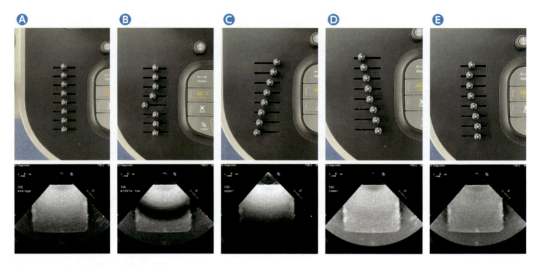

図4 TGCの調節と画像の例
Ⓐ調整なしだと，エコー画像にはややムラがある．Ⓑ一部のみゲインを下げるとそれに対応した領域が暗くなる．帯状に描出が不良の場合はまずTGCを確認する．Ⓒ浅い深度を強調した設定で，特に強調したい場合には有効である．Ⓓ深部のゲインをあげて一様な画像を目指した設定．Ⓔ全体が均一にみえるように調整した設定で，微調整することでⒹより更に均一になる．

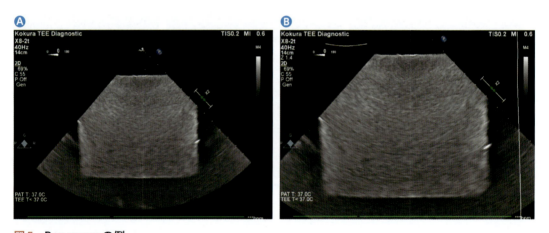

図5 Pan zoomの例
Ⓐの画像を表示上Ⓑのように拡大する．画像表示上の処理であるため，エコービームの打ち方に変化はない．直感的で便利で使用しやすく，拡大の程度や画面の位置を調整しやすいが，拡大に応じて画質は低下する．

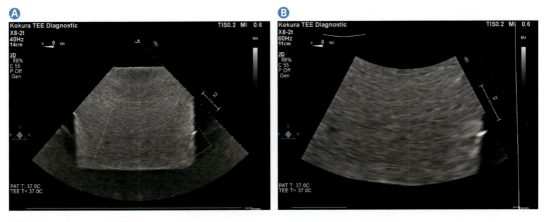

図6 Read zoomの例

Ⓐの画像でROI（関心領域）を設定し，Ⓑのように拡大する．エコービームを関心領域に限定して照射するため line density も上がり，拡大による画質低下は抑制できる．拡大部分の変更には関心領域を再設定する必要があり即応性には劣るが，特に深部の構造物の拡大には画質面で有利である．

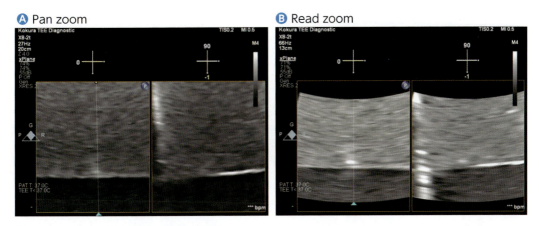

図7 Pan zoom と Read zoom の比較

Ⓐの Pan zoom の画像に比較し，Ⓑの Read zoom の方が豆腐の内部構造がより密に描出されており，微細な空洞の粗密がより精細に描出されている．画質面では Read zoon が勝るが，使い勝手では Pan zoom に分がある．

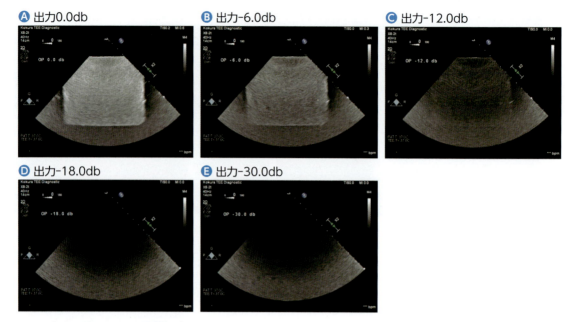

図8　出力の違いによる画質の違い

ⒶからⒺにかけて出力を低下させるにしたがって，対象の描出が悪化している．通常，出力を調整する機会は稀と思われるが，インターベンションで手技が長引くとプローブの温度が上昇し使用不可能になることがあり，画質の悪化を引き換えにしてでも出力を下げざるを得ないことがある．

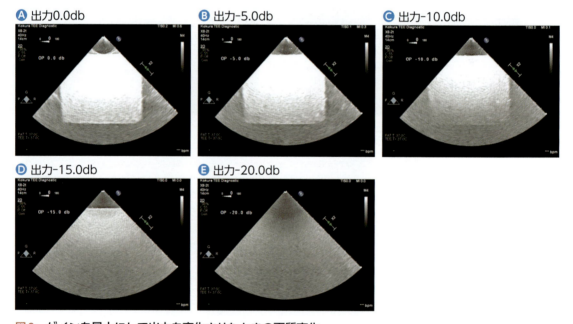

図9　ゲインを最大にして出力を変化させたときの画質変化

ゲイン調整は後処理のプロセスであるため，出力が低く信号強度が低い場合はゲインを上げても描出は改善しない．実際の検査では出力-2.0から-3.0dbあたりまでの低下が限界で，それ以上の低下は画質の悪化が容認できなくなる．

❸ Frame Rate（FR）に関係する因子

	操作	FR の変化	対処法
デプス	深くする	低下	
Sector width	幅を広げる	低下	
Line density （走査線密度）	増やす	低下	
Biplane	使用する	低下	
カラードプラ (Color Doppler)	使用する	低下	必要最小限の ROI にとどめる
3D	使用する	低下	必要最小限の ROI にとどめる Line density を下げる（解像度は低下する） 複数心拍を合成する 目的に応じて設定を変更した複数の 3D 画像を取得 　僧帽弁口面積の測定；解像度優先 +ROI を絞る 　全体像の把握；解像度を下げる +ROI を広げる
Biplane + カラードプラ	併用する	特に低下	カラードプラの ROI を狭くする ※ カラードプラ併用中は，2D 画像のデプスや sector width の調整は FR 改善にほとんど効果がない
3D + カラードプラ	併用する	著明に低下	必要最小限の ROI にとどめる 複数心拍を合成する

❹ 画質に関わる調整

	操作	画質
Line density	増加する	画質は改善する（特に深部）が，frame rate は低下する（図10）
周波数	下げる	深部の画質は改善するが浅部は低下する（図11） Frame rate は変化しない ※ 三尖弁の観察では周波数を下げると描出が改善しやすい
Harmonics	On	高調波を用いた描画で，S/N 比が向上する（ノイズが減る） 3D Volume rendering では非常に有効で必須といえる（図12） 2D ではメリット・デメリットがある（図13, 14）

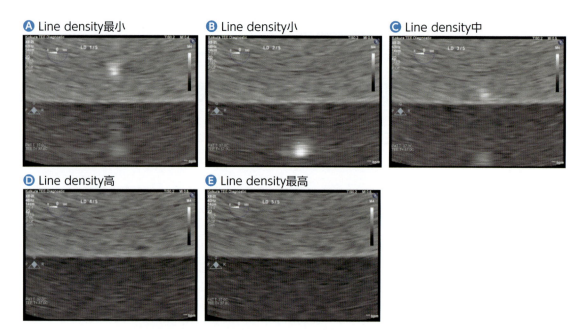

図10 Line density（走査線密度）を変化させたときの画質変化
Ⓐが最もLine densityが低く，Ⓔが高い．Line densityの上昇と共に粒々のキメが細かくなるが，その差は大きくはない．またLine densityの上昇と共にアーチファクトが減っている．

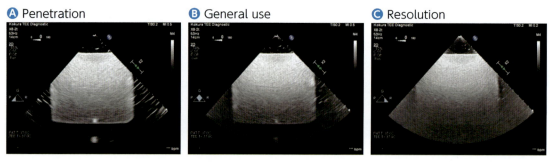

図11 周波数を変化させたときの画質変化
Ⓐは周波数を下げて深部の描出を改善させた"Penetration"の設定．Ⓑはバランスを重視した"General use"の設定．Ｃは周波数を上げて浅い領域の解像度を上げ，代わりに深部の描出が悪化した"Resolution"設定．周波数の違いは画質に大きな変化をもたらすが，多くの場合General useで十分な描出が得られる．

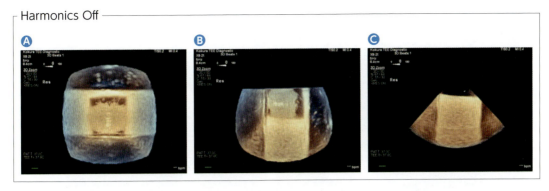

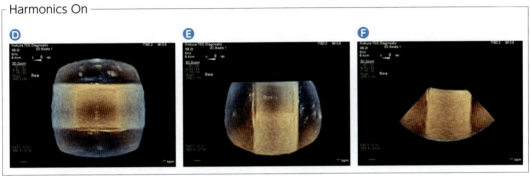

図12 3D画像におけるHarmonicsのonとoffによる画質変化
ⒶからⒸはHarmonics"On"，ⒹからⒺは"Off"の画像を示す．Offに比較し，Onではノイズが明らかに減少して輪郭が明瞭になっている．

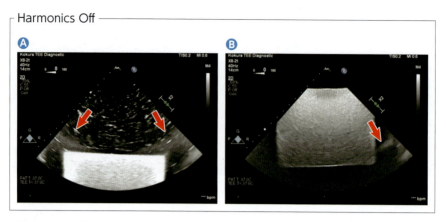

図13 2D画像におけるHarmonicsのonとoffによる画質変化

Harmonics OffのⒶの矢印で示したノイズは，Harmonics OnのⒸでは減少している．同じく，OffのⒷのノイズはⒹで減少している．3D volume renderingではHarmonicsの有用性は極めて高い．

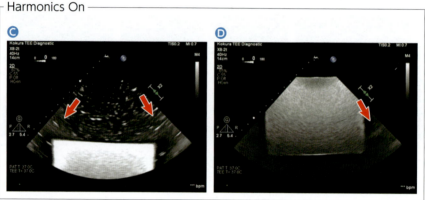

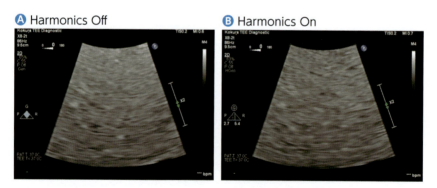

図14 2D画像におけるHarmonicsのonとoffによる画質変化

Harmonics OffのⒶとOnのⒷは，全く同じ部分の画像であるが，内部の構造（粒々や空洞の描出）が大きく異なっている．HarmonicsのOn・Offで質感や印象はかなり異なったものになる．腱索などの微細な構造が映らなくなるかもしれない．

画質に関わる解剖学的要因

	解説
食道と心臓や脊椎の位置関係	Echo window が左上肺静脈になると描出が不良になりやすい 脊椎が左房を圧排し特に心房中隔の描出が悪化する
アーチファクト の理解	左心耳は coumadin ridge によるアーチファクトで血栓を誤診しやすい
上記への対策：Beam の到達経路を意識する	プローブの押し・引き・ante/retro flex・right/left flex を駆使してプローブが左房の背面に位置し，かつbeamの到達経路上に構造物が位置しないようにプローブを操作する

設定項目の各社の名称

	Canon	GE	Philips	Siemens
Line density	"Frame Rate"	"Frame rate"	"Res/Spd"	"Line Density"
	ロータリーノブで調整	ロータリーノブで調整	ロータリーノブで5段階調整	ロータリーノブで調整
周波数	"Frequency"	"Frequency"	"2D Opt"	"Frequency"
	Pen/Gen/Res の3段階調整	ロータリーノブで調整	Pen/Gen/Res の3段階調整	ロータリーノブで調整
出力	"ACOUSTIC POWER"	"Power"	"Output power"	"Transmit power"
	ロータリーノブで調整	ロータリーノブで調整	ロータリーノブで調整	ロータリーノブで調整
Dynamic range (図15)	"DR"	"Compress"	"Compress"	"DR"
	ロータリーノブで調整	タッチパネルで調整	ロータリーノブで調整	ロータリーノブで調整

Pen：Penetration，Gen：General use，Res：Resolution，Spd：Speed

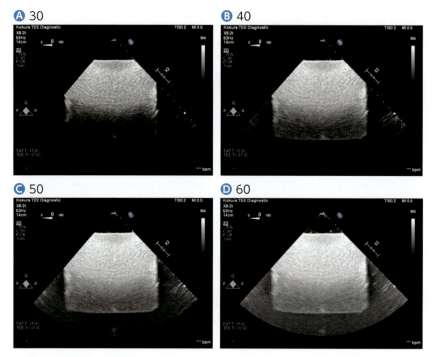

図15　Dynamic range (Compress) を変化させたときの画質変化
Ⓐ→Ⓑ→Ⓒ→Ⓓの順に，Compressを30→40→50→60にあげている．Dynamic rangeをあげることで階調表現が豊かとなり，微妙な濃淡で描画して黒つぶれ・白飛びを防ぐ．通常は比較的高めに設定されており，あえて下げる機会は稀かもしれない．

まとめ

　SHDインターベンションのガイドにTEEが活躍する時代になりその操作技術は以前とは比べものにならないぐらい発展した．機器の設定調整を随時行うことも良好な画像を出す重要な要素となる．工夫の積み重ねが診療の質の違いとなり治療成績に影響するため，設定調整はその第一歩として重視すべきである．

第2章
疾患別評価の実際

1 心房細動 movie 60

2 経皮的左心耳閉鎖術 movie 66

3 大動脈弁狭窄症 79

4 大動脈弁閉鎖不全症 movie 88

5 僧帽弁狭窄症 movie 97

6 僧帽弁閉鎖不全症 movie
　①術前評価 107
　②外科・術中評価 125
　③M-TEERの術前・術中TEE 139

7 三尖弁閉鎖不全症 movie
　①疾患の評価（TEEを用いたTRの包括的評価）.... 164
　②Tricuspid-TEERにおける評価 184

8 肺動脈弁閉鎖不全症 movie 199

9 心房中隔欠損症 movie 209

10 卵円孔開存症 movie 230

11 人工弁周囲逆流 movie 243

12 急性大動脈解離 movie 251

13 感染性心内膜炎 movie 258

14 心臓腫瘤 movie 265

15 その他の術中TEE：
　人工弁不全，急性心筋梗塞の機械的合併症 movie ... 278

第2章　疾患別評価の実際

1 心房細動

movie

町野智子

はじめに

　左心耳は袋状の盲端構造をしているため，血流うっ滞が生じやすい．僧帽弁狭窄を伴うリウマチ性心房細動（AF）では左心耳だけではなく左房内に血栓が生じることもあるが，それ以外のAF症例においては左房内血栓の9割以上は左心耳に生じる．経心房中隔的に左房内にカテーテルを挿入する手技全般，特に経皮的左心耳閉鎖術においては，左心耳血栓の存在は心原性塞栓症のリスクを上昇させるため，術前の正確な診断はきわめて重要である．一方で，不要な治療の延期や中止を避けるために，左心耳血栓がないと正確に診断することも，また重要である．本稿では，主に左心耳内の血流うっ滞や血栓の評価について解説する．

01 適応と検査にあたっての心がけ

　AFに対する治療（電気的除細動，カテーテルアブレーション，経皮的左心耳閉鎖術）や，左房内にカテーテルを挿入する手技〔PTMC（経皮的僧帽弁交連切開術），M-TEER〕の術前など，左房・左心耳血栓評価を目的としたTEEの適応対象は幅広く，症例数も多い．

　sludgeと血栓の鑑別のために強心薬負荷を行う場合には，薬剤の準備や投与中のモニタリングのための人手と，シリンジポンプや除細動器などの器材の準備が必要である．プローブ挿入後に慌ててこれらを準備しなくてもすむように，検査開始前に臨床背景，他の画像検査所見から，左心耳血栓リスクが高い症例をある程度予測しておくとよい．表1に，左心耳血栓リスクの上昇と関連する因子を示す[1,2]．これらを参考に，TEE開始前に左心耳血栓リスクを層別化し，適切な準備をしておく．

表1　左心耳内血流うっ滞および血栓リスクの上昇と関連する因子

臨床因子	・高 CHADS$_2$ および CHA$_2$DS$_2$-VASc スコア ・抗凝固療法下における心原性塞栓症の既往 ・持続期間が長い長期持続性 AF や永続性 AF ・直接作用型経口抗凝固薬の不適切な減量投与 ・ワルファリン内服中の場合は，PT-INR が治療域以下 ・D-dimer 高値
経胸壁心エコー所見	・リウマチ性僧帽弁狭窄症 ・高度左房拡大 ・左室収縮能低下 ・左室肥大，肥大型心筋症 ・左房ストレイン低値 ・左房，左心耳内のもやもやエコー
造影CT所見	・遅延相での左心耳内陰影欠損 ・多くの分葉を有する複雑な左心耳形態

02 当院での撮像の流れと評価ポイント

検査室に入室し，静脈路の確保と咽頭麻酔を行う．血栓リスクの高い症例は，脳血管障害の既往を有する高齢者や低心機能であることが多く，鎮静やプローブの挿入により血行動態や呼吸状態が不安定になりやすい．十分な咽頭麻酔と検査前の鎮痛薬投与により，極力鎮静薬が少量となるように心がける．

TEE の流れ・ポイント

❶ 左房・左心耳の血流うっ滞の半定量的評価
❷ 左心耳機能および血栓評価
❸ 強心薬負荷による sludge と血栓の鑑別
※治療に必要なその他の情報（心房中隔，弁膜症，心膜液，心機能など）も評価を行う．

---

1 左房・左心耳の血流うっ滞の半定量的評価

左房・左心耳内血流うっ滞の評価法として，**もやもやエコー（SEC）Grade** が用いられる（図1, 表2）[3]．Grade 3 もしくは 4 の SEC と sludge，血栓は共存することも多く，これらを有する症例は，抗凝固療法下でも血栓塞栓症と心血管死のリスクが高い[1]．同一症例でも，心機能や血行動態により SEC の程度は変動するため，Grade を用いることで治療による塞栓症リスクの低減を半定量的に示すことができる．SEC はエコー装置のゲイン設定に大きく影響されるため，左心耳と近い深さの大動脈や左室内に白色のノイズが生じないレベルに STC（sensitivity time control）を合わせて，左房・左心耳内の SEC 評価を行うなどして，検査所見の一貫性を保つように努める．

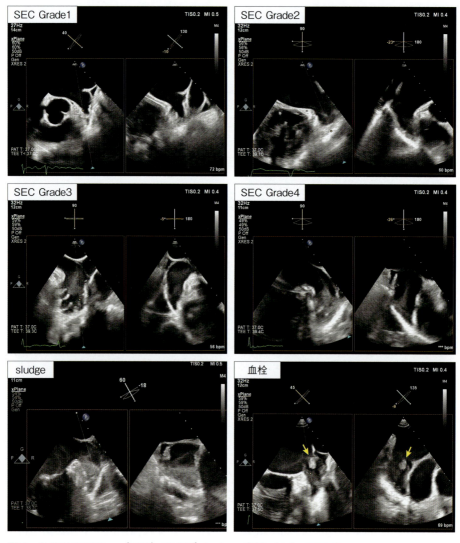

図1 もやもやエコー（SEC）およびsludge, 血栓（⇒） movie1

表2 もやもやエコー（SEC）およびsludge, 血栓の定義

	TEE所見
SEC Grade 0	煙状エコーなし
SEC Grade 1	心周期の一部で，左心耳や左房の一部にわずかな煙状エコーを認める
SEC Grade 2	心周期の一部で，左心耳や左房の一部にGrade1より密度の高い煙状エコーを認める
SEC Grade 3	全心周期を通じて，濃い煙状エコーを左房や左心耳に認める
SEC Grade 4	全心周期を通じて，非常に濃く移動速度の遅い煙状エコーを左房や左心耳に認める
sludge	非常にエコー密度が高く濃い煙状エコーがゲル状に滞留する，血栓前駆状態
血栓	左心耳壁に付着する円形や不整形の塊で，左心耳壁とは独立した可動性を有し，複数断面で左心耳内膜や櫛状筋とは明確に区別できるもの

2 左心耳機能および血栓評価

　左心耳入口部から1〜2 cm内腔側にサンプルボリュームを置いたパルス（PW）ドプラ法により，左心耳血流速度を計測する．AF症例において，左心耳血流速度が20 cm/s以下の場合は，塞栓症リスクが高い[3]．他の左心耳機能評価法としては，組織ドプラによる左心耳壁運動速度やBモード画像を用いた左心耳面積変化率の計測があるが，ドプラ角度依存性，やや煩雑，明確なカットオフ値がないという問題もある．実臨床においては，**見た目の左心耳壁の動きを定性的に評価するのも，より簡便で有用な方法**である．

　洞調律例においては，左心耳血流速度が高度に低下する場合は少ないが，例外も存在する．AF停止直後のatrial stunningの症例では一時的に，AFアブレーションの手技に伴い左心耳の電気的隔離が生じた症例では永続的に，著しい左心耳機能低下が生じ，血栓が形成されることがある（図2）．病歴からそのような病態が疑われる場合には，注意して左心耳機能評価と血栓検索を行う必要がある．

Ⓐ AF停止直後のatrial stunningの症例

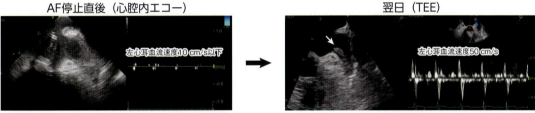

Ⓑ AFアブレーションにより左心耳の電気的隔離が生じた症例

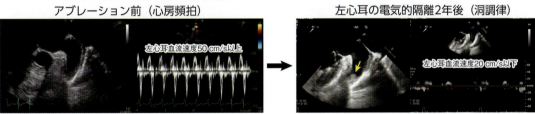

図2　AFアブレーションによる左心耳機能の変化
Ⓐカテーテルアブレーションで AF 停止直後に atrial stunning による左心耳血流速度の低下と著明な sludge が出現した．翌日には左心耳血流は改善し sludge は消失していたが，左心耳内に可動性血栓（→）を認めた．
Ⓑカテーテルアブレーションで左心耳の電気的隔離が生じた症例．術前は左心耳収縮良好であったが，術後は2年間洞調律が維持されているにもかかわらず，左心耳収縮がほぼ消失し，先端に血栓（→）を認めた．

　左心耳血栓の形態はさまざまであり，左心耳内のいかなる場所にも存在しうるため，左心耳の各分葉内をくまなく観察する必要がある．左心耳先端の櫛状筋が密集した部位は血栓の好発部位であるが，このような数mmの小さな構造を観察するには，3D像からのMPR画像は空間分解能が不十分であることが多い．そのため，2Dを基本としつつbiplaneモードを用いて，0〜135°までの画像を連続的に観察する．**高度のSECがある場合には，通常の2心拍動画だけでなく，必ず5〜10心拍程度の連続動画を複数回記録して，注意深く観察する**．多心拍の観察中にSECの形状が変化し，消失する時相があれば血栓と鑑別することができる．長時間の観察でも高度のSECやsludgeが滞留しつづけて血栓の除外診断が困難である症例においては，強心薬投与により鑑別を行う．

❸ 強心薬負荷によるsludgeと血栓の鑑別

　高度SECやsludgeにより血栓が除外できない場合には，**静注β刺激薬（イソプロテレノールやドブタミン）により，一時的に左心耳血流速度を上昇させて血流うっ滞を低減し，血栓の有無を判別する方法がきわめて有用である**[4]．ドブタミンはイソプロテレノールからの誘導体であるため，両者の性質は基本的には近いが，異なる点も多い（**表3**）[5]．同等の心収縮力を発揮する薬剤濃度において，イソプロテレノールは，ドブタミンの約4倍心拍数を上昇させ，血管抵抗を約1/2低下させる．すなわち，**イソプロテレノールの方がドブタミンよりも頻脈になりやすく，血圧が低下しやすい**という特徴があるため，検査時の血行動態に応じて使い分けるとよい．当院の薬剤投与プロトコルを**表4**に示す．検査室で鎮静下に行ううえでの安全性に配慮し，薬剤投与量は比較的低用量にとどめている．これまでの経験では，どちらの薬剤においても有効性は同等であり，9割以上の症例でSEC Gradeは2以下に低減する（**図3**）[4]．ただし，いずれも心収縮力を増強させるため，**有意な左室流出路閉塞がある症例においては禁忌**である．また，同目的での使用は，医薬品の適応外使用にあたるため，各施設において必要な手続きや承認を経て，事前に患者へ説明し同意を得たうえで使用する．特に，強心作用で左心耳血流速度が上昇し，左心耳壁に付着していた血栓が遊離して塞栓症を生じる，ということが理論的には起こりうる．負荷中に血栓の存在が明らかになった場合には，すみやかに強心薬の投与を中止し，点滴ライン内からも薬剤を除去する．また，患者が完全に覚醒した後に，新規の神経学的異常所見がないか確認し，異常があれば脳卒中チームへのコンサルテーションが可能な体制で負荷を行うことが望ましい．両剤ともに半減期は2〜5分前後とされており，投与終了後20分以内に薬効はほぼ完全に消失する．

表3　イソプロテレノールとドブタミンの違い

		イソプロテレノール	ドブタミン
薬理作用	末梢血管収縮	−	＋
	末梢血管拡張	＋＋＋＋	＋
	心収縮力増強	＋＋＋＋	＋＋＋
	心拍数増加	＋＋＋＋	＋
	半減期	2〜5分	2分
プレフィルドシリンジ		なし（使用時に希釈が必要）	あり

文献5を参考に作成

表4　イソプロテレノールとドブタミンの負荷方法

	イソプロテレノール	ドブタミン
共通事項	22G針で肘正中皮静脈路を確保する．強心薬は側管からシリンジポンプを用いて投与する．薬剤負荷中は，メインルートはクレンメを全開にする．	
薬液調整	プロタノール®L注0.2 mgを生理食塩水100 mLに溶解し，シリンジに充填	0.3％シリンジ150 mg/50 mL（プレフィルドシリンジを使用）
投与量	0.01 μg/kg/minで開始し，3分おきに0.01→0.02→0.03 μg/kg/minと増量	5 μg/kg/minで開始し，3分おきに5→10→20 μg/kg/minと増量

Ⓐ イソプロテレノール投与例

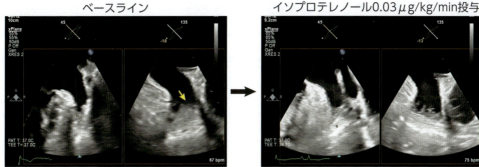

Ⓑ ドブタミン投与例

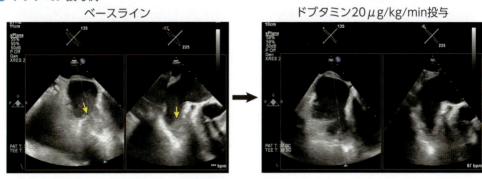

図3 強心薬負荷によるsludgeと血栓の鑑別 movie 2
Ⓐ イソプロテレノール0.03μg/kg/min投与によりsludge（➡）が消失，ベースラインでは見えていなかった先端の櫛状筋が観察でき，血栓がないことが確認できた．
Ⓑ ドブタミン20μg/kg/min投与によりsludge（➡）が消失，SEC Grade 2まで低減し，血栓がないことが確認できた．

■ 文献

1) Providencia R, et al：The role of echocardiography in thromboembolic risk assessment of patients with nonvalvular atrial fibrillation. J Am Soc Echocardiogr, 2：801-812, 2013
2) Galderisi M, et al：Rationale and design of the EACVI AFib Echo Europe Registry for assessing relationships of echocardiographic parameters with clinical thrombo-embolic and bleeding risk profile in non-valvular atrial fibrillation. Eur Heart J Cardiovasc Imag, 19：245-252, 2018
3) Fatkin D, et al：Relations between left atrial appendage blood flow velocity, spontaneous echocardiographic contrast and thromboembolic risk in vivo. J Am Coll Cardiol, 23：961-969, 1994
4) Machino-Ohtsuka T, et al：Efficacy of Low-Dose Isoproterenol Infusion for the Exclusion of a Left Atrial Appendage Thrombus in Patients With Dense Spontaneous Echo Contrast Caused by Atrial Fibrillation. Circ J, 87：1800-1808, 2023
5) Sonnenblick EH, et al：Dobutamine: a new synthetic cardioactive sympathetic amine. N Eng J Med, 300：17-22, 1979

第2章 疾患別評価の実際

2 経皮的左心耳閉鎖術

movie

田中　旬

術前評価

■ はじめに

　従来，経食道心エコー（TEE）による左心耳評価の目的は主に血栓の有無を診断することであったが，経皮的左心耳閉鎖術（LAAC）の登場により劇的に変化した．LAACにおいては解剖学的に実施可能であるのか，左心耳の入口部サイズや左心耳の深さのみならず，lobeや櫛状筋の形態，穿刺部位である心房中隔と左心耳の位置関係など，2次元（2D）と3次元（3D）エコーを用いて評価することが重要である．ここではLAAC手技を意識したTEEによる術前評価と術中ガイドについて解説する．

❶ 適応と検査にあたっての心がけ

　LAACを検討する際には，臨床的な適応（高血栓塞栓症リスク，高出血リスク）のみならず，解剖学的にデバイス留置が可能であるか，TEEまたはCTで評価を行う．CTは左心耳の形態，心房中隔との位置関係の把握に優れており，近年は術前に実施されることが多いが，腎不全や造影剤アレルギーなど造影剤が使用困難な症例においてはTEEが有用である．

　左心耳描出を良好にするためにノブ操作でアップをかけることが多いが，食道損傷を起こさないように無理な操作を行ってはならない．また，左心耳は複雑な形態をしているためハートチームで表現方法を決めておく（図1）.

循環器内科医のための経食道心エコー

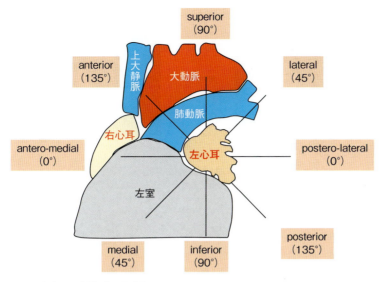

図1 左心耳形態（正面像）
左心耳の形態は複雑なため，ハートチームで表現方法を統一しておく必要がある．
当院では，135°相当をanteriorとposteriorとし，その直行断面（45°）をmedialとlateralとした．
0°はそれぞれの中間に位置するため，antero-medialとpostero-lateralとし，90°は解剖学的に垂直断面であることからsuperiorとinferiorとした．

❷ 当院での撮影の流れと評価ポイント

処置室（外来）または病棟（入院）で補液を開始し，検査室へ移動した後に咽頭麻酔を行う．通常，検査前の絶食で脱水状態にあることが多く，左心耳サイズを過小評価する可能性があるため，当院では左心耳以外の評価から開始し，十分に補液がされたタイミングで左心耳の計測画像を取得するようにしている．ただし，心不全合併例では補液量に注意を要する．術前TEEでは，LAACの手技を想定して，適切な計測を心がける．

> **術前TEEの流れ・ポイント**
> ❶ 左心耳血栓・sludge評価
> ❷ 左心耳サイズ評価
> ❸ 櫛状筋評価
> ❹ 心房中隔の穿刺部位評価

1 左心耳血栓・sludge評価

LAACはカテーテルやデバイスを左心耳に持ち込む手技であり，**実施にあたり左心耳血栓がないことが大前提となる**．sludgeを認めた際には，画角を絞りフレームレートを上げた状態で長めに動きを観察するようにする．血栓が否定できない場合はイソプロテレノールを投与し，sludgeがwashoutされるか確認する[1]（図2, movie 3）．

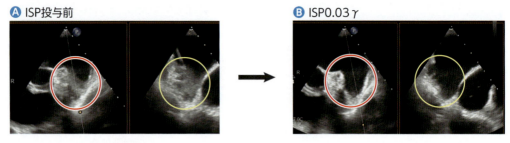

図2　sludge 評価 movie 3
Ⓐ画角を絞りフレームレートを上げた状態で長めに観察したが，血栓は否定できず．
Ⓑイソプロテレノール（ISP）を0.01γより開始し，0.03γまで増量したところでsludgeは消失し血栓は否定された．

2 左心耳サイズ評価

　左心耳のlobeはanterior lobeとposterior lobeの2つであることが多い[2]．LAACの手技では，一般的にanterior lobeにダブルカーブシースを挿入することが多く，本稿でもこの方法を基調にして記載する．左心耳は0°，45°，90°，135°の4断面で評価する．入口部計測では，留置されるデバイスのlobeに対する「軸」とすべてのlobeがカバーされる「高さ」を意識して行う（図3）．2Dエコーでは，プローブからの距離を利用することで，それぞれ異なる断面でも高さを合わせての計測が可能となる（図3→）．さらに，心電図でタイミングを合わせることでtranslation（心臓の収縮または拡張）による測定誤差を最小限にすることができる．「深さ」計測はシースが挿入されるanterior lobeで行う必要があるが，4断面のうち**135°断面が最大の深さを描出するのに適していることが多い**．これら一連の描出や計測はX planeを利用することでより簡便に行うことができる．

　3Dエコーでは，まずは45°断面で左心耳の画像を取得し，多断面再構成法（MPR法）で切り出すことで，45°と135°断面を描出し（図4），さらにそれぞれの断面を反時計回りに45°回転させることで，0°と90°断面を描出する（図5）．当院では，解剖学的特徴とデバイス特性から「軸」と「高さ」を決めた後，45°，135°，0°，90°断面の順番で計測を行っている．

　左心耳の入口部は円形や卵円形を呈するが，**デバイス（WATCHMAN FLX™）留置後には円形になることが多い**．当院では留置予定位置の入口部断面を「円」と仮定してperimeterから入口部径を算出（perimeter-derived diameter）し，デバイスサイズ選択の参考にしている（図6）．

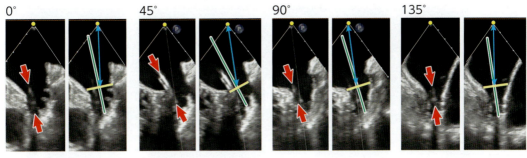

図3 シースの軸を考慮した入口部計測（2Dエコー）

術中であれば左心耳に挿入されたシース（　　）を描出し軌跡を把握する．この軌跡（――）に直交するようにデバイスが留置されるため，入口部の計測の際には参考にする（　　）．2D計測では，プローブ（○）からの距離を一定にすることで，同一の高さでの計測が可能となる（→）．
収縮によるtranslationが大きい場合は，心電図上同一のタイミングで計測する必要がある．

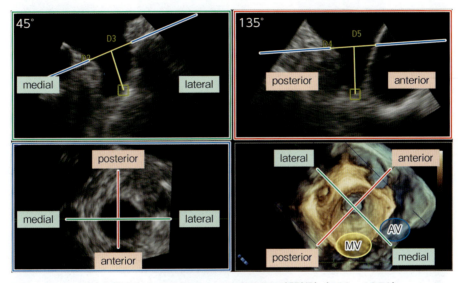

図4 シースの軸を想定した3D心エコーによる入口部計測（45°，135°）

3Dエコー画像から任意の2Dエコー画像を描出し，左心耳の計測を行う．当院では，まず45°断面でエコー画像を取得し，MPR法を用いて135°断面を描出し最適な入口部を推定して計測を開始している．本症例ではダブルカーブシースがanterior lobeに挿入されることを想定し，lobeと櫛状筋の構造を鑑みて左心耳の入口部径と深さを計測している．
MV：僧帽弁，AV：大動脈弁

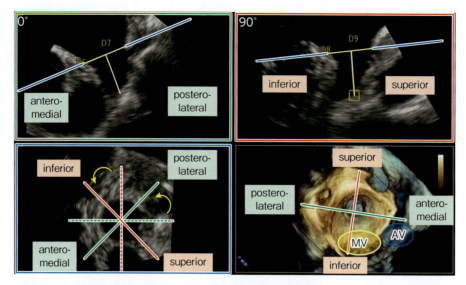

図5 シースの軸を想定した3D心エコーによる入口部計測（0°，90°）

次に左心耳入口部中央を中心に45°，135°断面のラインを反時計周りに45°回転させて0°，90°断面を取得し，入口部径と深さ計測を行う．

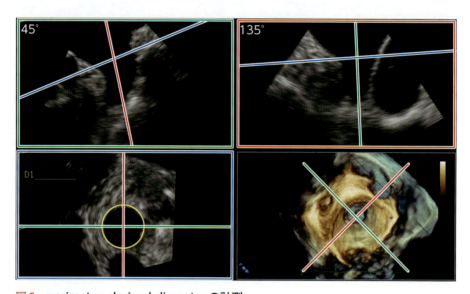

図6 perimeter-derived diameterの計測

現在使用されているWATCHMAN FLX™は左心耳入口部が卵円形であってもradial forceにより円形に広がることから，当院では留置後に円形になると仮定してperimeterからdiameterを算出しデバイスサイズ選定の参考にしている．

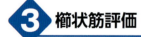 櫛状筋評価

　発達した櫛状筋はデバイスの拡張性に影響する可能性があり，その形態を把握することは非常に重要である．一般的に櫛状筋は135°断面で評価した際，複数本の「柱」がそびえたっているように見えるが，実際には**壁から壁に連続した「橋」構造**をしていることが多い．3Dエコーは櫛状

筋の構造を把握するのに優れており，MPR法で切り出した画像を術者と共有する（図7）．

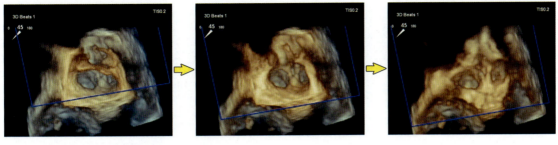

図7　3Dエコーによる櫛状筋の詳細評価
MPR法を用いて，入口部側からクマジン稜やlobeの壁を削り，櫛状筋の形態評価を行う．
本症例の櫛状筋は「柱」構造ではなく，壁から壁に繋がる「橋」構造を呈していることがわかる．

心房中隔の穿刺部位評価

　心房中隔穿刺は卵円窩で行うため，特に**心房中隔瘤や卵円孔開存，アブレーションや経皮的僧帽弁クリップ術後の医原性心房中隔欠損（iASD）残存，外科術後の縫縮痕などの有無を評価して**おく．

　穿刺部位としてinferiorかつposteriorが選択されることが多いが，**予定したlobeへのシースの軌跡を想定したうえで決定することが重要である**（図8，movie 4）．例えば，クマジン稜の左房内への張り出しが強い場合，posteriorよりもやや anterior側での穿刺が好ましい．また，下方軸のposterior lobeにデバイス留置を検討する場合は，inferiorよりもやや superior側を穿刺し，single curve sheathを選択する可能性も想定しておく．すなわち，心房中隔の解剖学的な評価のみでは適切な穿刺部位の選定はできないため，CTの情報のみならずTEEでも予定したlobeの「軸」を把握しておく．そのためには，superiorとinferiorの情報を含む90°断面が有用である．この際，超音波ビームを胸部正中に対して真っすぐに出す必要があり，プローブをやや引き上げた場所からアップをかけずに描出するようにする（図9，movie 5）．ただし，「軸」を重視して取得したアップをかけない画像は，クマジン陵が左心耳に覆いかぶさり，左心耳内部の詳細な観察には不向きであることが多い．

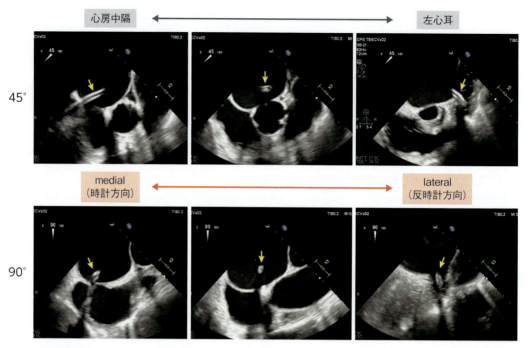

図8 心房中隔から左心耳までのスキャン画像 movie 4

当院では術中に45°と90°断面で心房中隔から左心耳までのシースの軌跡を保存し，術前に想定した軌跡との整合性を検証している．

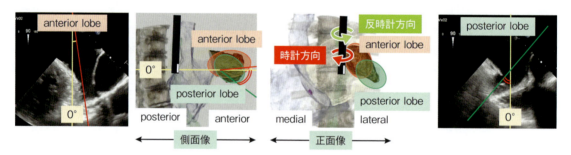

図9 90°断面によるanteriorとposterior lobeの描出：CT画像との比較 movie 5

90°断面で超音波ビームを正中にまっすぐ出すようにプローブ操作を行うことで，左心耳の軸の情報が得られる．さらに，プローブを時計方向（medial）に回すと上方軸のanterior lobe，反時計方向（lateral）に回すと下方軸のposterior lobeの描出が可能であり，CT画像と合致することがわかる．

術中評価

01 手技開始前の評価にあたっての心がけ

手技の手順を理解し，それぞれの手技に先行して必要な画像を描出することを心がける．術前に行われたCT・TEE画像があればプローブ挿入前に再確認し，術中TEEガイドの参考にする．透視画像はエコー医も確認できるようにモニターを配置しておく．

02 当院での撮像の流れと評価のポイント

プローブが挿入されたら，まずは心膜液の有無，心機能，弁膜症の有無などを短時間で評価して

おく．デバイスサイズは留置直前のTEEによる計測値を鑑みて決定するため，慎重かつ迅速に行う．

> **術中TEEの流れ・ポイント**
> ❶ 左心耳入口部の計測
> ❷ 心房中隔穿刺〜ガイドワイヤー確認
> ❸ デバイス展開
> ❹ PASS criteria 確認・デバイス留置

❶ 左心耳入口部の計測

　入口部計測は，術前と同様にシースを挿入するlobe，シース（シングル / ダブルカーブ）の種類，心房中隔穿刺部位について再検討した後に行う．全身麻酔は計測値を過小評価しデバイスサイズ選択に影響を与える可能性があるため，左房圧10 mmHg未満の場合は十分な補液を行い，左房圧が10 mmHg以上になったことを確認した後に再計測を行う．計測は術前TEEと同様に留置されるデバイスのlobeに対する**「軸」**とすべてのlobeがカバーされる**「高さ」**を意識して行う．シース挿入後であれば，**それぞれの計測断面でシースの軸を必ず確認するようにする**（図3）．この際，術者がシースから手を離すと軸が変わってしまうため，術者とのコミュニケーションをとりながら評価を進める．

　当院では，術前と同様にまず0°，45°，90°，135°断面で2D/3Dエコーを用いて計測している．デバイス特性を考慮したperimeter-derived diameterも計測した後，術者に計測値を報告している（図4〜6）．櫛状筋の解剖学的特徴も鑑みて，圧縮率が10〜30％になるようにデバイスサイズを決定する．

❷ 心房中隔穿刺〜ガイドワイヤー確認

　心房中隔穿刺はbicaval画像（90°〜120°）からbiplane画像を描出し，透視も確認しながらカテーテルを描出する．2Dエコーで位置調整した後に3Dエコーを描出し，カテーテル先端（tenting）が卵円窩内に存在し，かつ穿刺部位として適切であることを確認する（図10）．ただし，**tentingが左房後壁に近い場合は左房壁損傷のリスクが高くなるため，穿刺点を前方へ変更すべきか術者と検討する**．穿刺針を出したときにtentingの位置がずれることがあり，注意深く観察し，ずれが生じた際には術者に伝え，再調整してから穿刺（通電）を行う．

　ガイドワイヤーを左上肺静脈に挿入する際，左心耳に迷入しないように60°前後の画像でガイドワイヤー先端をガイドする（図11）．カテーテルを通過させるとき，心房中隔壁が左房側に大きく偏位している場合は，左房壁損傷を起こす可能性も考慮し，必ずTEEガイド下に慎重に行う．シースを肺静脈から予定したlobeへの挿入する際もTEEで先端を見ながら安全に行う．一連の手技の後に心膜液の有無をチェックし，術者に報告する．

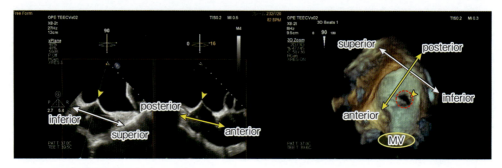

図10　心房中隔の評価（2D，3Dエコー）
症例は90°bicaval断面でinferiorかつposteriorのtentingを描出している（▷）．次に3D画像でtentingが卵円窩（⭕）内の至適な穿刺部位にあることを確認した．さらに，穿刺針を出した時に位置がずれていないことを確認した後に穿刺を行った．

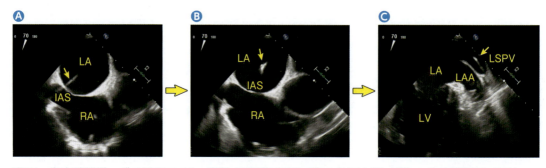

図11　左上肺静脈へガイドのワイヤー挿入の確認〔70°画像，心房中隔（Ⓐ）〜左上肺静脈（Ⓑ）〕
`movie 6`
心房中隔穿刺後にガイドワイヤー（➡）をLSPVへ挿入する際，ガイドワイヤー先端が左心耳に迷入しないように，透視のみならずTEEによるガイドも同時に行う．本症例はガイドワイヤーが左上肺静脈に挿入されたことを確認した．
LA：左房，RA：右房，IAS：心房中隔，LAA：左心耳，LV：左室，LSPV：左上肺静脈

❸ デバイス展開

　デバイスの展開方法には，distal barbを櫛状筋にかけて展開する方法と，distal barbが櫛状筋にかからないように櫛状筋のproximal側で展開する方法の2つがある．実際，lobeが浅く奥からの展開が好ましいことが多いため，当院では櫛状筋をanchorとして積極的に使用する方針をとっている．症例はanterior lobeにFLX ballを確認し，至適な留置位置をTEEガイド下に調整し，FLX ballを徐々に拡張させて完全に展開されるまでの過程を描出している（図12）．その一連の動画を保存・再生し，予定通りの展開であったかを術者と確認する．

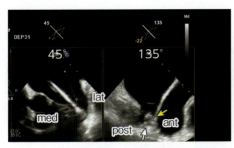 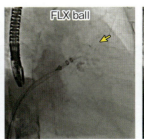 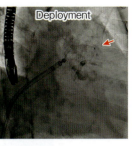

図12　FLX ball確認，展開 movie 7

透視とTEEでシースの先端からのFLX ball出現を確認し，TEEでanteriorの壁側で予定した高さに誘導する（⇨）．この症例は中央部に存在する櫛状筋（⇨）にdistal barbをかけて展開する方針とし，FLX ballと櫛状筋との位置関係を確認しながらゆっくりと展開した（→）．
med：medial，lat：lateral，ant：anterior，post：posterior

PASS criteria確認・デバイス留置

デバイスを完全に展開した後は，PASS criteria〔①Position（位置），②Anchor（固定），③Size（圧縮），④Seal（閉鎖）〕を満たしているかチェックする．

①Position，②Anchor

　デバイスによりすべてのlobeがカバーされていることが確認できた後，全周性にAnchorがしっかりかかっているか，**Tug test**を実施する（図13）．当院では，45°とbiplane画像（135°断面）でproximal barbとdistal barbが4つ（medial，lateral，anterior，posterior）の左心耳壁もしくは予定した櫛状筋にしっかり掛かっているか確認している．1回目のTug testではbarbの掛かりが不十分なためにデバイスがproximal側に移動することがある．2回目は1回目終了時と変化がないことを確認し，3回目でも変化がないことがわかればAnchorは全周性にかかっていると判断できる．Tug testのTEE動画を再生して術者と確認し，Anchorが不十分である場合やデバイスの肩が大きくproximal側に突出した場合は，位置調整した後に再展開する必要性があるかなど次の治療戦略を検討する．

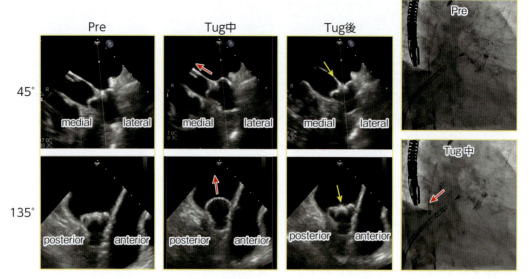

図13 Tug test（透視とTEEによる確認） movie 8

Tug testでは，45°とbiplane断面（135°画像）にて，4つの壁（medial, lateral, anterior, posterior）や櫛状筋にbarbがしっかりと掛かっていることを確認する．症例はTug testを連続3回行い，デバイスとそれぞれの壁/櫛状筋が連動して動いていることが確認でき，anchorは良好であると判断した．
➡：ワイヤー引き，⇨：ワイヤー戻し

③ Size

次に，それぞれの断面でデバイス径を計測し，**圧縮率が10〜30％であるか確認する**．この際，2Dエコーでデバイスの中心に存在するproximal側にあるスクリューとdistal側にある不透過マーカーを同時に描出することで，斜め切りの計測を防ぐことができる（図14）．**中央を捉えることが困難な場合は積極的に3DエコーのMPR法を用いて正しく評価することが重要である．**

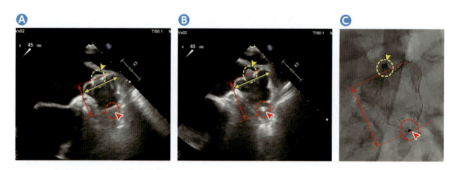

図14 計測誤差の原因 movie 9

Ⓑは，透視画像（Ⓒ）と同様，proximalのスクリュー（▷）とdistalの不透過マーカー（▶）が明確に描出されており，デバイスの中央を捉えていることがわかる．一方，Ⓐはproximalのスクリューの描出はⒷに比してやや不良であり，デバイスの中央を捉えていない．すなわち，デバイス径（横径）は過小評価されるため，圧縮率の過大評価に繋がる．さらにdistalの不透過マーカーは描出されていないため（⚪），デバイス長径は過小評価され，protrusion率の過大評価に繋がる．Ⓐのように抽出が不良である場合は，積極的に3Dエコー画像を用いて正確な計測を心がける．
黄矢印（⟷）：デバイス径（横径），赤矢印（⟷）：デバイス長径

④ Seal

デバイスと左心耳壁との間にgapが存在しないか，カラースケールを30 cm/s以下に下げてカラー画像で確認する．リークを認めた場合はvena contractaを計測し，5 mm以下であれば許容されるが[3]，実臨床では2～3 mm未満をめざすことが好ましい（図15）．また，左房・左心耳の収縮が高度に低下している場合は，カラー画像のみではリークを過小評価することがあり，必ず2Dエコーでgapの有無を全周性にチェックする．

PASS criteriaを満たした際は，ハートチームで最終確認したうえでreleaseを行う．PASS criteriaを満たさない場合，partial recaptureやデバイスサイズの変更の必要性について検討する．

release後にデバイスの位置に変化がないか確認し，シースを抜去する．抜去後の右左シャントや心膜液が出現していないことを確認して手技を終了する（図16）．

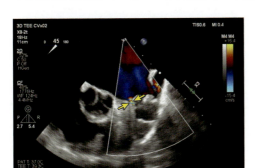 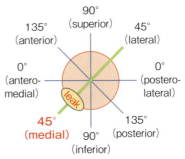

図15 PASS criteria，リークの確認 movie 10

45°画像でmedial側にリークを認める．縮流幅（vena contracta）は1.5 mmであり，ハートチームで議論した結果，releaseの方針とした．術後3か月の時点でリークは閉鎖した．
※◯：左心耳入口部を模式化したもの

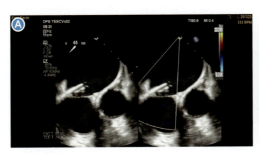 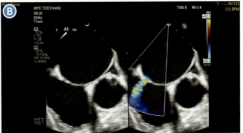

図16 iASD movie 11

カテーテル抜去で生じたiASDを描出し，右左シャント（右房から左房に向かう血流）が生じないかチェックする．本症例では左右シャント（左房から右房に向かう血流）のみを認め，心膜液の貯留は生じていないことを確認し手技を終了した．
Ⓐシース抜去前，Ⓑシース抜去後

■ 文献

1) Goyal SK, et al：Isoproterenol-Assisted Differentiation Between Sludge and Organized Thrombus to Guide Left Atrial Appendage Occlusion. JACC Clin Electrophysiol, 9：111-116, 2023
2) Veinot JP, et al：Anatomy of the normal left atrial appendage: a quantitative study of age-related changes in 500

autopsy hearts: implications for echocardiographic examination. Circulation, 96：3112-3115, 1997

3）Holmes DR, et al：Percutaneous closure of the left atrial appendage versus warfarin therapy for prevention of stroke in patients with atrial fibrillation: a randomised non-inferiority trial. Lancet, 374：534-542, 2009

第2章　疾患別評価の実際

3 大動脈弁狭窄症

出雲昌樹

TAVI術前評価

■ はじめに

　大動脈弁狭窄症（AS）の評価は経カテーテル的大動脈弁留置術（TAVI）の登場により劇的に変化し，ASの成因に加えて，ST junction〜Valsalva洞〜弁輪に至る大動脈弁複合体の詳細な評価が必要となる．また組織を直視できないTAVIにおいては人工弁のサイズを術前の画像診断で決定するため，2次元（2D）だけではなく3次元（3D）心エコーによる評価も重要である．ここではTAVIを意識したASに対する経食道心エコー（TEE）の術前評価とTAVI術中TEEについて記載する．

❶ 検査にあたっての心がけ

　AS患者は高齢であることが多く，また血行動態が不安定であることもしばしば経験するため，術前のTEEの適応や鎮静薬使用には十分注意が必要である．適応についてはCTの発達に伴いASの術前評価のニーズは減っているが，慢性腎臓病や造影剤アレルギーなどの症例では積極的に検討する．治療選択にはASの成因や大動脈弁複合体の情報のみならず，合併する他の弁膜症の有無や程度，その成因が重要となるため，AS以外の評価を疎かにしてはいけない．

❷ 当院での撮像の流れと評価のポイント

　検査室に入室し，静脈路の確保と咽頭麻酔を行う．TEEは絶食で行うことが多く脱水傾向になっており，AS患者では静脈路確保後に咽頭麻酔中に十分な補液を行うよう心がけている．また高齢者であることが多く，鎮静薬投与により過鎮静とならないよう，その投与量には十分注意をする．

> **術中TEEの流れ・ポイント**
> ❶ AS成因評価
> ❷ 弁口面積による重症度評価
> ❸ 僧帽弁・三尖弁の弁膜症評価
> ❹ 大動脈弓部〜胸部下行大動脈の性状評価
> ❺ 2Dおよび3D解析による大動脈弁複合体評価
> ※通常のルーチン検査と同様，大動脈弁以外の評価も怠らない

1 AS成因評価

　ASの成因の大部分は退行性変性であるが，二尖弁に代表される先天性やリウマチ熱も念頭に入れ検査を進める必要がある．特に**先天性か否かは治療選択にも影響する**ため，慎重な診断が重要である．主に中部食道30〜60°の大動脈弁短軸像で評価を行う（**図1**）．二尖弁か否かの診断はときに難しく，Bモードだけではなくカラードプラで血流の通過を確認することも診断をサポート

する.

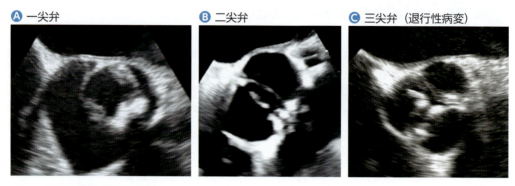

図1 大動脈弁狭窄症の成因

弁口面積による重症度評価

　TEEによるAS重症度診断は，主に解剖学的弁口面積をトレースして求めることで行う．その際，**弁尖の先端をトレースするように心がける**ことが重要である．弁口面積計測は拡張期には弁尖が描出されず，収縮期にのみ描出されている断面で記録することが望ましい（図2）．特に二尖弁の場合には2Dのthrough plane現象（拡張期には左室側へ，収縮期には大動脈側へ動くため，弁尖のtipが両面から抜けてしまう）により，トレースする部位が少しでも左室側になると弁口面積が大きく異なるため注意が必要である．場合によっては3Dによる弁口面積を活用する（図3）[1]．

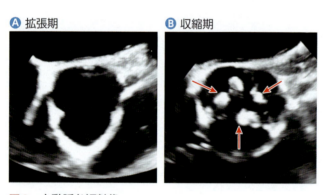

図2 大動脈弁短軸像
拡張期には弁尖が見えておらず，収縮期には弁尖（→）が確認できる．

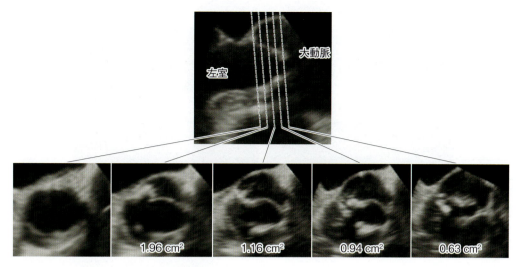

図3　3D画像解析による弁口面積評価
3D画像から任意の2D断層像を描出することができることを利用し，大動脈弁尖の尖端で弁口面積を計測する．本症例のように二尖弁の場合には断面が左室側へずれることにより弁口面積が大きく異なるため注意が必要である．
文献1より転載

3 僧帽弁・三尖弁の弁膜症評価

　僧帽弁や三尖弁の異常の有無は治療選択において重要となる．逆流や狭窄の重症度だけでなく，**その機序の評価も治療選択および術後の改善や予後予測に重要**である．また三尖弁に関しては，弁輪径の評価はASに対する外科手術を行う際，同時に三尖弁形成術を行うか否かを決定する所見となるため注意する．

4 大動脈弓部〜胸部下行大動脈の性状評価

　TEEでは大動脈弓部および胸部下行大動脈のプラークやその性状評価を詳細に行うことができる．CTではプラークの有無を把握できるが，その可動性や性状をみるにはTEEの方が優れている（図4）．**大動脈の性状は手術リスクや，TAVIのアプローチ選択に重要となる．**

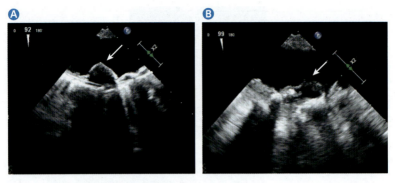

図4 TAVI前後の胸部大動脈のプラーク
Ⓐ術前に大動脈内腔へ突出する大きなプラークを認めている（⇨）．
ⒷTAVI後に破壊されたプラークが描出されている．本症例はTAVI術中に脳梗塞を発症した．

5　2Dおよび3D解析による大動脈弁複合体評価

TAVIの導入によりST junction～弁輪までの大動脈弁複合体の評価の重要性が増した．弁輪破裂や冠動脈閉塞，大動脈解離などTAVI特有の合併症のリスク評価のため下記の項目について評価が必要である（図5）．

①弁輪径，弁輪面積
②Valsalva洞径
③ST junction径
④冠動脈の高さ

これら評価を用いて，われわれの施設では慢性腎臓病ステージⅢの方に造影剤未使用または術中造影の少量で安全にTAVIが施行できている[2]．

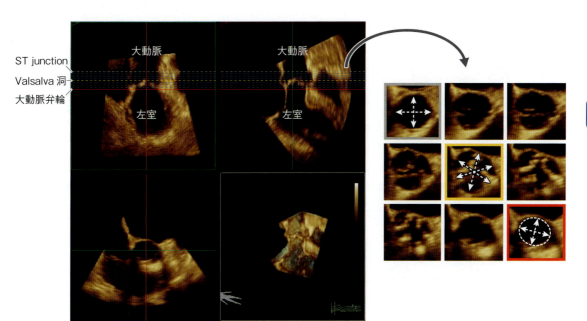

図5　大動脈弁複合体の3D画像解析
□：ST junction
□：Valsalva洞
□：大動脈弁輪

TAVI術中評価

01 検査にあたっての心がけ

　手技の手順やそれぞれの手技で起こりうる合併症を理解し，その場面に適した断面での評価に心がける．また検査室での描出と違い，手技の進行を妨げないように迅速な描出と解析を行う．なお，TEEのみならず透視画像も参考にできるよう，透視モニターをTEE術者が見えるように配置する．

02 当院での撮像の流れと評価のポイント

　TAVIを全身麻酔で行う症例では術中TEEを活用する．麻酔導入後すみやかにTEEを挿入し，大動脈弁複合体，特に弁輪面積や径を評価し（図6），術前CTとTEEとで相違がないかを手技の開始前にチェックする（術前評価❺と同様の解析を術中も行う）．手技開始後は手技の流れから以下の手順で評価を行う．

> **術中TEEの流れ・ポイント**
> ❶ 左室内ワイヤー留置：ワイヤー位置確認，心膜液貯留有無
> ❷ 弁留置時：人工弁位置，石灰化の挙動
> ❸ 弁留置直後：左室壁運動，大動脈および大動脈弁周囲，心膜液貯留有無，僧帽弁閉鎖不全症，人工弁機能
> ❹ 弁留置後：人工弁周囲逆流

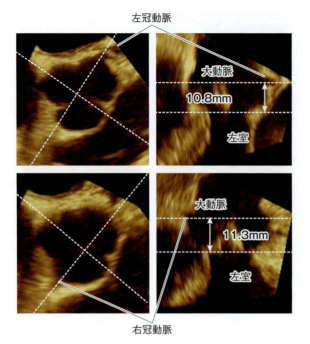

図6　3D画像解析による冠動脈の高さの計測
3D画像から冠動脈の弁尖を意識して2Dの切り出し断面を描出する．

1 左室内ワイヤー留置

　　大動脈弁にワイヤーを通過させた後，TEEにて左室内のワイヤーの走行や先端位置を確認する．**ワイヤーの位置は人工弁のポジショニングや留置時の手技安定と合併症予防のため重要となる**．ワイヤーを心尖部へ留置後のみの評価では走行の評価が難しい場合があるため，可能な限り**留置後だけではなくワイヤー操作中もリアルタイムに観察することが望ましい**．左室長軸像で評価をし，ワイヤーが左室中隔に沿っているか，乳頭筋よりも前方を通過しているか，心尖部（もしくは中部）にポジションしているかを確認する（図7Ⓐ）．また新規の僧帽弁逆流を認めていないか，僧帽弁尖の可動性が制限されていないかを確認する．狭小左室の場合，サファリワイヤーの左室内留置後に新規僧帽弁閉鎖不全症が出現する症例もしばしば経験するため，その場合にはすみやかに人工弁を留置しワイヤーを左室内から抜去することが治療となる（図7Ⓑ）．

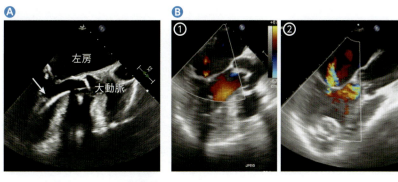

図7 左室内ワイヤー位置確認
Ⓐワイヤー（⇨）が左室中隔に沿っており，乳頭筋よりも前方にあることがわかる
Ⓑワイヤー留置前には僧帽弁逆流を認めていないが（❶），サファリワイヤー留置により僧帽弁逆流を認めている（❷）．留置位置や僧帽弁尖の可動性の制限などを認めていない．

2 弁留置時

人工弁を留置する際は可能な限りリアルタイムに観察を行う．人工弁位置や石灰化の挙動に注視する．バルーン拡張型人工弁留置の際，Valsalva洞が石灰化に押され左房側に突出するサインを認めることがあり（図8，当院では富士山サインとよぶ）[3]，aortic root破裂の可能性を考慮し，術者に伝える．

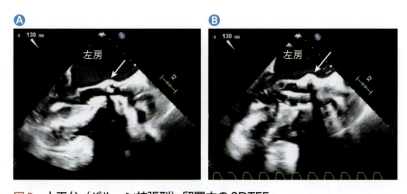

図8 人工弁（バルーン拡張型）留置中の2DTEE
バルーン拡張前（Ⓐ）と比較して拡張時（Ⓑ）に石灰化に押されValsalva洞が左房側へ突出していることが描出されている（⇨：富士山サイン）

3 弁留置直後

人工弁の留置直後は合併症の有無を評価する．当院での観察手順を以下に示す．

①人工弁尖の動き（stuck leafletの有無）
②大動脈弁および大動脈周囲（aortic root破裂や大動脈解離の有無）
③心膜液（aortic root破裂やワイヤー穿孔）

④左室壁運動（冠動脈閉塞の有無）
⑤僧帽弁閉鎖不全症（ワイヤーによる僧帽弁損傷の有無）

4 弁留置後

　人工弁を留置し❸の評価後に血行動態が安定した状態で人工弁周囲逆流（PVL）の評価を行う．PVLの評価は重症度だけではなく，その**原因についても評価を行うことが次の治療戦略において重要である**．石灰化や人工弁サイズ（拡張不良含めて）が原因である場合にはバルーンによる後拡張が有効であることが多いが，人工弁位置が不適切な場合には更なる人工弁位置異常が惹起されるため，後拡張を避けることが多い．
　PVLの重症度としてさまざまな指標が提唱されているが，術中TEEでは簡便かつ迅速に評価することができる．**人工弁の円周方向に対してどの程度の逆流が存在するかを％で表すcircumferential extentを用いることが多い**（図9）．また短軸像のカラードプラでPVLが疑われても，左室へ逆流しているかどうかについては同時2D断面法による確認も必要である（図10）．逆流ジェットが複数存在する場合や偏在性に認める場合には評価が困難となるため（図9❷❸），TEEに加えて**大動脈造影なども含めた総合評価が重要である**．われわれの施設では胸部下行大動脈のドプラ波形パターンも参考にしている（図11）．この指標がholo-diastoleになっている場合（図11❷）や，術前と比較して増悪している場合にはTAVI後予後不良因子となるため，可能な限りPVLを減らすよう努力する[4]．

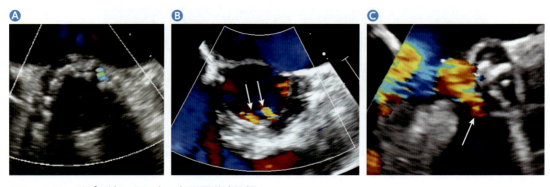

図9　カラードプラ法による人工弁周囲逆流評価
circumferential extent：人工弁の円周に対してどの程度の割合で逆流が存在しているかを％表示する．❹のように1つの逆流ジェットであれば評価しやすいが，❸のように複数認める場合や，❸のように偏在性に認める場合には定量化に注意する．

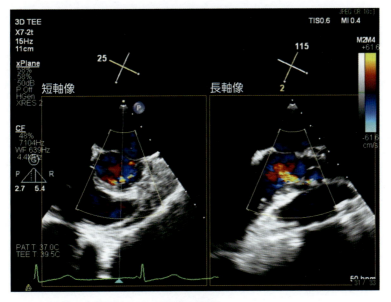

図10 同時2D断面法による逆流の確認

同時2D断面法を用いて，短軸像と長軸像を同時に描出し，短軸像のカラードプラで PVLが疑われた逆流が左室へ抜けているかどうかを確認する．
短軸で確認された逆流が長軸像で左室へ抜けていることがわかる．

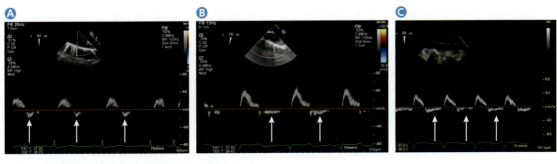

図11 胸部下行大動脈の拡張期ドプラ波形（⇨）
Ⓐ absent（軽度以下）
Ⓑ intermediate（中等度）
Ⓒ holo-diastole（高度）

■ 文献

1) Machida T, et al：Value of anatomical aortic valve area using real-time three-dimensional transoesophageal echocardiography in patients with aortic stenosis: a comparison between tricuspid and bicuspid aortic valves. Eur Heart J Cardiovasc Imaging, 16：1120-1128, 2015

2) Koga M, et al：Safety and feasibility of zero-contrast transcatheter aortic valve implantation using balloon-expandable valves in patients with aortic stenosis and severe renal impairment: A single-center study. Cardiovasc Revasc Med, 21：S1553-8389, 2023

3) Raja Shariff RE, et al：Echocardiographic Imaging in Transcatheter Structural Intervention: An AAE Review Paper. JACC Asia, 3：272-284, 2023

4) Ota M, et al：Effect of Diastolic Flow Reversal Patterns on Clinical Outcomes Following Transcatheter Aortic Valve Implantation - An Intraprocedural Echocardiography Study. Circ J, 85：1068-1075, 2021

第2章　疾患別評価の実際

movie

4 大動脈弁閉鎖不全症

田中秀和

術前評価

■ はじめに

　大動脈弁閉鎖不全症（AR）の原因となる大動脈弁の石灰化や変性，大動脈基部の拡大などは加齢によって発生することが多く，ARは比較的高齢者に多い．しかしながら，ARの原因は多岐にわたるので，さまざまな年代で発生する．特に先天性二尖大動脈弁が要因であるARは比較的多く，若年で治療介入が必要になることも珍しくない．近年，大動脈弁形成術を行うことが可能な施設が増加しており，以前は不明であった長期成績も報告されるようになってきたため，その有効性も広く認知されてきている．また，大動脈弁形成術は，機械弁の植え込みが適応となる若年者に対しては，抗凝固療法が回避できるため有用な術式になり得る．大動脈弁形成術の適応決定には経食道心エコー（TEE）がきわめて重要であるため，本稿ではARの重症度評価ならびに大動脈弁形成術を念頭に置いた術前，術後のTEEの有効性を概説する．

01 適応と検査にあたっての心がけ

　ARの成因は大動脈弁自体に原因があるものと，大動脈基部に原因があるものとの2つに大きく分けることができる．また，基礎疾患によっては大動脈弁と大動脈基部の両方に異常を生じる場合もある．ARの成因は術式にも影響するため，TEEによる詳細な評価が重要である．

02 当院での撮像の流れと評価ポイント

　弁の形態のみならず基部の評価も同時に行っている．また三次元TEE（3DTEE）も駆使して詳細な病変の評価も行っている．

術前TEEの流れ・ポイント

❶ ARの成因の同定（大動脈弁形成術を考慮する場合の3DTEEの活用）
❷ AR重症度評価
❸ 大動脈弁形成術を考慮した術前評価
❹ 三尖か否かの評価

1 ARの成因の同定（大動脈弁形成術を考慮する場合の3DTEEの活用）

　ARはさまざまな原因で拡張期に大動脈弁逆流が生じ，左室容量負荷をもたらす病態である．僧帽弁閉鎖不全症では機能的弁複合体という考えに基づいたCarpentierの分類が知られているが，それにならってARでもTypeⅠからTypeⅢに分類したものが提唱されており（TypeⅠ：大動脈基部の拡大による接合不全，TypeⅡ：弁尖の逸脱，TypeⅢ：弁尖の可動制限）[1,2]，最終的に

循環器内科医のための経食道心エコー

どのTypeに分類されるのかが治療法（術式）にも影響するので，Typeの同定が重要である．特にARの成因は大動脈弁自体に原因があるものと，大動脈の基部に原因があるものとの2つに大きく分けることができるため，**弁に異常があるのか（変性，逸脱の有無），大動脈基部拡大があるのか（拡大があれば範囲の同定）の評価がきわめて重要である**．Type II（弁の逸脱）では逸脱部位の同定が重要であり，3DTEEは有用である（図1）．大動脈弁逸脱の定義はやや曖昧ではあるが，大動脈弁尖が折れ曲がって肥厚しbending lineとして認められる形態を伴うものや，大動脈二尖弁の癒合弁の左室側への落ち込みを指すことが多い．

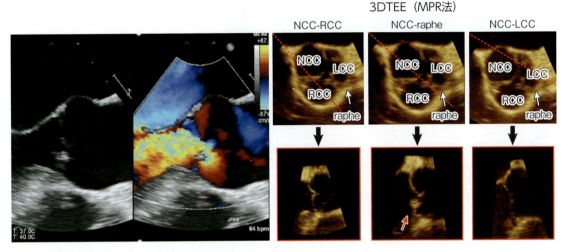

図1　**3DTEE（MPR法）による弁の逸脱部位の同定**
RCCとLCCが癒合した二尖弁のsevere ARの症例であるが，3DTEEによるMPR法を用いることにより，弁の逸脱部位が正確に同定される（本症例ではrapheの部位が逸脱していた：→）．
NCC：大動脈無冠尖，LCC：大動脈左冠尖，RCC：大動脈右冠尖

② AR重症度評価

　　TEEではARの逆流量や逆流率の計測には不向きではあるが，大動脈弁周囲は経胸壁心エコー（TTE）よりも明瞭に観察できるため，詳細な重症度評価が可能である．Type IIや二尖弁では逆流ジェットが変位するため，TTEではカラードプラ法による重症度評価が困難であるが，TEEはvena contracta（縮流部）の計測や，変位する逆流ジェットの吸い込み血流（acceleration flow）の評価が可能である（図2）．**特に吸い込み血流の大きさは逆流の重症度に比例するので，TEEによる明瞭な描出が重要である**．

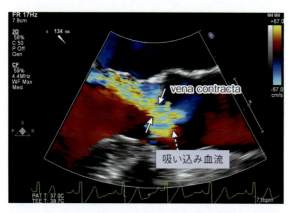

図2　vena contractaと吸い込み血流の評価
TEEによるARの重症度評価ではvena contractaの計測や，変位する逆流ジェットの吸い込み血流の評価が有用である．

大動脈弁形成術を考慮した術前評価

① 自己弁温存基部置換術を含む大動脈弁形成術の現状

　ARに対して，自己弁温存基部置換術を含む大動脈弁形成術を行うことが可能となり，本邦でも積極的に形成術を選択している施設がみられる．「はじめに」で述べたように以前は不明であった長期成績も報告されるようになり，その有効性も広く認知されてきている[3〜7]．僧帽弁閉鎖不全症に対する僧帽弁形成術とは異なり，現状，大動脈弁置換術と自己弁温存基部置換術を含む大動脈弁形成術を比較したランダム比較試験は存在しないが，大動脈弁置換術と比較して同等の再手術回避率が期待できるという報告は数多くある[3〜7]．しかし，自己弁温存基部置換術を含む大動脈弁形成術は，経験数が多いほど成功率が高い，といった術者のlearning curveも存在し[8]，これらの良好な成績はあくまで症例数の多い施設の報告であることは十分認識しておくべきである．自己弁温存基部置換術を含む大動脈弁形成術は，機械弁の植え込みの適応となる若年者に対しては，抗凝固療法が回避できるため，有用な術式になり得る[3〜6]．これまでは各国の主要なガイドラインには明記されていなかったが，2021年に改訂された欧州心臓病学会の弁膜症ガイドラインでは，大動脈基部拡大を伴った若年症例では，自己弁温存基部置換術はクラスI，エビデンスレベルBで推奨されている[9]．しかしこのガイドラインでも，"症例数が多く，術後の耐久性に問題ないことが証明されている施設に限る"という注釈がついている．このように，自己弁温存基部置換術を含む大動脈弁形成術はまだ限られた施設でしか施行できない術式ではあるものの，このような術式が存在することを理解し，どのような症例が適応になるのかは把握しておかなければならない．また，大動脈弁形成術が可能であると考えられる症例では，弁尖の変性が進展する前に手術を施行することが不可欠であり，現行のガイドラインよりも早期の手術が推奨される場合もある．

② geometric heightとeffective heightの計測

　自己弁温存基部置換術を含む大動脈弁形成術前の評価で重要なのはgeometric heightと

effective heightである（図3）．geometric heightは**弁尖の長さ**のことであり，geometric heightが不十分な症例は弁形成の適応とならない．Schäfersらはgeometric heightが三尖弁では16 mm未満，二尖弁では19 mm未満であれば，大動脈弁形成術が困難であると報告している[10]．effective heightは**弁閉鎖時の弁輪面から弁尖先端までの垂直距離**で，弁尖逸脱およびテザリングの指標となる．geometric heightやeffective heightの計測は二次元アプローチでは計測断面を描出することが不可能であることがあり，3DTEEを用いて至適な断面を抽出して計測を行う（図3）．大動脈弁形成を考慮している症例における，大動脈弁ならびに大動脈基部の術前評価には，日本循環器学会のガイドラインでは心臓CTでの計測が推奨されているが[6]，TEEによる評価も重要である．

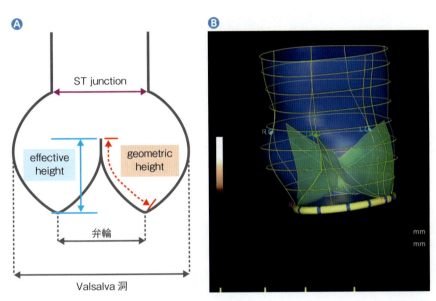

図3　geometric heightとeffective height

大動脈弁形成術前の評価で重要なのはgeometric heightとeffective heightである．geometric heightは弁尖の長さのことであり，effective heightは弁閉鎖時の弁輪面から弁尖先端までの垂直距離である（Ⓐ）．geometric heightやeffective heightの計測は二次元アプローチでは計測断面を描出することが不可能であることがあり，3DTEEを用いて至適な断面を抽出して計測を行う（Ⓑ）．

4 三尖か否かの評価

大動脈弁形成術を考慮している症例では**三尖弁か否か（二尖弁であるかどうか）の評価が重要である**（図4）．二尖弁であれば交連部の高さが異なり，大動脈弁形成術の術式（難易度）に影響するため正確な判断が求められる．rapheが短い二尖弁も珍しくないため注意が必要である．また，近年二尖弁では二尖の形態がasymmetricであるほど大動脈弁形成術の成功率が低いと報告されているので，**二尖の形態評価も重要である**[11,12]．

また，Type Ⅱの症例ではTEEにより**bending lineがどこに位置しているかの同定も重要である**（図5）．bending lineが弁腹側に位置していると逸脱している範囲が広くなり，逆にbending lineが弁尖側に位置していると逸脱している範囲が狭くなる．逸脱している範囲が広いほど（bending lineが弁腹側に位置），大動脈弁形成術の難易度は高くなるため，外科医に対して伝え

るべき情報となる.

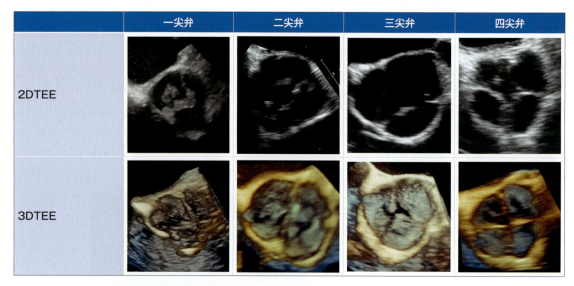

図4 3DTEEによる弁尖の数の評価 movie 12

大動脈弁形成術を考慮しているAR症例であれば,大動脈弁が三尖弁であるか否かの評価は重要である.本症例はすべてARに対して治療介入を施行した症例であるが,TEEにより三尖弁であるか否かの評価が可能であり,3DTEEがより有用であった.

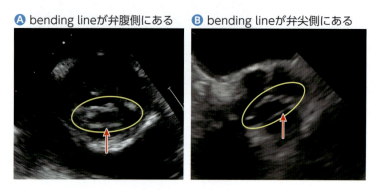

図5 bending lineの位置の同定 movie 13

Type Ⅱ（弁の逸脱）のAR症例では,TEEによりbending lineがどこに位置しているかの同定が重要である.bending lineが弁腹側に位置している（Ⓐ→）と逸脱している範囲（Ⓞ）が広くなり,逆にbending lineが弁尖側に位置している（Ⓑ→）と逸脱している範囲が狭くなる.

術後（大動脈弁形成術）の評価

01 適応と検査にあたっての心がけ

当院では大動脈弁形成術を施行した全例で術後約1週間後にTEEを施行している.TEEでは残存ARの有無ならびに再発の予測などを頭に入れながら検査を施行している.

02 当院での撮像の流れと評価ポイント

TEEでは残存ARの重症度と逆流ジェットが認められる部位,ならびに残存ARの変位の有無を

重点的に評価している．

> **術後 TEE の流れ・ポイント**
> ❶ 残存 AR の重症度評価：coaptation length と effective height の計測
> ❷ 変位する残存 AR の有無
> ❸ 残存 AR の部位の同定
> ❹ 大動脈弁位の圧較差の評価

残存 AR の重症度評価：coaptation length と effective height の計測

　自己弁温存基部置換術を含む大動脈弁形成術後に AR が残存している症例（特に moderate 以上）は，将来再手術が必要になることが多い．よって術後（特に早期）に moderate 以上の AR を認める症例は，将来の再手術が必要になるかもしれないので，遠隔期を含めた定期的な心エコー図検査によるフォローが必要である．また，Sharma らの 331 例の大動脈弁形成術の検討では，術後（退院時）の mild 以上の残存 AR でさえ，遠隔期の severe AR の再発および再手術の危険因子であると報告している[5]．

　自己弁温存基部置換術を含む大動脈弁形成術直後の評価においては，弁の接合が浅く，弁の接合の位置が低い（左室側にある）症例は遠隔期に AR の再発が高いとされている．そのため，術直後に評価すべき項目としては **coaptation length と effective height が重要である**（図6）．これらは TTE よりも TEE の方が明瞭に計測できる．coaptation length は **弁の接合面の長さ**のことで，術後の coaptation length が 4 mm 未満であれば，術後遠隔期の AR の再発のリスクが 47 ％となり，再手術のリスクも 28 ％と高いと報告されている[13]．一方，術後の coaptation length が 4 mm より大きい場合は，術後遠隔期の AR の再発のリスクが 5 ％と低く，再手術のリスクも 0 ％であったと報告されている．また術後に effective height が 8 mm 以上あれば 99.6 ％の確率で術後遠隔期の有意な AR の再発を回避できると報告されている[14]．

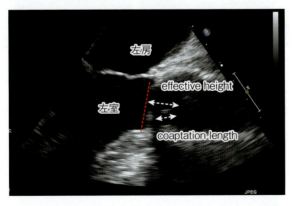

図6　coaptation length と effective height の計測
大動脈弁形成術後に評価すべき項目としては coaptation length と effective height が重要である．
-----：弁輪部のライン

2 変位する残存ARの有無

　術後の残存ARがmild程度であっても，逆流ジェットが変位している症例は，しばしば中長期的にARが増悪する．

　図7は30歳代の男性で，大動脈基部拡大ならびに右冠尖の逸脱（bending）によるsevere AR（Type Ib＋Ⅱ）に対して，自己弁温存大動脈基部置換術ならびに大動脈弁形成術を施行した症例である．術後4日目のTTEでは残存ARはmildであるものの，術前の心エコー図検査と同じ方向に変位する逆流ジェットがみられ，右冠尖に原因があるARを認めていた．その後，術後8日目にTEEを施行したところ，術前と同様に右冠尖に原因がある残存ARがsevereに増悪しており，入院中に再手術（大動脈弁置換術）が施行された．図8は60歳代の男性で，大動脈基部拡大ならびに右冠尖の逸脱（bending）によるsevere AR（Type Ib＋Ⅱ）に対して，自己弁温存大動脈基部置換術ならびに大動脈弁形成術を施行した症例である．術後7日目のTEEでは残存ARはmildであるものの，術前の心エコー図検査と同じ方向に変位する逆流ジェットがみられ，右冠尖に原因があるARを認めていた．その後，外来で経過観察していたが，心不全症状が出現したために，術後6カ月後にTEEを施行したところ，術前と同様に右冠尖に原因がある残存ARがsevereに増悪しており，左室拡大も認めていたために再手術（大動脈弁置換術）が施行された．術後の残存ARは，変位していること自体がARの増悪因子というよりは，弁自体に何か異常所見を有する結果としてARが変位していると考えられている．le Polain de Warouxらは，手術直後の変位したARは遠隔期のARの増悪因子であることを多変量解析で証明し，coaptation lengthの短縮ならびに弁の逸脱などの弁自体の異常所見がARの変位に関与していたと報告している[14]．このように術後に変位するARを認める場合は，たとえTEEでmild程度であったとしても，今後増悪する可能性があるので，注意が必要である．

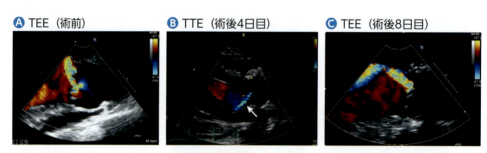

図7　術後に残存ARがみられた症例① movie 14
症例は30歳代の男性で，大動脈基部拡大ならびに右冠尖の逸脱（bending）によるsevere AR（Type Ib＋Ⅱ）に対して，自己弁温存大動脈基部置換術ならびに大動脈弁形成術が施行された．
Ⓐ大動脈基部拡大と右冠尖の逸脱によるARがみられる．
ⒷⒶと同じ方向に変位するARを認める（⇨）．
ⒸⒶと同様，右冠尖からの残存ARがみられ，severeに増悪している．

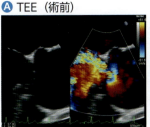 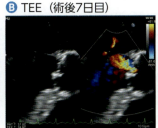 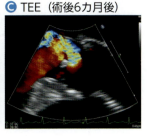

図8 術後に残存ARがみられた症例② movie 15

症例は60歳代の男性で，大動脈基部拡大ならびに右冠尖の逸脱（bending）によるsevere AR（Type Ib＋Ⅱ）に対して，自己弁温存大動脈基部置換術ならびに大動脈弁形成術を施行された．
Ⓐ大動脈基部拡大と右冠尖の逸脱によるARがみられる．
ⒷⒶと同じ方向に変位するARを認める．
ⒸⒶと同様，右冠尖からのARを認める．

3 残存ARの部位の同定

　術後に予期せぬ部位から残存ARを認める症例はmild程度であっても注意が必要である．

　図9は20歳代の女性で大動脈基部拡大によるsevere AR（Type Ib）に対して，自己弁温存大動脈基部置換術を施行した症例である．術後7日目のTEEでは，残存ARは中央からほんの少し逆流を認めるのみであったが，それに加えて接合部ではない箇所（右冠尖の弁腹）からmildのARを認めた．心雑音が増強したために，術後17日目にTEEを再検したところ，接合部ではない箇所のARがmild程度からsevereに増悪しており，入院中に再手術（大動脈弁置換術）が施行され，右冠尖に穿孔が認められた．このように，術後に接合部や元の病変部位（逸脱部位など）ではない予期せぬ部位からARを認める場合は，術中のトラブルや感染による穿孔の可能性があり，早期に増悪する場合があるので，注意が必要である．そのためにも，術後のTEEを施行する前には手術レポートを事前に確認し，手術の術式などは把握しておく必要がある．

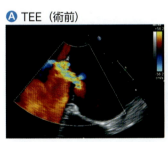 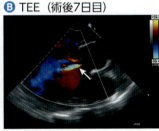 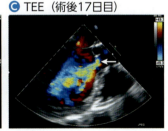

図9 術後に予期せぬ部位にARを認めた症例

症例は20歳代の女性で大動脈基部拡大によるsevere AR（Type Ib）に対して，自己弁温存大動脈基部置換術を施行された．
Ⓐ大動脈基部拡大によるARを認める．
Ⓑ接合部ではない箇所（右冠尖の弁腹）のARを認める（⇨）．
Ⓒ接合部ではない箇所のARが増悪しており，右冠尖に穿孔を認める（⇨）．

④ 大動脈弁位の圧較差の評価

前述のとおり，自己弁温存基部置換術を含む大動脈弁形成術が施行された患者のフォローで最も重要なのは**残存ARの評価である**．しかしながら，術後の大動脈弁位の圧較差の増大は術後遠隔期の再手術のリスクになると報告されており，**大動脈弁位の圧較差の評価も重要である**[4, 15]．Vohraらは，自己弁温存基部置換術を含む大動脈弁形成術を施行した471人を対象とし，術後に大動脈弁位の最大圧較差のカットオフ値を20 mmHgとして2群に分類し，遠隔期の再手術との関連性を検討している[15]．術後の大動脈弁位の最大圧較差が20 mmHg以上の症例では石灰化弁と二尖弁症例が多く，ARの増悪ならびに再手術と有意に関連していたと報告している．再手術に至った症例は10例で，若年者に多く，また，二尖弁症例では，自己弁温存基部置換術を含む大動脈弁形成術後に大動脈弁狭窄症が出現し，再手術になる症例も存在すると報告されている[15]．

Zeeshanらの自己弁温存基部置換術を含む大動脈弁形成術を施行した1,009例を対象とした研究では，術後に大動脈弁位の圧較差は経年的に増悪し，平均圧較差は1年で12 mmHg，10年で15.5 mmHg増悪すると報告している[4]．自己弁温存基部置換術を含む大動脈弁形成術に大動脈弁位の圧較差が増大する症例は二尖弁に多いと報告されており，このような症例は若年例が多い．若年の二尖弁の症例は自己弁温存基部置換術を含む大動脈弁形成術の適応となることが多く，必然的にフォローする期間も長期になるので，TEEを行う際にも注意深く観察する必要がある．

■ 文献

1）Boodhwani M, et al：Repair-oriented classification of aortic insufficiency: impact on surgical techniques and clinical outcomes. J Thorac Cardiovasc Surg, 137：286-294, 2009

2）El Khoury G, et al：Functional classification of aortic root/valve abnormalities and their correlation with etiologies and surgical procedures. Curr Opin Cardiol, 20：115-121, 2005

3）Okita Y, et al：Direct visualization of the aortic cusp from the left ventricle during aortic root reimplantation. J Thorac Cardiovasc Surg, 144：981-982, 2012

4）Zeeshan A, et al：Durability of Aortic Valve Cusp Repair With and Without Annular Support. Ann Thorac Surg, 105：739-748, 2018

5）Sharma V, et al：Expanding relevance of aortic valve repair-is earlier operation indicated? J Thorac Cardiovasc Surg, 147：100-107, 2014

6）Izumi C, et al：JCS/JSCS/JATS/JSVS 2020 Guidelines on the Management of Valvular Heart Disease. Circ J, 84：2037-2119, 2020

7）Yokawa K, et al：Valve-Sparing Root Replacement in Elderly Patients With Annuloaortic Ectasia. Ann Thorac Surg, 107：1342-1347, 2019

8）Dorval JF：Transcatheter Aortic Valve Implantation: Finding Its Path. Can J Cardiol, 31：1415-1417, 2015

9）Vahanian A, et al：2021 ESC/EACTS Guidelines for the management of valvular heart disease. Eur Heart J, 43：561-632, 2022

10）Schäfers HJ, et al：Cusp height in aortic valves. J Thorac Cardiovasc Surg, 146：269-274, 2013

11）de Kerchove L, et al：Variability of repairable bicuspid aortic valve phenotypes: towards an anatomical and repair-oriented classification. Eur J Cardiothorac Surg, 20：ezz033, 2019

12）Michelena HI, et al：International consensus statement on nomenclature and classification of the congenital bicuspid aortic valve and its aortopathy, for clinical, surgical, interventional and research purposes. Eur J Cardiothorac Surg, 60：448-476, 2021

13）Bierbach BO, et al：Aortic root and cusp configuration determine aortic valve function. Eur J Cardiothorac Surg, 38：400-406, 2010

14）le Polain de Waroux JB, et al：Mechanisms of recurrent aortic regurgitation after aortic valve repair: predictive value of intraoperative transesophageal echocardiography. JACC Cardiovasc Imaging, 2：931-939, 2009

15）Vohra HA, et al：Influence of higher valve gradient on long-term outcome after aortic valve repair. Ann Cardiothorac Surg, 2：30-39, 2013

第2章 疾患別評価の実際

5 僧帽弁狭窄症

movie

佐藤如雄

術前評価

■ はじめに

　先進国ではリウマチ性僧帽弁狭窄症（MS）は大幅に減少し，一方で高齢化により弁輪や弁尖の変性による石灰化MSが増加している．

　経皮的僧帽弁裂開術（PTMC）は解剖学的に適した症例であれば直視下僧帽弁切開術（OMC）と遜色ない結果が得られることが知られており，MSにおける低侵襲治療として重要である．しかし近年増加傾向である石灰化MSでは交連部の癒合が主因でないことも多く，PTMCの効果は限定的であり，また合併するMRを増悪させるリスクもあるため注意が必要である．MSにおけるPTMC適応の検討には経食道心エコー（TEE）評価が非常に重要である．

01 適応と検査にあたっての心がけ

　PTMCもしくは外科手術といった侵襲的治療が検討される場合には，詳細な成因評価および治療方針検討のためにTEEは必須である．また経胸壁心エコー（TTE）所見と臨床経過が合わない場合もTEEによる評価を考慮する．

　MS患者は以前と比較して高齢者が増えており，TEE施行時の鎮静薬使用量や誤嚥などに注意する．合併する他の弁膜症があるとその後の治療方針に大きく影響するため，MS以外の評価も疎かにしてはいけない．

02 当院での撮像の流れと評価ポイント

　検査室に入室し，本人確認，バイタル測定，静脈路の確保，咽頭麻酔を行う．この間に体調や心不全症状を伺い，原疾患の重症感を探っておく．抗血栓薬内服の有無，薬剤アレルギーの有無もここで確認しておく．

術前 TEE の流れ・ポイント

❶ MS 成因評価，弁性状・弁下組織評価
❷ 重症度評価
❸ 血栓評価
❹ 心房中隔評価
❺ その他弁膜症評価
❻ PTMC 前準備
＊通常のルーチン検査と同様，僧帽弁以外の評価も怠らない

97

1 MS成因評価，弁性状・弁下組織評価

　成人におけるMSの成因は，リウマチ性か石灰化もしくはその混在がほとんどである．稀ではあるが，重複僧帽弁口，パラシュート僧帽弁，異常僧帽弁架橋（mitral arcadeやハンモック僧帽弁）などもあり，これらは先天性僧帽弁異常に伴うMSで，大部分が幼少期に診断される．

　リウマチ性MS（図1）では中部食道135〜150°の僧帽弁長軸像で弁尖のドーミングを認め，経胃0〜15°の僧帽弁短軸像で交連部の癒合を認める（"fish mouth"様となる）．

　石灰化MS（図2）では弁輪，弁尖，腱索，乳頭筋に著明な石灰化を伴う解放制限を認める．3D enfaceでは左房側および左室側からこれらの変化が確認でき，有用である．

　弁性状・弁下組織評価では，まず中部食道0°の四腔像で僧帽弁の大まかなオリエンテーションを把握する．中部食道上部では弁の前交連側が描出され，ゆっくり中部食道中部まで進めると後交連側が描出されてくる．この像では特に僧帽弁前尖がよく観察できる．続いて中部食道45〜60°の交連部像（Bi-commissure view）および中部食道135〜150°（交連部像の直交断面）の僧帽弁長軸像を描出し，弁尖の性状や可動性，弁下組織の性状を評価する．交連部像でbiplane機能を用いて気になる部位の直交断面を合わせて描出することで，解剖学的な理解がより深まる（図1）．経胃60〜90°の二腔像は弁下組織の描出に優れている．僧帽弁輪の石灰化が多い症例では，中部食道からの観察の際に僧帽弁輪石灰化によるアコースティックシャドーで弁下組織の観察が困難となることがあり，そのような症例では特に経胃二腔像が有用である（図3）．

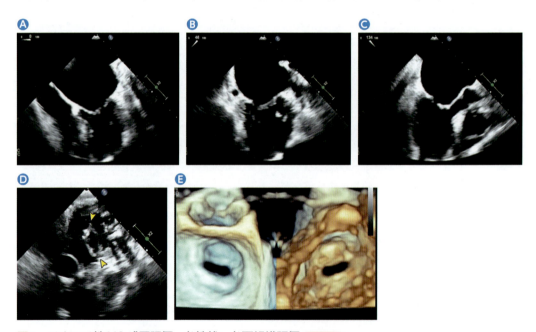

図1　リウマチ性MS 成因評価，弁性状・弁下組織評価 movie 16
Ⓐ四腔像，Ⓑ交連部像，Ⓒ僧帽弁長軸像，Ⓓ僧帽弁短軸像（▷：交連部癒合部位），Ⓔ 3D enface（左：左房側，右：左室側）
弁尖肥厚および前尖のドーミングを認める．3Dでは交連部の癒合による開放制限を認め，僧帽弁口が"fish mouth"様となっている（Ⓔ）．

Ⓐ
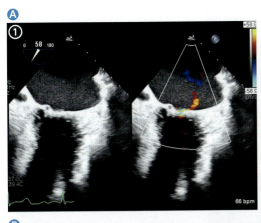 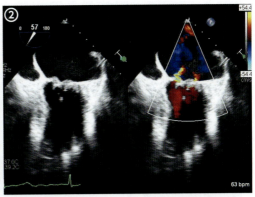

Ⓑ
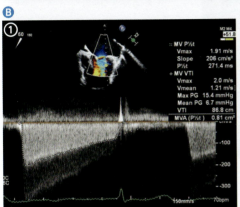 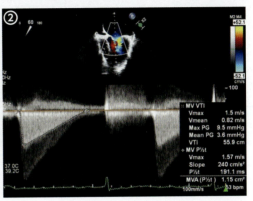

Ⓒ
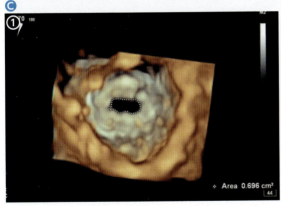 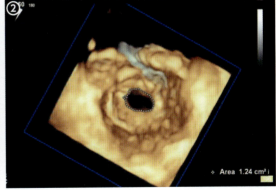

図8 バルーン拡張後の評価
Ⓐ 合併症の評価：① PTMC 前，② PTMC 後
切開の入った medial 側から trivial ～ mild 程度の MR が出現した．
Ⓑ 圧較差の測定　① PTMC 前，② PTMC 後
PTMC により mPG：6.7 → 3.6 mmHg まで改善した．
Ⓒ 3D enface による投影法での弁口面積測定
投影法による弁口面積測定では，PTMC により 0.70 → 1.24 cm² まで改善した．
medial 側（画像左側）の交連部が切開され，広がっていることがわかる．

5 バルーン回収後：医原性心房中隔欠損評価

静脈シースを完全に抜去する前に，医原性心房中隔欠損の評価を行う（図9）．医原性心房中隔欠損は通常左右シャントになることが多いが，肺高血圧や合併するTRなどが原因で右房圧が高い症例では，両方向性もしくは右左シャントとなることがある．右左シャントに伴う血圧低下，もしくは動脈酸素飽和度低下を認めた場合は，心房中隔欠損（ASD）閉鎖デバイスによる経カテーテル的閉鎖術を考慮する．

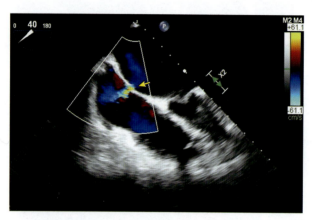

図9　医原性心房中隔欠損の評価 movie 20
左右シャントを認める．

■ 文献

1) Wilkins GT, et al：Percutaneous balloon dilatation of the mitral valve: an analysis of echocardiographic variables related to outcome and the mechanism of dilatation. Br Heart J, 60：299-308, 1988
2) Nobuyoshi M, et al：Percutaneous balloon mitral valvuloplasty: a review. Circulation, 119：e211-e219, 2009

第2章 疾患別評価の実際

movie

6 僧帽弁閉鎖不全症
1 術前評価

泉 佑樹

はじめに

　僧帽弁閉鎖不全症（MR）の経食道心エコー（TEE）は，3Dエコーの発展ともに劇的に進歩した．僧帽弁の3D正面像 "en-face view"，いわゆる "surgeon's view" を用いることで，僧帽弁葉の大きさ・位置関係や病変の部位診断を外科医に正確に伝えることが容易となった．また経皮的僧帽弁接合不全修復術（M-TEER）を含むカテーテル治療の術中TEEはまさに術野となる．エコー医は施設での僧帽弁形成術やM-TEERの手技を熟知すべきである．治療の前後でオペレーターから手術術式について学び，TEEで評価すべきポイントを議論することが重要である．

1 検査にあたっての心がけ

　経胸壁心エコー（TTE）で的確に評価すれば，重症度や機序，病変部位の診断は十分に可能である．TEEでは術式を含めた手術手技の計画や手術成績の向上のため鮮明な画像と正確な評価・計測が求められ，3Dプローブを用いた評価が必須である．また，TTEで重症度の判定が難しい場合（一次性MRで中等症に見えるが左室拡大があるとき，複数の病変があるときなど）にもTEEが有用である．
　一方で検査時間が長くなると，カテーテル治療を検討するようなフレイルな高齢者では食道合併症のリスクが上がり，若年者でも鎮静が浅くなり検査継続が困難となることがあるので，短時間で的確な撮像を心がける．

2 当院での撮像の流れと評価のポイント

　取得する画像は，2D断層像（2D像），2Dカラードプラ像（カラー像），2D断層像とカラードプラ像の同時表示（カラーコンペア像），3Dプローブによるbiplane像，1心拍ないし複数心拍の合成による3D volume dataとそのディスプレイでの表示像（各種の3D像および3Dカラー像），僧帽弁血流や肺静脈血流のドプラ評価など，多岐にわたる．ルーチンで画像を取得しつつ，各症例で最も病変を適切に評価できる撮像法と描出断面を考える必要がある．3D解析を含む各種計測には時間がかかるため，検査終了後に行う．

> **MRのTEE撮像と評価のポイント**
> ❶ 撮像の手順と方法（特に3D像）
> ❷ MRの原因と機序の診断
> ❸ 病変の部位診断（主病変と副病変）
> ❹ 重症度評価
> ❺ 弁や弁下組織の定性的な評価（さまざまな形態の変異がある）
> ❻ 僧帽弁形成術やカテーテル治療に必要な，弁尖や弁輪および弁下組織（腱索や乳頭筋）についての定量的な評価
> ❼ 僧帽弁狭窄のリスク評価（僧帽弁平均圧較差，弁口面積）
> ❽ AR，TR，ASDなどの合併の有無

1 撮像の手順と方法(特に3D像)

必要な画像や評価項目が多いため,検査室でルーチンの撮像順を固定しておくことを勧める.経験の浅い検査者であっても画像の撮り忘れを防ぐことができ,また,検査後に画像を見たときにどの断面を観察しているかが明確となる.一例として,当院での具体的な撮像順を記載する.各施設の検査環境を考慮して撮像内容や順番を調整していただきたい.

① 3D zoom およびカラー像(1 beat):僧帽弁

まず僧帽弁 3D zoom 像を撮像する.僧帽弁は僧帽弁輪部および僧帽弁尖が収縮期〜拡張期で入る範囲で,できるだけ薄く,volume rate が高くなるように作成する(図1).なお術中 TEE など全身麻酔・挿管下であれば4〜6心拍合成した3Dデータをまず取得する(後述の⑮取得の方法と⑰画像処理の項目を参照).なお,これらを最初に取得するのは,以下の2つの意味がある.

1) **3D像で病変の全体像を把握し,病変を適切に評価できる断面を考える**ため(図2).
2) 3Dデータを解析することで最低限の評価を行うことができるため,検査が途中で終了した場合(患者の安静が保てないなど)の保険としての役割.

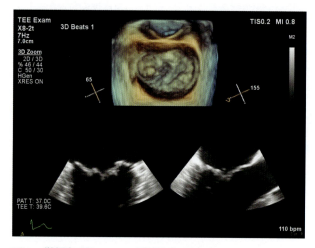

図1 僧帽弁 3D zoom の撮り方 movie 21

僧帽弁輪と弁尖がおさまる最低限の範囲を設定する.図のように僧帽弁がプローブから近く,画角が広くなり volume rate <15/ 分となる場合や,心拍数が早い場合は,組織分解能(resolution)を下げて volume rate を上げることも有効である.

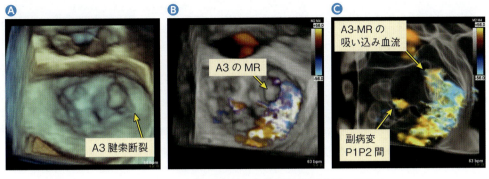

図2 僧帽弁3D正面像と3Dカラー像で病変の全体像を把握する movie 21

主病変はA3腱索断裂だが，副病変として収縮早期にP1P2インデンテーションからの軽度の中心ジェットを認めた．❸のようにカラーのwall filterを上げると左房を旋回する遅い血流が消えて吸い込み血流や逆流弁口が明瞭となる．❻のように白黒画像のゲインを下げるか透過させて表示（transparent）すると，小さな副病変の逆流弁口まで明瞭に評価できる．
A：前尖，P：後尖

②3D zoom画像（1 beat）：大動脈弁，三尖弁

軽度以上の逆流があればカラー像も取得しておく．三尖弁弁輪径の解析用の画像である．

③僧帽弁4腔断面像（0°）：カラーコンペア像

通常，デプス12 cmで記録する．TEEの基本断面であるが，僧帽弁の病変の正確な部位評価には向かない．プローブを時計方向（clockwise：クロック）に回すと画角の中で四腔像が右室側方向に，反時計方向（counter clockwise：カウンタークロック）に回すと左室側方向に回転するため，適宜プローブを回すことで僧帽弁を画面中央付近に描出する．僧帽弁を画角の中央に表示させたところで，プローブの引き/押しの操作を行い，深さを浅くすると前尖・lateral側が，深くすると後尖・medial側が評価できる．

④僧帽弁交連像（30〜90°，3Dで確認し両交連を切る断面に調整）：2D，カラー像

まず2D像で角度を60°付近にし，前・後乳頭筋が同時に描出される断面にする．3Dで両交連を切る断面であるか確認し，角度を調整する．適切な断面（いわゆるtrue commissure view）は30〜90°と症例により幅がある（図3，4）．リウマチ性で交連が癒合している場合は判断が難しい．通常，プローブを引き気味にして少し後屈すると僧帽弁輪が水平に（端子面に平行に）描出される．食道から僧帽弁が近い場合は，右屈させるとプローブから僧帽弁が遠くなり，観察がしやすくなる場合がある[1]．ただし，高齢者ではプローブの屈曲はなるべく控える．病変に応じて3〜5断面を記録する（図5）．

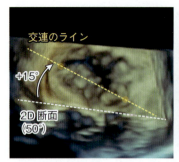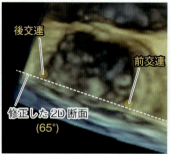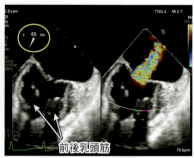

図3　正しい僧帽弁交連像を出すための，3D画像を利用した断面角度の決め方① movie 22

リアルタイム3Dモードでは，2D画面に表示されている断面で切りとられた（croppingされた）3D画像が表示される．2Dの断面が僧帽弁上のどのラインにあるのかをこのcropping lineで確認する．プローブを振っても両交連が切れる断面とならない場合は，角度を調整する．角度を増やすと時計回りに断面の角度が変わるので，何度か調整して，ぴったり両交連を切る断面にする．

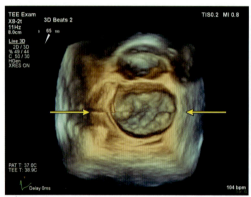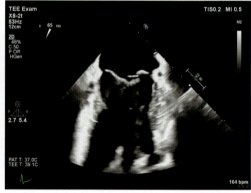

図4　正しい僧帽弁交連像を出すための，3D画像を利用した断面角度の決め方② movie 22

呼吸止めをせずに2心拍合成すると，2D断面のラインで画像のずれ（stitch artifact）が起こる（→）．このstitch artifactを利用して，両交連を切るラインになっているか確認する．合っていなければ，角度を調整して再度評価する．先ほどの方法①に比べると少し手間と時間はかかるが，僧帽弁正面像を確認しながら評価できるのでわかりやすい．

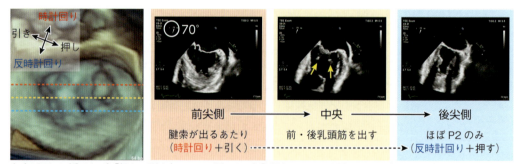

角度が0°に近ければ「押し／引き」，90°に近ければ「時計回り／反時計回り回転」を主に使う

図5　僧帽弁交連像の3断面 movie 23

⑤交連zoom像：2D，カラー像またはカラーコンペア像

"Zoom"は関心領域（ROI）を狭くし，解像度とframe rateを上げる方法である（Read zoom）．

表示された画像をデジタルに拡大するだけのZoom（Display zoom, Pan zoom）では画質は改善しない（第1章8「機器設定」を参照）．**細かい腱索断裂の評価や，感染性心内膜炎では必ず2D断層像で記録する．**カラーコンペア像は弁尖の病変と逆流の対応を確認しやすいが，frame rateが落ちるため，別に記録する．

⑥ 交連像／長軸像のbiplane像：zoomの2D，カラー像

僧帽弁長軸像は病変評価の最重要断面だが，後から画像を見たときに，それぞれの断面が適切か，どの部位を切っているか判断が難しいことがある．**弁尖や弁下構造物の変異がある場合，病変が複雑であったり複数の病変があったりするときは，biplane像でどの部位を見ている断面か明確にすることが有用である．**biplane像は3D像よりフレームレートが高いため，A2およびP2弁尖長の計測に有用である．また，biplaneの角度を別々に調整できる機能がある場合は，長軸像側の角度をcoaptation lineに垂直に調整することで，3DMPR解析に近い正確な評価が可能となる．具体的には，交連部像＝60°の場合，交連部像／長軸像の角度をA3P3＝60°／120°，A2P2＝60°／150°，A1P1＝60°／180°といった形で調整する（第2章6-3「M-TEERの術前・術中TEE」図14参照）．これはM-TEERでは重要なテクニックである．この調整を行うと，大動脈弁が描出されるいわゆるLVOT viewに近い像となる．

⑦ 僧帽弁長軸像（120〜180°，交連像＋90°）：2D，カラー像

medial側（A3P3）→中央（A2P2）→lateral側（A1P1）の3〜5断面を，時計回り（＋押し）→反時計回り（＋引き）の操作で記録する．**適切な断面が描出されているかの判断は，medial側（A3P3）は後乳頭筋，lateral側（A1P1）は前乳頭筋が見えていること，中央（A2P2）は乳頭筋が映っていないことを目安とする．**

僧帽弁が画面の中央に描出されるように時計回り／反時計回りおよびプローブ押し／引きを調整する．具体的には，**長軸像が90°に近い場合（120〜150°）では主に時計回り／反時計回りで各断面を描出するが，長軸像が180°に近い場合（150〜180°）では主にプローブ押し／引きを使い，僧帽弁をなるべく画面中央から動かないように描出していく**（図6）．この操作方法はzoom像では特に重要である．

⑧ 長軸zoom像：2D，カラー像またはカラーコンペア像

2D像での評価における，主病変や副病変の判断の主な根拠となる像である．また弁尖長など各種計測のため，弁輪，弁尖，腱索，乳頭筋を画像に含める．病変に応じて3〜5断面を記録する（図6）．

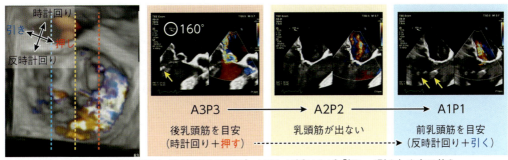

角度が90°に近ければ「時計回り／反時計回り回転」，180°に近ければ「押し／引き」を主に使う

図6　僧帽弁長軸像（ズーム・カラーコンペア）の3断面　movie 23

⑨ 僧帽弁流入血流と狭窄の評価

　僧帽弁流入血流を連続波ドプラで評価し，平均圧較差を計算する（図7左上）．平均圧較差＞5 mmHgは有意な狭窄と考えられ，弁形成やM-TEERが困難となるが，圧較差は逆流による僧帽弁通過血流増加や頻脈により過大評価されることがあるため，狭窄が疑われる場合は僧帽弁口面積を3DMPR解析により計測することが望ましい．なお強い弁輪石灰化や，リウマチ性変化による交連やインデンテーションの癒合がある場合も，弁形成やM-TEERが困難となる（図7）．

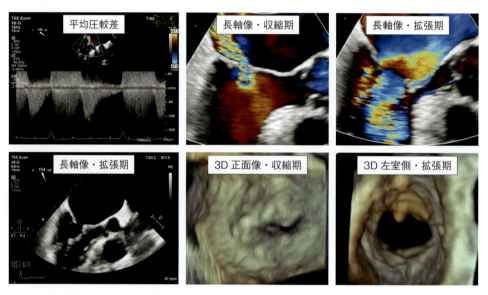

図7　僧帽弁狭窄の評価 movie 24

僧帽弁圧較差は3.7（＞3）mmHgと高い．長軸像カラーで僧帽弁流入血流が加速しており，2Dでは弁尖がややドーミングと肥厚があり，弁下の腱索も肥厚短縮している．3Dで僧帽弁を左室側から表示すると交連の癒合が明らかであり，リウマチ性MRの症例であった．リウマチ性や石灰化による狭窄は見逃されがちであり，ルーチンに僧帽弁の連続波ドプラを記録することを薦める．

⑩ 肺静脈血流

　左右肺静脈血流をパルスドプラで評価する（図8）．肺静脈血流パターンは通常以下の3つに分類される．

> ①収縮期優位（systolic dominance）：正常パターン
> ②収縮期波（S波）の鈍化（systolic blunting）：S波が抑制され拡張期波（D波）より低くなる
> ③S波の反転（systolic reversal）

　1つ以上の肺静脈で収縮期逆流（systolic reversal）を認める場合は，左房圧上昇を示唆し重症MRの所見である[2]．

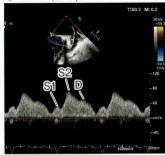
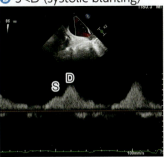
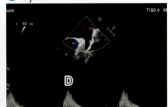

図8 肺静脈血流波形
正常では収縮期にS1波とS2波，拡張期にD波があり，S≧Dとなる（A）．左房圧が上昇するとS波が抑制される（B）．肺静脈へ逆流し，S波が陰転化（⇨）している場合は重症MRの所見である（C）．

⑪ 大動脈弁逆流（AR）の評価

僧帽弁形成術や弁置換後の術中TEEで，大動脈弁の穿孔や弁尖の可動制限による新規ARを認めることがあるため，**術前のARの有無が重要となる**．特に無冠尖/左冠尖の交連付近からの逆流がある場合はレポートに明記する．

⑫ 三尖弁逆流（TR）の評価

二次性TRでも中等症以上，または軽症でも心房細動や弁輪拡大がある場合は形成術の適応となる．必要に応じて評価を加える．

⑬ 左心耳の評価

リウマチ性MRや肥大型心筋症では心房細動のときと同様に評価する．

⑭ 心房中隔欠損や卵円孔開存の有無

70〜90°のカラーコンペア像で心房中隔欠損の有無を確認する．卵円孔開存はカラードプラのスケールを低流速に下げる．

⑮ 僧帽弁3D zoomおよびカラー像（4〜6 beat）：僧帽弁解析用

心拍合成した3D僧帽面正面像および3Dカラー像を取得する．患者に覚醒してもらい，息止めに協力してもらうため，検査の終盤は鎮静薬を使わないようにしておく．

画像取得の具体的な手順を示す．①腱索から乳頭筋の先端が映るdepth（通常9〜10 cm）とする．②focusを弁尖のやや左室側にする．③3D zoomでROIを設定する．上側は逸脱している弁尖を入れ，下側は乳頭筋の先端まで（画面の一番下），横は弁輪が心周期で全て入るように設定する．④息止めしてstitch artifactが入らないようにし，4〜6心拍合成する．望ましいフレームレートは，HR 60/分の場合，3Dでは20〜30フレーム/秒以上，3Dカラーでは10〜15フレーム/秒以上である．解像度も高めにする必要がある．心房細動や期外収縮でRR間隔が不整の場合は2〜4心拍合成で，stitch artifactがなるべく入らない心周期を選択する．

⑯ 下行〜弓部〜上行大動脈の可動性プラーク

最後に大動脈を観察してプローブを抜去する．上行〜弓部大動脈の可動性プラークは脳梗塞のリスクとなる．またMICS（低侵襲心臓手術）では大腿動脈から逆行性送血となり，下行〜弓部大動脈の可動性プラークも脳梗塞のリスクとなるためレポートに記載する．

⑰ 3D画像の調整・加工

検査終了後，取得した3D画像を，観察したい方向，部位，断面など任意に加工する．これにより病態を端的に示すことができる（図9）．

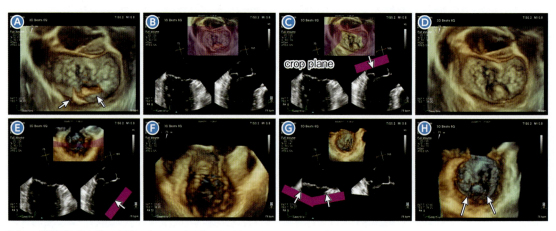

図9　僧帽弁3D像の加工（cropping） movie 25

Ⓐの3D正面像はサイドローブや左房壁が僧帽弁の手前にあり（⇨），観察しにくい．サイドローブが入らないようにプローブ位置を調整して撮り直すことが望ましいが，難しい場合もある．ⒷⒸのように左房側の構造物を切りとる（cropping：■）ことで，Ⓓではp2の逸脱が明瞭になった．次に3D像を裏返して左室側から表示し，ⒺⒻのように心室中隔を切りとると，弁尖，腱索，乳頭筋の配置やその付着部位が観察可能になる．さらにⒼⒽのように前・後乳頭筋を切りとると僧帽弁尖のみ表示され，弁尖の切れ目（インデンテーション，⇨）が明瞭になる．

MRの原因と機序の診断（図10）

① 一次性（器質性）MR

MRの機序は，一次性（PMR）と二次性（SMR）に分類される．一次性MRは弁そのものの構造異常（器質性）によるもので，弁尖や腱索の変性が原因であり，機序は腱索断裂および逸脱が多い．一次性MRに分類されるものとしては，腱索断裂（fibroelastic deficiency），粘液腫様変性（Barlow病），リウマチ性，先天性（房室中隔欠損のクレフトやパラシュート僧帽弁），感染性心内膜炎などがある[2]．弁輪および弁尖の退行変性（degenerative change），すなわち**肥厚や石灰化も器質的な異常ではあるが，石灰化が軽度であり逆流の主たる原因でなければ二次性MRに分類されていることが多い**．なお一次性MRの1つに退行変性によるMR（DMR）があるが，M-TEERの文脈では，一次性MR全体を"DMR"とよぶことが多い．

分類	一次性（器質性）MR		二次性（機能性）MR	
原因	腱索断裂	リウマチ性	心室性機能性（VFMR）	心房性機能性（AFMR）
3D	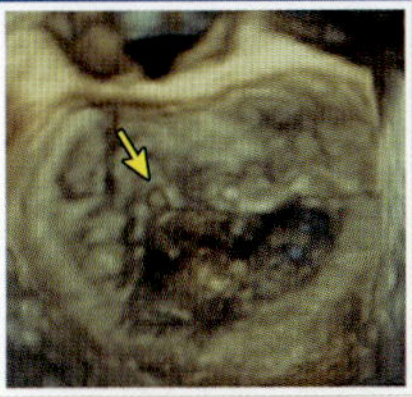	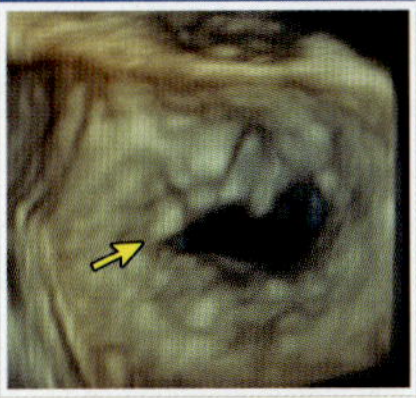	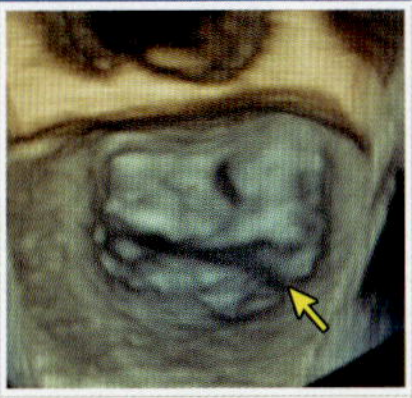	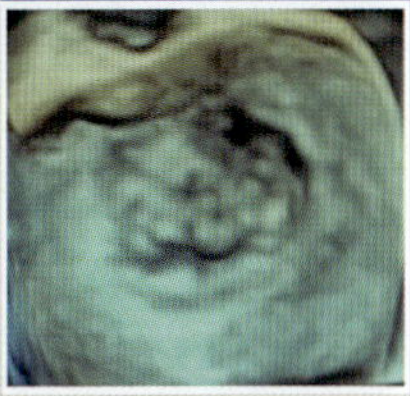
長軸像	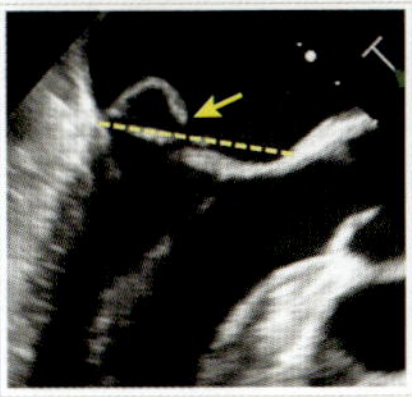	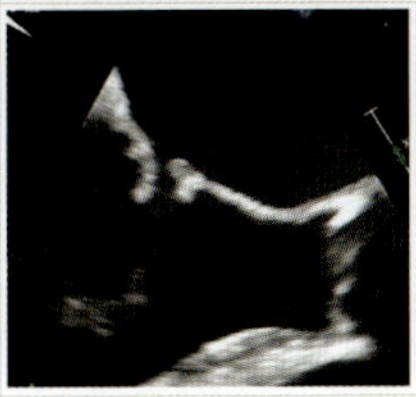	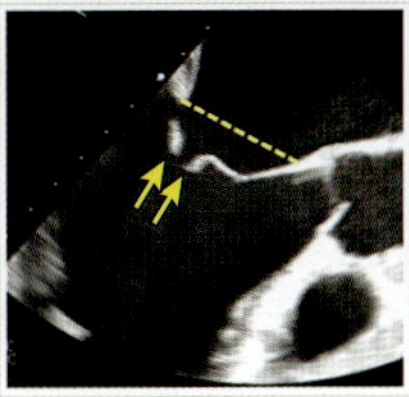	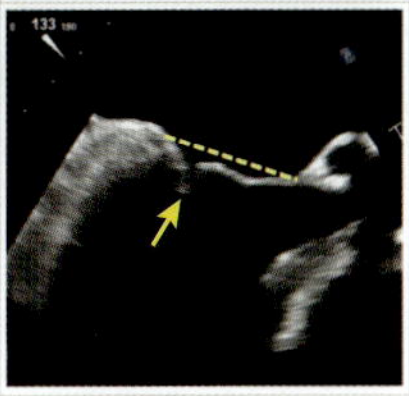
機能分類（弁尖の可動性）	type Ⅱ	type Ⅲa	type Ⅲb	type ⅠまたはⅢb
弁形態	腱索断裂，逸脱，弁輪拡大	交連の癒合，肥厚，石灰化	テザリング，弁輪拡大	弁輪拡大，後尖テザリング
外科的弁形成の適応	◎	×	△	○〜△
M-TEERの適応	○	×	◎	○〜△

図10　MRの分類 movie 26

Carpentier が提唱した僧帽弁の可動性による機能分類は，僧帽弁形成手技に直結するため広く使われている[3]．可動性が正常なものを type Ⅰ，過剰なものを type Ⅱ，制限されているものを type Ⅲ とし，うち拡張期に制限があるものを Ⅲa，収縮期のみに制限があるものを Ⅲb としている．
図の腱索断裂の症例では➡に示す断裂した腱索および P2 の逸脱がある．リウマチ性 MR の頻度は低いが，弁尖のドーミングは明瞭でないこともあり，交連の癒合がないか 3D 正面像で注意して観察する．この症例では長軸像では一見 AFMR のように見えるが，弁尖や腱索の肥厚があり，3D で前交連側の癒合があり，他の弁尖間のインデンテーションもはっきりしない（図7と同じ症例）．VFMR の症例は虚血性心筋症であり，後壁梗塞により medial 側のテザリングが顕著である．AFMR の症例は後尖のテザリングが目立ち，type Ⅲb といえる．このため弁輪リングによる縫縮のみでは後尖テザリングが悪化し逆流が制御できないことがわかる．

② 心室性機能性MR

　　前述のような弁尖の器質的な異常がない MR を二次性 MR または機能性 MR とよぶ．二次性 MR は弁尖の形態ではなく，左室と左房の評価により心室性機能性 MR（VFMR）と心房性機能性 MR（AFMR）に分類される．VFMR の機序は，拡張型心筋症，心筋梗塞や心サルコイドーシスにより左室拡大または局所壁運動異常をきたし，弁尖がテザリングして MR を生じる．

③ 心房性機能性MR

　　一方，AFMR は一次性 MR（器質的な弁の異常）と VFMR（LVEF＜50％または左室局所壁運動異常）を除外し，左房拡大を認めるものである[4]．AFMR の機序・弁形態はさまざまで，弁輪拡大を主体として弁尖がフラットで中心性の MR を生じるものや，後尖優位な心房原性テザリング（atriogenic tethering）があり，前尖が相対的に左房側に偏位し（前尖 pseudo prolapse），偏心性 MR を生じるものもある．弁輪拡大の定義は僧帽弁輪前後径＞35 mm，弁輪面積7.0 cm^2/m^2（収縮中期の3D計測）とされている[4]．しかし，高齢者で明らかに弁の退行変性があり，弁輪拡大も定義を満たさないものの，明らかな逸脱がないために AFMR と分類されていることも多い．このような症例は短い後尖や弁輪および弁尖の石灰化に注意が必要である．

③ 病変の部位診断（主病変と副病変）

　逸脱の場合，逆流ジェットや断裂した腱索の向きから病変部位を診断する．
　エコー診断の基本的な考え方は，「断裂した腱索の向き」および「逆流ジェットの吹く方向」が「病変の反対方向」である（図11）．弁尖の大きさや配置，特に交連周囲は症例によって差異が大きいので，3D画像で全体像を把握することが重要である（図12, 13）．それでもエコーだけではわからないことも多いので，一例一例，外科術中所見と照らし合わせて理解を深める．

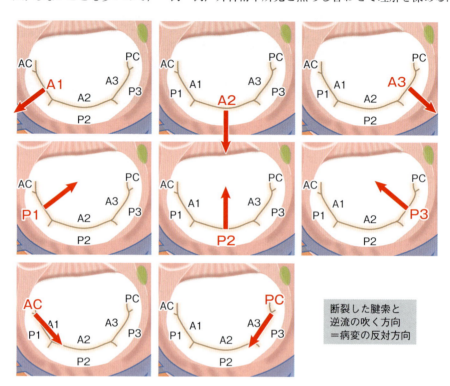

図11　断裂した腱索とMRジェットの向き

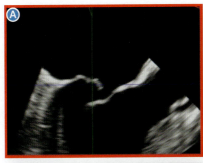
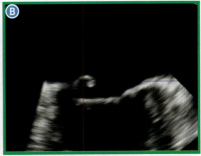
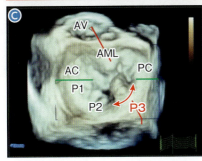
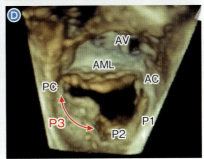

図12　僧帽弁3D像で病変の全体像を把握する movie 27

A Bは僧帽弁3D full volumeデータのMPR画像を，通常の僧帽弁長軸像と交連像のように表示したものである．**C D**は同一症例の僧帽弁3D正面像と左室側から見た像である．図中の赤と緑のラインは**A B**の各断面に対応している．最初に長軸像として**A**の断面を描出した場合，"A2P2を通るLVOT viewで，P2逸脱"と考えそうなところである．しかし続けて交連像として**B**の断面を描出すると，"交連像ではP3逸脱？"とわからなくなる．**C**の僧帽弁3D正面像を確認すると，実際は大きなP3逸脱で，P3は横方向（弁輪の円周方向）にも長くなっており後尖の中央付近まで存在していることがわかる．

このように僧帽弁の各弁葉の大きさや分布は症例ごとに違う．この症例では，両交連を切る方向を3時〜9時（緑のライン）の断面に相当する2DTEEの角度は，70°であった．よって僧帽弁交連像に垂直な僧帽弁長軸像，A2P2での接合面に垂直な断面は12時〜6時方向で，2DTEEでは160°となる．一方，大動脈弁は11時方向にあり，**A**のA3P3〜大動脈弁を通る断面（いわゆるLVOT view）は，2DTEEでは130°に相当する．本症例のように2D像だけでの正しい病変診断はしばしば困難であり，3D像を元にして病変部位に応じた断面を調整する．またMPR解析で各弁尖ごとに評価することが重要である．

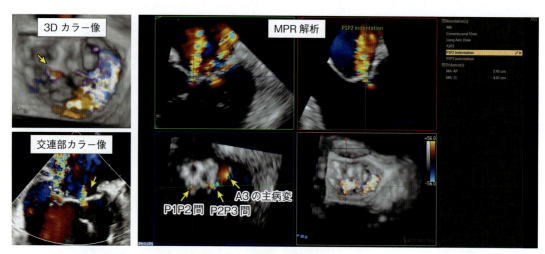

図13 MPR解析で主病変，副病変を1つずつ確認する movie 28

主病変はA3腱索断裂だが，副病変として収縮早期にP1P2間（ ）およびP2P3間のインデンテーションからの軽度の中心ジェットがある．

4 重症度評価

　逸脱による一次性MRはTTEで重症度を診断するが，描出不良の場合はTEEでのvena contracta widthやPISA法による有効逆流弁口面積（EROA）の推定が有用である．また，両尖逸脱および二次性MRのように接合面全体から逆流を生じる場合は，平均vena contracta width（重症≧8 mm）や，EROAを直接計測するvena contracta area（重症≧40 mm²）を参考にする（図14）[2]．前述の肺静脈血流波形も参考にする．

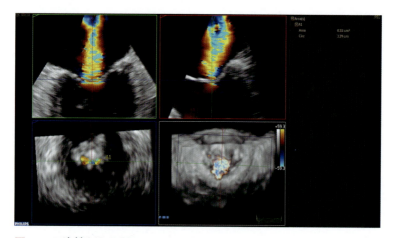

図14 二次性MRの3D vena contracta area

二次性MRではA2P2間を中心に接合面に沿って幅広い逆流弁口を形成する．さらにP1P2間とP2P3間の切れ目（インデンテーション）で逆流弁口が大きいことが多い．3D vena contracta areaは有効逆流弁口面積を直接計測することができる．この症例ではvena contracta width 10×5 mm，平均7.5 mm，vena contracta area 33 mm²からmoderate to severeと判断した．

5 弁や弁下組織の定性的な評価（さまざまな形態の変異がある）

①腱索断裂と両尖逸脱

TEEレポートで重要なのは，**腱索断裂，billowing，両尖逸脱といった用語を正しく使用して弁形態を正確に記載することである**（図15，16）．

僧帽弁逸脱症の主な病因はfibroelastic deficiencyとBarlow病であり[5]，弁形態は前者が腱索断裂，後者が両尖逸脱である（図17，18）．しかし，「Barlow病」は複数部位にわたるbillowingまたは逸脱，高度の粘液腫様変性，高度の弁輪拡大，後述するmitral annular disjunction（MAD）などを伴う疾患概念であり，TEEレポートでは「両尖逸脱，病変部位はA2，A3，P2，P3」というように記載するのが無難である．

Davidらの報告[6]では，高度粘液腫様変性を以下のように定義している．

> スポンジ層に粘液様物質が浸潤することにより弁尖が不透明，弾力の消失，弁葉は余剰かつ瘤状で肥厚（≧3 mm），弁輪径≧40 mm，しばしばMAD（≧5 mm）を合併，腱索の粘液腫様の肥厚．

このようにBarlow病の診断は術中所見によるもので，TEE所見における明確な基準は定まっていないので，TEEレポートに記載するのはやはり議論がある．

また，左室後壁と僧帽弁付着部に間隙を認めることがあり，これをMADとよぶ（図18）．この部位は病理学的には弁輪線維部が伸展しており，不整脈の起源となり突然死と関連する．MADは，Barlow病として典型的であるが，後尖逸脱や正常例にも認めるとされている．

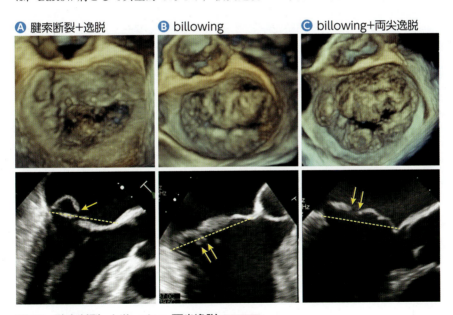

図15 腱索断裂，billowing，両尖逸脱 movie 29

逸脱の定義は弁尖の先端が弁輪線（━━）を越えることである（Ⓐ）．billowingは弁腹が左房側に落ち込み弁輪線を越えるが，先端は左室側にある形態である（Ⓑ➡）．Ⓒの高度粘液腫様変性の症例では両尖のbillowingが顕著で，収縮後期に両尖とも逸脱する（billowing prolapse, bileaflet prolapse）．腱索断裂がある部位は基本的に主病変となり，弁尖に対する手技が必要になるので，必ず記載する．

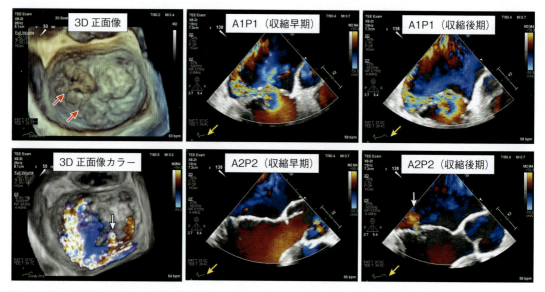

図16 腱索断裂＋逸脱の汎収縮期逆流と，billowingによる収縮後期の逆流 movie 30

3D正面像でA1に腱索断裂があり（→），カラー像で偏心性ジェットを認め，主病変となっている．その他の弁尖は全体的にbillowingしているが逸脱はしていない．A2P2間からP2P3インデンテーションにかけて副病変がある（⇨）．長軸像の心電図（⇨）に着目すると，A1P1では，収縮早期より後期までA1腱索断裂による汎収縮期逆流を認める．一方，A2P2間では，収縮早期には逆流はなく，billowingにより後期にのみ中心性ジェットを認める．本症例ではA1に人工腱索を縫着し，リング縫縮を行うのみでA2P2間の逆流は消失した．逆流ジェットの吹く向き，時相も考慮して，逆流の機序を判断する．

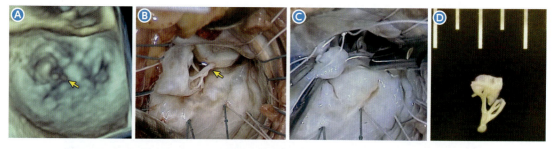

図17 AC腱索断裂の僧帽弁正面像と術中写真 movie 31

3D僧帽弁正面像（surgeon's view, Ⓐ）でACの腱索断裂と逸脱（⇨）を認め，術中写真（Ⓑ）と合致している．ⒸはACを三角切除後，残存する余剰弁尖に人工腱索の糸を掛けているところで，弁尖は白く半透明で糸が透けて見える．また，病変以外の弁尖は薄い．Ⓓは切除した交連尖とfan-like chordである．

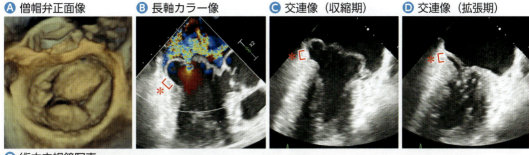
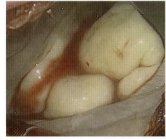
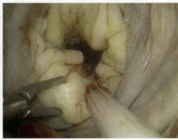
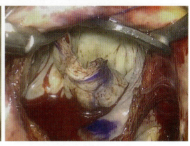

図18 両尖逸脱によるMR movie 32

弁尖は全体的に大きく逸脱している．A2P2の逸脱は顕著だが腱索断裂は認めない．弁尖は肥厚し長い（A2長 33 mm, P2長 31 mm）．弁輪は非常に大きく（前後径 47 mm, 横径 61 mm, 周囲長 177 mm），収縮期に左房側に飛び出すように拡大する．また長軸像，交連像では左室後壁と僧帽弁付着部に間隙（＊）があり，これがMADである．これらのエコー所見は，Barlow病として典型的である．
術中所見（Ｅ）で弁尖は全体的に長く肥厚し，黄色く不透明である．高度粘液腫様変性，Barlow病と判断された．右図は後尖を切除しているところで，断面から弁尖の肥厚が著しいことがわかる．

② 逸脱に合併したテザリング

後尖逸脱は長期耐久性のある弁形成術が期待されるが，陳旧性心筋梗塞などによる左室収縮障害がある症例はテザリングの合併に注意が必要である（図19）．弁尖のテザリングがある場合，形成後にテザリングのMRが顕在化するため，弁置換術が妥当である．

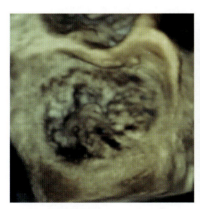
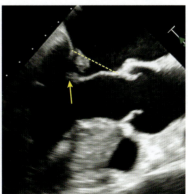

図19 P2腱索断裂，A2テザリング movie 33

左室収縮障害による弁尖テザリングがあり，A2のテザリングは強い（⇨）．P2もテザリングの影響があり，A2に対して相対的に左房側に偏位しているが，弁輪線（----）は超えていない．

③ 前尖逸脱の短い後尖

前尖逸脱では後尖が短いことがあり注意が必要である（図20）．P2長<10 mmでは後尖に対する自己心膜パッチ補強を用いた弁形成術，または弁置換術となる．いずれにしても長期耐久性のある弁形成術は期待できないため，重症MRであっても，症状，左室拡大，心房細動などのトリガーがなければ手術適応はなく経過観察すべきである．

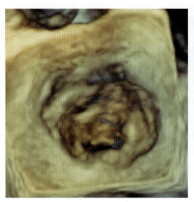 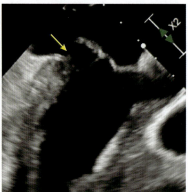

図20　A2腱索断裂，短いP2（⇒）　movie 33

④ 交連病変

交連は，交連尖＋周囲の接合面からなる機能的な複合体である．解剖学的な交連尖は，前尖と後尖の間に連続する小さな三角形の弁尖で，乳頭筋から扇状に広がる腱索（fan-like chord）が付着している．機能的な交連は，交連尖と周囲の前尖および後尖の接合面で形成される．交連尖の大きさや乳頭筋は変異が多く複雑であり，また病変が交連尖単独ではなく前尖や後尖に広がっていることも多いため，解剖学的に正確な診断は難しいこともある（図21，22）．

したがってエコー診断としては，僧帽弁を広く観察しシンプルに考えるのがよい．図11のように断裂した腱索や逆流ジェットの向きから，交連尖または交連周囲の病変ということを外科医に伝えられればよい．一方，M-TEERの場合は，交連尖単独の病変は，相対する弁尖がないため，治療の難易度が高い．

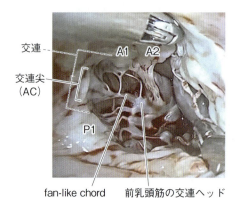

図21　交連周囲の解剖

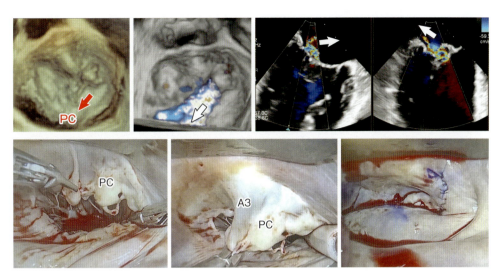

図22　PC腱索断裂の症例 movie 34

断裂した腱索（➡）や逆流ジェットの向き（⇨）からエコー診断としてはPC腱索断裂となる．術中所見でもPCに腱索断裂を認めた．PCの両側のインデンテーションは浅いため，PC逸脱で弁尖長が長くなると，A3PCがつながっているように見える．病変部位を三角切除した．

⑤僧帽弁輪石灰化（MAC）

弁輪石灰化がある場合は弁尖の変性も進んでおり，形成術後のMR再発が懸念される（図23）．弁下の石灰化や，石灰化が弁尖に及ぶと，形成術後の狭窄も起こる．弁輪石灰化の有無や広がりの評価にはCTが有用である．弁輪石灰化が左室心筋内にも及んでいる場合は術後の弁輪破裂や仮性瘤のリスクがあるため，通常の僧帽弁手術とは手術の閾値は異なる．

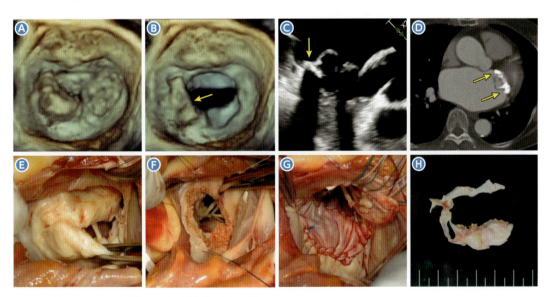

図23　著しいMACを伴ったP1逸脱によるMR movie 35

3D僧帽弁正面像では収縮期にP1逸脱がある（Ⓐ）．拡張期にはP1周囲を中心に弁輪全体に石灰化（Ⓑ➡）があることがわかる．長軸像ではP1弁輪に石灰化があり音響陰影を認める（Ⓒ➡）．CTでも弁輪石灰化が顕著であるが，左室心筋内にはあまり及んでいない．術中所見で全周性の弁輪石灰化を認め（Ⓔ），石灰化を除去し（Ⓕ），自己心膜パッチ（Ⓖ）で補強し，生体弁置換術を行った．Ⓗは除去した弁輪石灰化の手術標本である．

■ 文献

1 ） Hahn RT, et al：Recommended Standards for the Performance of Transesophageal Echocardiographic Screening for Structural Heart Intervention: From the American Society of Echocardiography. J Am Soc Echocardiogr, 35：1-76, 2022

2 ） Zoghbi WA, et al：Recommendations for Noninvasive Evaluation of Native Valvular Regurgitation: A Report from the American Society of Echocardiography Developed in Collaboration with the Society for Cardiovascular Magnetic Resonance. J Am Soc Echocardiogr, 30：303-371, 2017

3 ）「Carpentier's Reconstructive Valve Surgery」（Carpentier A, et al），Saunders, 2010

4 ） Zoghbi WA, et al：Atrial Functional Mitral Regurgitation: A JACC: Cardiovascular Imaging Expert Panel Viewpoint. JACC Cardiovasc Imaging, 15：1870-1882, 2022

5 ） Adams DH, et al：Degenerative mitral valve regurgitation: best practice revolution. Eur Heart J, 31：1958-66, 2010

6 ） David TE, et al：Late outcomes of mitral valve repair for mitral regurgitation due to degenerative disease. Circulation, 127：1485-1492, 2013

6 僧帽弁閉鎖不全症
②外科・術中評価

泉 佑樹

はじめに

■ 僧帽弁形成術

　僧帽弁形成術（MVP）の目標は，正常な弁尖運動の保持または回復，広い接合面の作成，および弁輪リング縫縮術による弁輪の安定化である（図1)[1]．余剰し過剰運動している逸脱弁尖に対しては，切除や人工腱索による制御が行われる．病変の大きさに対応して，三角切除や蝶形切除，人工腱索の本数を調整する（図2）．手術の術式は最終的な僧帽弁のイメージ，弁尖や弁輪をどのような大きさに調整するかで変わってくる（図3）．**術中TEEに向かう際は，「今回の僧帽弁（病変や僧帽弁輪，弁尖サイズ，弁下の異常など）」および「想定される術式」を把握しておく**．術式に対応して起こりやすい合併症が変わり，2nd pumpを考慮するときに追加可能な手技も変わるためである．そのために術者の治療戦略を理解し，術前後で議論することが重要である．

術中写真・形成前　　　　術中写真・形成後

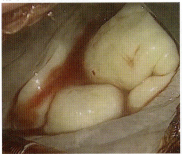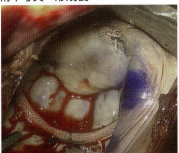

術中・形成後の3D正面像および長軸像

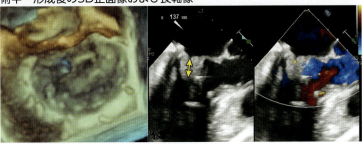

図1　両尖逸脱に対する僧帽弁形成術 movie 32

第2章6-1図18と同一症例．
手術所見：P2長＝20 mmとなるように切除（A2が大きくSAMリスクが低いため），人工腱索再建あり，ループ10本（乳頭筋の深さに合わせ，前乳頭筋の前尖ヘッドに15 mm×5本，後乳頭筋の前尖ヘッドに20 mm×5本），A2>30 mmのためフィジオフレックスリング40 mmを選択．
術中TEE所見：残存MRなし，接合長（CL）＝12 mm（⇒），収縮期前方運動（SAM）なし，僧帽弁平均圧較差（PG）2 mmHg（HR 90/分）．

Ⓐ
P3腱索断裂 | P3を三角切除 | 人工腱索（ターニケット法）追加

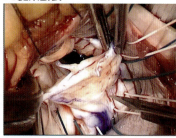 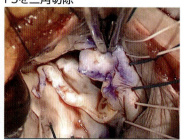 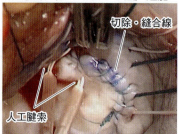

Ⓑ
両尖逸脱＋P2腱索断裂 | 人工腱索（ループ法） | 弁輪リング形成

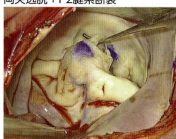 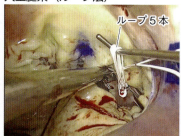 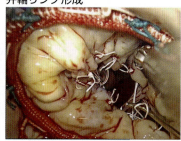

図2　両尖逸脱に対する僧帽弁形成術

ⒶはP3腱索断裂の症例．P3の弁尖長（高さ）は22 mmであり，三角切除して弁尖長を15 mmに短くしている（height reduction）．肥大型心筋症の症例で，SAMの予防のため縫合線を斜めにしている．P3 lateralの残存逸脱に，ターニケット法による人工腱索を2対立てている．ターニケット法は，水テストで逆流を確認しながら1つずつ人工腱索の長さを調整する方法であり，縫着する乳頭筋の位置も1つずつ最適な位置を選ぶことができる．

Ⓑは両尖逸脱（弁尖は全体的にbillowing）に加えてP2腱索断裂がある症例．P2長 27 mm→18 mmに切除後に，ループ法による人工腱索再建を行った．ループ法は1つの乳頭筋ヘッドにループ状に作成した人工腱索をまとめて縫着する方法で，多くの人工腱索を立てる場合はターニケット法に比べ手技時間が短くなる利点があるが，ループ長をどう決めるかが問題となる．この症例では前・後乳頭筋にループを5本ずつ縫着し，前乳頭筋からAC，A1，A2，P1，P2，後乳頭筋からPC，P3，P2，A3，A2に固定した．弁輪形成リングは，全周性のフルリングと，前尖側が空いているバンド（オープンリング）の形態がある．フルリングは弁輪縫縮効果が大きく，特に固い（rigid, semi-rigid）リングでは弁輪前後径を短縮する効果も強い．この症例では柔らかい（flexible）SimuPlus™ ringを用いている．flexible ring，特にbandは弁輪周囲長を短縮する効果はあるが，弁輪前後径を短縮する効果は弱いため，SAMが懸念される場合は選択肢となる．

P：後尖，A：前尖，AC：前交連，PC：後交連

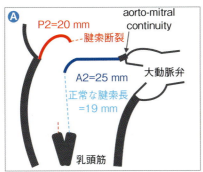
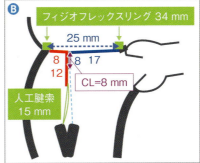
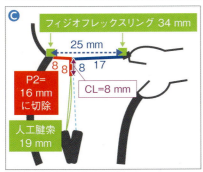
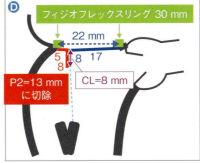

図3 僧帽弁形成術の考え方

P2腱索断裂の症例で，A2長＝25 mm，P2長＝20 mmのとき，CL＝8 mmに形成することを考える（Ⓐ）．弁尖や弁輪をどのような大きさに調整するか，最終的な設計図が違うとそれに対応してさまざまな形成の術式がありえる．ⒷはⒶ人工腱索とリング，Ⓒは小さな弁尖切除（と人工腱索）とリング，Ⓓは大きな弁尖切除とサイズダウンしたリングによる形成となっている．形成後のシェーマ（Ⓑ～Ⓓ）にある数字は，弁輪上および弁輪下にある弁尖の長さである．Carpentierの教科書[1]通り，A2長を弁輪リング前後径（フィジオリングⅡまたはフレックス34 mmの前後径が25 mm）としたものがⒷ，Ⓒである．ⒷではP2の余剰弁尖を短い人工腱索で左室に引き込むことでA2と高さを合わせている．Ⓒは弁尖の変性した病変を切除し，残存する逸脱があれば人工腱索を立てる戦略である．P2は切除され短くなった分，人工腱索を長くする必要がある．一方，ⓄはP2の病変をすべて切除する戦略で，P2は組織量が減って短くなり，テザリングして可動性がなくなっている．弁輪面にある弁尖はほぼ前尖のみになり（一尖化），このためリングサイズを小さくしないと接合が浅くなる（前後径22 mmはフィジオフレックスリング30 mm相当）．

術中TEE：当院での撮像の流れと評価のポイント

僧帽弁形成術後の術中TEEのポイントは，残存MR，僧帽弁の収縮期前方運動（SAM），および僧帽弁狭窄（MS）の評価，また合併症であるARや左冠動脈回旋枝の閉塞を見逃さないことである．必要十分な画像出しをすばやく行うため，当院では表1のような手順で撮像している．

表1 当院での術中TEEの手順

①僧帽弁長軸カラーコンペア像（3断面）
②僧帽弁交連カラーコンペア像
③僧帽弁3D 正面像
④僧帽弁3D 正面像カラー
⑤僧帽弁平均圧較差（CW）
⑥大動脈弁長軸カラーコンペア像
⑦大動脈弁短軸カラーコンペア像
⑧三尖弁形成術，左心耳閉鎖術，卵円孔閉鎖術を行っていれば評価
＊心電図異常や血圧低下ある場合，左室壁運動異常の評価（→左回旋枝閉塞）

> **術中 TEE の流れ・ポイント**
>
> ❶ 残存 MR の機序〜 2nd pump で治療可能か？
>   ①中心性 MR
>   ②偏心性 MR
> ❷ SAM の診断と対処方法
> ❸ 弁輪周囲の構造物に関する合併症：回旋枝狭窄と AR

❶ 残存 MR の機序〜 2nd pump で治療可能か？

　残存 MR の重症度，場所，機序を診断する．当院での方針は，残存 MR ジェットが，①接合面またはインデンテーションからの逆流，②重症度が少量（trivial），③中心性ジェット，をすべて満たせば pump off してよいとしている．

　上記を満たさない場合，3D カラー像で残存 MR の場所を特定し，biplane でメカニズムを診断する（表2）．

　治療可能な病変なら 2nd pump で MVP 追加手技を行う．不可能なら僧帽弁置換術とするか，または pump off する（特に 2nd pump で体外循環時間延長が高リスクとなる場合）．

　ただし，**エコー医に求められているのは，病態を明瞭に示した画像と，正確なエコー所見である**．はじめのうちは手術手技に言及するのは避けるべきである．術中 TEE の経験や手術手技に対する知識が増え，外科医との信頼関係が形成されてきたら（外科医に相談されたら），残存逆流の原因や，考慮される追加手技についても一緒に考える．

表2　残存 MR の評価と対応する追加手技

MR ジェット	部位と所見	機序	原因	考慮される追加手技
中心性	弁腹〜弁輪リング付近	針穴	運針の際に穿孔	自己心膜パッチ閉鎖
中心性	弁腹・縫合部	縫合不全	縫合不全	縫合を追加
中心性	深いインデンテーションまたは cleft	インデンテーション（cleft）	自己弁尖	インデンテーション閉鎖
中心性	接合面からの中心性ジェット，弁の肥厚や石灰化あり	弁変性	自己弁尖	自己心膜マウンティング 弁置換
偏心性	逸脱 または pseudo-prolapse（先端が変性し相対的に左房側に偏位）	逸脱	切除不十分 長い人工腱索	人工腱索を短くするか追加 弁尖切除を追加
偏心性	前尖の先端が収縮中期以降に中隔側に移動する（SAM）	SAM	長い後尖 小さいリング S字状中隔や HCM	後尖切除 人工腱索を短くする リングサイズアップ
偏心性	人工腱索をつけた後尖がテザリング	後尖テザリング	人工腱索が短い	人工腱索を長くする

① 中心性 MR

残存 MR として中心性ジェットを認める場合,機序としては,針穴(図4,運針の際の穿孔),縫合不全(図5),インデンテーションなどがある.インデンテーションからの逆流は追加手技を行わなくても術後の経胸壁心エコーで消失していることが多い.前尖と後尖の高さが合っていても弁変性が強いと接合面から中心性ジェットが生じることがある(図6).この場合,追加手技による改善は困難なことが多く,中等度以上の残存逆流であれば弁置換術へ転換を考慮する.

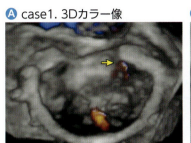
Ⓐ case1. 3Dカラー像

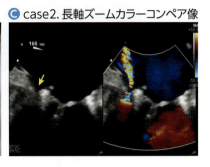
Ⓑ case2. 3Dカラー像　　Ⓒ case2. 長軸ズームカラーコンペア像

図4　針穴からの逆流 movie 36

Ⓐのcaseではmedial trigoneのリングの内側に中心ジェット(➡)がある.リング固定の糸をかけた際の針穴からの逆流と判断された.ⒷⒸのcase2では弁輪リングの後方に中心ジェット(➡)があり,リングは後尖弁輪から離れている.リングの脱落(ring detachment)と針穴からの逆流と判断された.

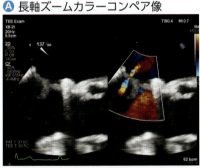
Ⓐ 長軸ズームカラーコンペア像

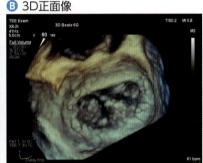
Ⓑ 3D正面像

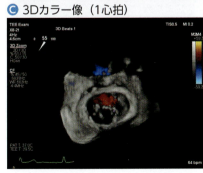
Ⓒ 3Dカラー像(1心拍)

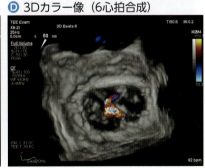
Ⓓ 3Dカラー像(6心拍合成)

図5　縫合部からのリーク(漏れ) movie 36

P2 蝶形切除後の術中TEE.長軸像では中心性ジェットがあり,接合部でない後尖弁腹から吹いている(Ⓐ).3D正面像ではP2の中央に縫合した盛り上がりが見える(Ⓑ).1心拍の3D zoomカラー像はvolume rate 4 bpmしかなく,MRジェットは映らない(Ⓒ).少し関心領域(ROI)を絞り,6心拍合成とするとvolume rate 25 bpmとなり,縫合線の中央からMRジェットを認めた(Ⓓ).エコー所見からは縫合部からのリークと判断された.

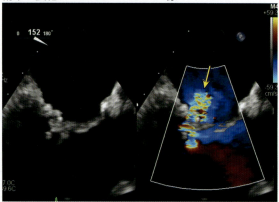

図6 弁変性による残存MR movie 36

接合面より軽症以上の中心性ジェットあり（⇨）．弁尖の肥厚，可動性の低下あり，弁置換術を行った．

②偏心性MR，SAM

後尖逸脱に対する切除が不十分であったり，人工腱索が長すぎたりすると，逸脱の残存（図7）やSAMが起こる．逆に人工腱索が短すぎると，後尖がテザリングして接合が浅くなり，前尖逸脱方向に偏心性ジェットを生じる（図8）．これらには弁尖に対する手技の追加が必要である．

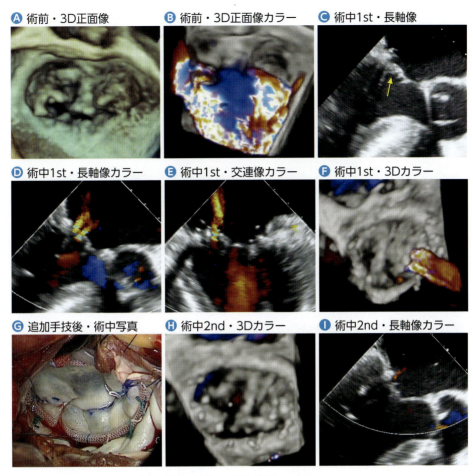

図7 残存逸脱に対する追加手技と前後のTEE所見 movie 37

〈術前TEE所見〉AC,PC-A3逸脱によるMR.ACに主たる逆流弁口があり,PC逸脱方向にも逆流あり (ⒶⒷ).

〈術中所見〉ACに数本の腱索断裂あり,A3～PCは腱索が延長し逸脱.

〈形成術式〉AC三角切除,PCをplication(谷折りするように縫合して先端を左室側に向ける),A3とPCに人工腱索1対(ターニケット法).フルリングのフィジオリングⅡ38 mm(A2長=28 mm)で弁輪形成.

術中水テストで逆流なし.

〈術中TEE所見1〉A3逸脱(Ⓒ➡,弁輪線を超えておらず,P3に対して相対的に左房側に偏位,という意味ではpseudo prolapse)による軽症の偏心性MR(Ⓓ～Ⓕ)あり,2nd pump run,再度形成を行うこととなった.

〈追加術式〉A3の人工腱索を3 mm短くし,さらにA3のlateral側にもう1対人工腱索を追加した(Ⓖ).

〈術中TEE所見2〉2nd pump後のTEE所見では,A3P3の高さが合っており,残存MRなし(ⒽⒾ).

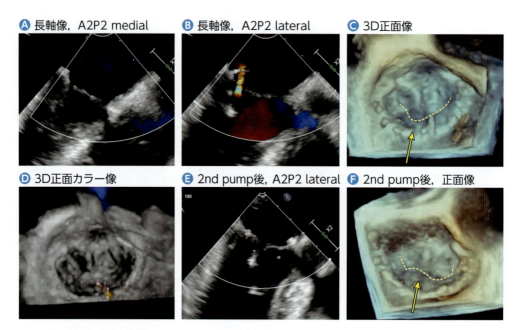

図8 人工腱索が短く残存MRあり，再形成 movie 38

P2腱索断裂だがP2長17 mmとあまり長くないため切除せず人工腱索のみとした．術中TEEでA2P2 medialの接合は良好だが（Ⓐ），A2P2 lateralでは軽症の偏心MRジェットあり（Ⓑ）．P2 lateralがテザリングし，A2が左房側に偏位している．高さが合っていないので接合が浅い．前乳頭筋が弁輪から深い位置にあり，相対的に人工腱索が短くなったためと考えられた．3D正面像でも，A2P2 lateralの接合面（Ⓒ▰▰▰）が後尖側寄りになっており（Ⓒ➔），同部位から前尖逸脱方向の残存逆流あり（Ⓓ）．2nd pumpでP2 lateral-前乳頭筋のループ2本を延長した．2nd pump後の術中TEEではP2 lateralがもち上がり，接合が良好になっている（ⒺⒻ）．偏心ジェットも消失した．

❷ SAMの診断と対処方法

　僧帽弁のSAMは閉塞性肥大型心筋症（HOCM）で左室流出路（LVOT）閉塞とMRをきたす．僧帽弁形成術でも弁輪形成により後尖弁輪が前尖側に引き寄せられ，接合ラインが大動脈弁側に近づくことで，SAMが起こりうる．僧帽弁形成術におけるSAMの危険因子としては，前尖と後尖の接合点からの中隔心筋までの距離（C-sept）や長い後尖長などがある（図9)[2, 3]．

　SAMを認めた場合は，LVOT-PGを連続波ドプラで計測する．このとき，深部食道〜経胃像でLVOT flowとMRジェットが重ならないようにして計測する．

　SAMが起きたときの対処方法は，血行動態に対する介入と僧帽弁に対する介入（2nd pump）がある．血行動態への介入は閉塞性肥大型心筋症と同様であり，輸液，強心薬（β刺激）中止，α1刺激薬（フェニレフリン，ノルアドレナリン），β遮断薬（ランジオロール）の投与がある（図10, 11）．Ⅰ群抗不整脈薬（シベンゾリン），右室ペーシングも効果がある可能性がある．2nd pumpで僧帽弁に対する介入を行う場合は，長い後尖が接合面にあれば，後尖の余剰組織を切除するか，人工腱索を短くする（図12）．小さい弁輪リングを使用した場合は，リングサイズを大きくするか，弁輪前後径の縫縮を緩和するために，固い全周性のリング（rigidまたはsemi-rigid ring）から柔らかく前尖側が開いているバンド（flexible band）に変更することで改善させることができる（図13）．上記のすべてを試みても改善困難であれば弁置換術を考慮する．

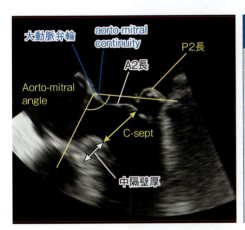

項目	SAMのリスク閾値	本症例の計測値・所見
中隔心筋壁厚	>15 mm	15 mm
C-sept (coaptation-septal distance)	<25 mm	24 mm
aorto-mitral angle	<120°	113°
前尖長と後尖長の比（A2/P2 length）	≦1.3	25/21=1.2
後尖長	≧15 mm	17 mm
乳頭筋の前方偏位	あり	なし
内腔が小さく過剰運動を認める左室	あり	あり

図9　僧帽弁形成術におけるSAMのリスク因子

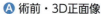
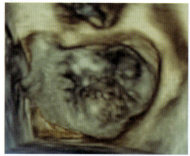
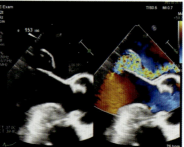
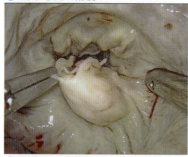
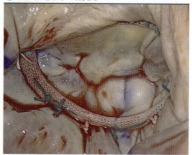
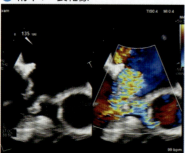
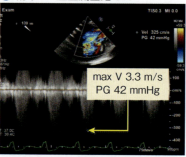
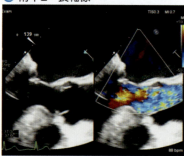
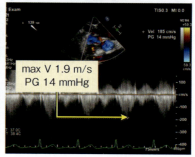

図10　P2腱索断裂に対する弁形成術とSAMの対処 movie 39

図9と同一症例．基部中隔に限局した左室肥大があり（AB），P2腱索断裂が起こる前はHOCMであった可能性がある症例．形成術式は，P2を18 mmに切除，人工腱索としてループ4本（APM-P2L×2 15 mm, PPM-P2M×2 18 mm），フィジオフレックス34 mm（A2 = 25 mm）を使用した．
P2の変性が強く，可動性が悪いため，接合ラインがやや前尖に寄っている（CD）．術中TEEでSAM-MRあり，有意な左室流出路閉塞（>30 mmHg）あり（EF）．輸液，ドブタミン中止，β遮断薬投与，フェニレフリン投与でSAM改善なし．シベンゾリンを緩徐に静注し（70 mg/15分），SAM消失，有意な左室流出路閉塞なし（GH）．pump off可能であった．術後の経胸壁心エコー図で軽度のSAMは認めるが，有意な左室流出路閉塞なし［max V（左室流出路血流速度）1.3 m/s, PG 8 mmHg］．

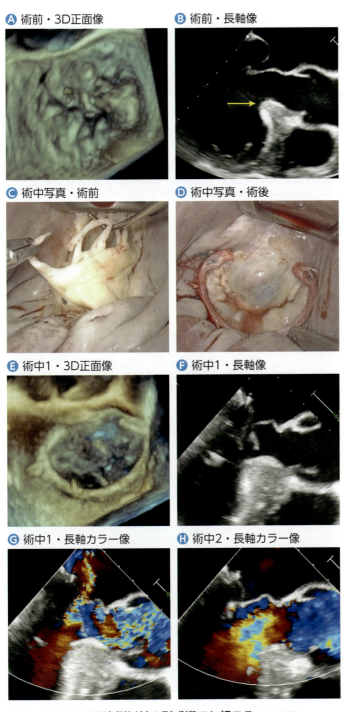

図11　SAMはP2逸脱以外の形成術でも起こる movie 39

P3腱索断裂の症例（Ⓐ）．弁輪：前後径 36 mm，横径 46 mm，周囲長 138 mm．弁尖長：A2 26 mm，P2 12 mm，病変P3 19 mm．C-sept 20 mm．S字状中隔が目立つ（Ⓑ→）．手術手技はP3にループ3本，CG band 34 mm（Ⓒ〜Ⓔ）．術中TEEでSAM-MRあり（ⒻⒼ），LVOT peak V 1.6 m/s，peak PG 10 mmHg．輸液，強心薬中止，β遮断薬（ランジオロール）投与でSAM改善し，追加手技は不要であった（Ⓗ）．SAM改善後のCL 8 mmと問題なし．

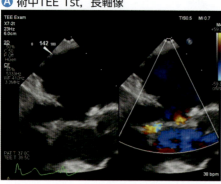
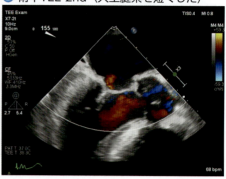

図12 SAMに対する2nd pumpで人工腱索を短くした症例 movie 40

弁尖長：A2 26 mm, P2 19 mm, 弁輪径：前後径 38 mm, 横径 43 mm, 周囲長 133 mm. P2 に人工腱索4対，Taylor ring 33 mm（術中計測A2 22～26 mm）．SAMと，P2がA2に対して左房側に偏位することにより偏心ジェットが生じており（Ⓐ），リングに当たり溶血の危険あると判断され，2nd pumpへ．追加手技として人工腱索を短くし，その後のTEEでSAMと偏心ジェットは消失した（Ⓑ）．

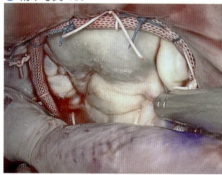
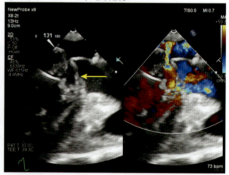
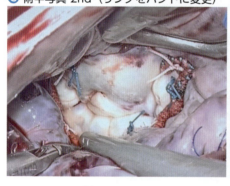
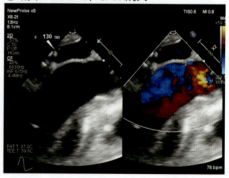

図13 SAMに対する2nd pumpでフルリングをバンドに変更した症例 movie 40

P2腱索断裂，P2およびA2A3P3逸脱の症例．弁尖長：A2 34 mm, P2 28 mm, 弁輪径：AP 48 mm, SL 65 mm, Circ 185 mm. 両尖逸脱のためC-sept＞25 mm, 中隔肥厚もなし．術中所見はBarlow病．P2切除，逸脱弁尖に人工腱索，フルリングで最大サイズのフィジオリングⅡ 40 mm（semi-rigid ring）を用いて形成し，術中写真（Ⓐ）では接合ラインは後尖側にありSAMは起こりにくいように思える．しかし弁尖長が長いためか，術中TEEでは著明なSAM（Ⓑ➡）と左室流出路閉塞（LVOT max PG 85 mmHg）あり．2nd pumpでフィジオリングⅡを外してTaylor 35 mmをバンド化（flexible band）し，後尖側だけに縫着（Ⓒ）．固いフルリングから柔らかいバンドに変えたことで，弁輪周囲長の縫縮効果は残るが前後径の短縮が弱くなり，接合ラインは後尖側に移動し，SAMは消失した（Ⓓ）．ただし接合長は短くなる．

❸ 弁輪周囲の構造物に関する合併症：回旋枝狭窄とAR

　僧帽弁形成術では弁輪リング形成が必須であり，弁輪周囲の構造物に関連した合併症が起こりうる．左回旋枝の損傷，大動脈弁のテザリングや穿孔による大動脈弁逆流，His束を損傷することによる房室ブロックなどがある（図14）．術前の画像診断や術中TEEでこれらに関連した合併症の予防やモニタリングを行うことができる．

　僧帽弁輪形成リングの縫合の際，固い線維性構造体であるtrigonにリングを固定することが重要である．しかし，入れる針が深すぎると大動脈弁の穿孔やひきつれを起こす．**大動脈弁逆流は無冠尖のテザリングによる開放および閉鎖制限（図15）や，無冠尖または左冠尖の穿孔が多いので，術前レポートで大動脈弁逆流の有無を記載することが重要である**．特に，術前に無冠尖／左冠尖の交連付近の逆流を認めた場合，術中TEEで穿孔による逆流と区別しにくいため，術前レポートに明記する．

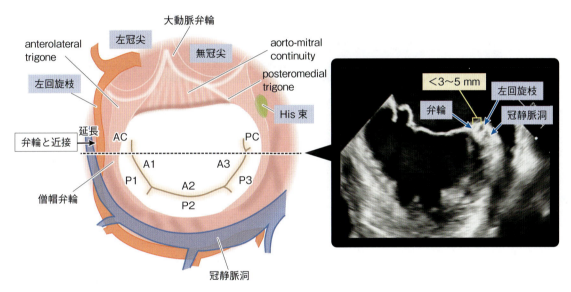

図14　弁輪周囲の解剖：左回旋枝，大動脈弁，His束
僧帽弁輪と左回旋枝はAC～P1付近で近接している．心臓造影CTでは同部位の僧帽弁輪と左回旋枝の距離が3mm未満では左回旋枝の損傷リスクが高くなる[4]．TEEでも交連部像で僧帽弁輪と左回旋枝の距離が3～5mm未満であれば，外科医と共有しておくのがよい．

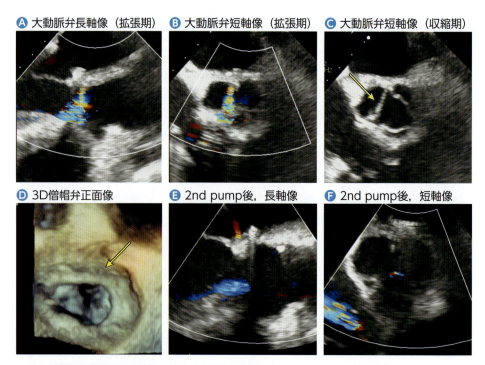

図15 僧帽弁輪形成の縫合による大動脈弁無冠尖のテザリング　movie 41

この症例では僧帽弁形成術後に，術前には認めなかった偏心性ARジェットを認め（Ⓐ Ⓑ），中等症ARと診断した．大動脈弁無冠尖に沿って逆流弁口があり，収縮期に無冠尖の開放が制限されている（Ⓒ➡），以上から，リング縫合の糸が無冠尖近くにかかり，テザリングしていることが疑われた．無冠尖の弁輪が近接する2時の縫合糸（Ⓓ➡）を切ったところ無冠尖の可動性が改善，偏心性ジェットは消失し，弁中央からの軽症の中心性ジェットのみに改善した（Ⓔ Ⓕ）．

■ 文献

1）「Carpentier's Reconstructive Valve Surgery」（Carpentier A, et al），Saunders, 2010
2）Nicoara A, et al：Guidelines for the Use of Transesophageal Echocardiography to Assist with Surgical Decision-Making in the Operating Room: A Surgery-Based Approach: From the American Society of Echocardiography in Collaboration with the Society of Cardiovascular Anesthesiologists and the Society of Thoracic Surgeons. J Am Soc Echocardiogr, 33：692-734, 2020
3）Maslow AD, et al：Echocardiographic predictors of left ventricular outflow tract obstruction and systolic anterior motion of the mitral valve after mitral valve reconstruction for myxomatous valve disease. J Am Coll Cardiol, 34：2096-104, 1999
4）Caruso V, et al：Mitral valve annulus and circumflex artery: In vivo study of anatomical zones. JTCVS Tech, 4：122-129, 2020

第2章 疾患別評価の実際

6 僧帽弁閉鎖不全症
3 M-TEERの術前・術中TEE

movie

泉　佑樹

術前評価

1 M-TEER

　経皮的僧帽弁接合不全修復術（M-TEER）は，経静脈アプローチでのカテーテル治療であり，病変をクリップ状のデバイスで把持し閉鎖することで，低侵襲にMRを軽減させる治療である．2024年現在の本邦では，MitraClip™ G4 SystemとPASCAL Precision Systemの2つのシステムが使用可能である（図1）．

　MitraClip™ G4は4つのクリップサイズがある（図2）．アームの長さはNTおよびNTWが9 mmで，XTおよびXTWが12 mmである．幅はNTおよびXTが4 mm，NTWおよびXTWが6 mmである．PASCALはPASCAL（幅10 mmのためP10とよばれる）とPASCAL Aceの2つのサイズある．P10は中央のスペーサが大きく特徴的な形態である（図3）．

　MitraClip™ G4 XTWとPASCAL Aceはサイズが非常に似ている（図4）．それぞれアーム/パドルの長さ12/11 mm，幅6 mm，グリッパー/クラスプの幅4 mm，アーム/パドルを180°に広げた前後径25/26 mmである．しかし素材や弁尖を把持する機構など異なる点もある．

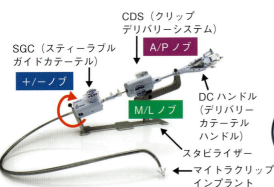

Ⓐ MitraClip™ G4 System

名称・動作	主な機能
SGC：＋ノブ	方向をanteriorに，高さ↓
SGC：時計回転	場所と方向をposteriorに，高さ↑
CDS：Mノブ	方向をmedialに，高さ↓
CDS：Aノブ	高さ↑，方向をanteriorに
スタビライザーを押す	場所をlateralに

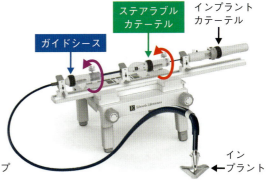

Ⓑ PASCAL Precision System

名称・動作	主な機能
シース：ノブを時計回転	場所をposteriorに*
シース：ハンドルを時計回転	高さ↑，方向をposteriorに
カテーテル：ノブを時計回転	方向をmedialに，高さ↓
カテーテル：ハンドルを時計回転	方向をposteriorに，高さ↑
カテーテルを入れる	場所をlateralに

図1　MitraClip™ G4 SystemとPASCAL Precision Systemと全体図と操作の概要

＊ガイドシースを僧帽弁に並行，後方に向けた場合．通常はフラッシュチューブが5時方向．
提供：Ⓐアボットメディカルジャパン合同会社，Ⓑエドワーズライフサイエンス合同会社

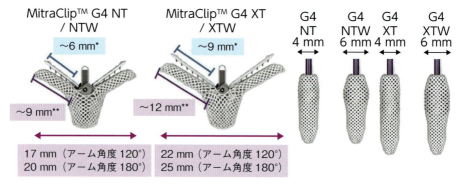

図2 MitraClip™ G4 システムのインプラントの種類とサイズ
*弁尖把持にはすべてのフリクションエレメントと弁尖が干渉することが必要．**クリップアーム長．
提供：アボットメディカルジャパン合同会社

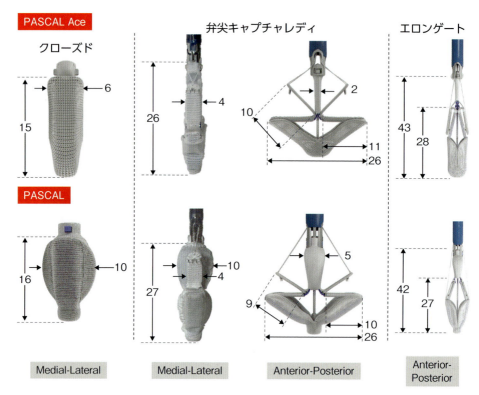

図3 PASCAL Precision System のインプラントの種類とサイズ
単位は mm．
提供：エドワーズライフサイエンス合同会社

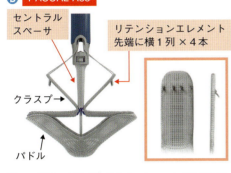
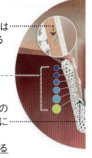
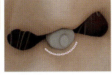
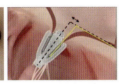

図4 MitraClip™ G4 System と PASCAL Precision System の閉鎖機構の比較

MitraClip™で必要な弁尖長は，NT/NTWで7mm以上，XT/XTWで9〜10mm以上．PASCAL (P10)およびPASCAL Aceでは8mm以上が望ましく，6mm未満は困難とされている．
提供：Ⓐアボットメディカルジャパン合同会社，Ⓑエドワーズライフサイエンス合同会社

デバイスの操作で特に重要なのは**デバイスに十分な長さの弁尖組織を挿入することである**．MitraClip™では弁尖を固定するトゲ（フリクションエレメント）が縦に並んでおり，弁尖の先端，つまりアームの一番奥の部分に最大の力が加わるようになっているため，先端まで挿入する必要がある．このために**MitraClip™で必要な弁尖長は，NT/NTWで7mm以上，XT/XTWで9〜10mm以上**とされている．一方，PASCALではクラスプの先端に横1列に固定するトゲ（リテンションエレメント）が並んでおり，**PASCAL（P10），PASCAL ACEともに把持に必要な弁尖長は8mm以上が望ましく，6mm未満は困難**とされている[1]．

またデバイスの素材は，MitraClip™ではコバルトクロム合金の硬質アーム，PASCALではナイチノールの柔軟なアームである．閉鎖機構は，MitraClip™はアクティブ（物理的にロックをかけて所定の位置に固定する），PASCALはパッシブ（形状記憶合金であるナイチノールの特性に基づき，デバイスが自動的に所定の位置に保持される）である．これらの違いはデバイス留置や留置後の挙動に影響し，デバイス選択の際に考慮される可能性がある．実際に，MitraClip™ XT/XTWは強力な弁輪縫縮効果があり，心室性機能性MR（VFMR）では弁輪前後径は平均4.9mmも短縮するため，逆流の減少に寄与している[2]．一方，弁輪が小さい場合は弁輪の過剰な縫縮によりインデンテーションからの逆流が悪化することもある．また弁口面積はXTデバイス1つ留置で57％，NTデバイス1つで52％減少する[3]．PASCALは拡張期に若干の可動性があり，特にP10は大きなセントラルスペーサの効果もあり，比較的狭窄が起きにくい．弁口面積はP10で46％，PASCAL Aceで57％減少すると報告されている[4]．

2 術前評価・計測項目

　安全で効果的なM-TEERを行うために，弁尖や弁輪および弁下組織（腱索や乳頭筋）などについての定性・定量的な評価を行う．当院での計測項目を**表1，図5**に示す．M-TEERを検討する場合，まず適応外の解剖か判断する．TEERが非適応な僧帽弁としては以下があげられる．

- 穿孔・クレフト
- 把持すべき部位に高度石灰化がある
- 可動する弁尖長が短い（後尖長＜7 mm）
- 僧帽弁狭窄（3Dで計測した弁口面積＜3.0 cm^2　平均圧較差≧5 mmHg）
- リウマチ性僧帽弁（交連の癒合）
- Barlow病
- 感染性心内膜炎（治癒したものも弁尖の変性から損傷のリスクが高いと考えられている）

表1　M-TEERのための評価・計測項目

MR分類	DMR/VFMR/AFMR
病変部位	・A2P2 ・A1P1, A3P3 ・AC, PC
逆流重症度	・肺静脈血流波形 ・vena contracta width ・vena contracta area
狭窄のリスク	・3D僧帽弁口面積 ・僧帽弁平均圧較差
病変形態（器質性）	・prolapse width ・prolapse gap
病変形態（機能性）	・tenting height ・coaptation length
弁尖長	・前尖長（病変部位） ・後尖長（病変部位） ＊弁輪石灰化がある場合は可動性のある弁尖長を計測する
弁輪	・前後径（anterior-posterior） ・横径（anterolateral-posteromedial） ・周囲長 ・弁輪面積
弁下組織	・code free zone（前尖） ・code free zone（後尖）
卵円窩	・僧帽弁輪からの最高地点と高さ

青字はTEERの可否や治療計画に必須の項目である．DMR：器質性MR，VFMR：心室性機能性MR，AFMR：心房性機能性MR

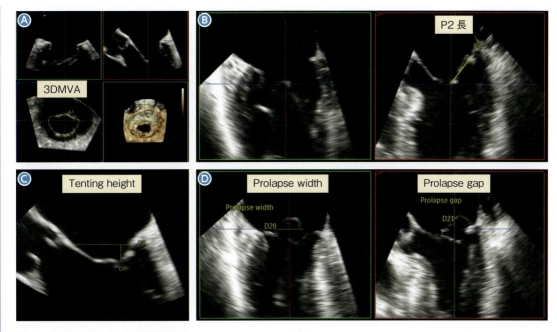

図5 M-TEERのための計測項目
僧帽弁3Dデータ（Volume Rate>15/秒が望ましい）のMPR解析で，最大拡張時（E波かA波の時相）に僧帽弁口面積（MVA）を計測する（Ⓐ）．弁口は同一平面上にはないので，弁尖の先端からやや弁輪側の平面で，弁尖で囲まれた面積を計測する．弁尖長やtenting height, prolapse width/gapは図ではMPR解析で計測しているが（Ⓑ〜Ⓓ），適切な断面のbiplane画像でも計測可能である．

デバイスと手技，エコー画像の進歩により，high volume centerではより複雑な病変にもM-TEERが行われている（図6)[1]．

TEER後の僧帽弁狭窄は，治療前の僧帽弁口面積だけでなく，デバイスを留置する位置も関係する．Kassarらの報告[3]ではMitraClip™を用いたTEERで，A1P1またはA3P3付近に留置する場合は弁口面積の減少は43〜53％と比較的小さく，A2P2 centerに留置する場合は50％である．しかしA2P2 medialやlateralのインデンテーション付近に留置する場合は，付近のインデンテーションが開かなくなるため弁口面積が57％程度減少する．インデンテーションが浅い場合や，交連の開放が悪い場合も，著しい狭窄が起こることがあるため注意が必要である．

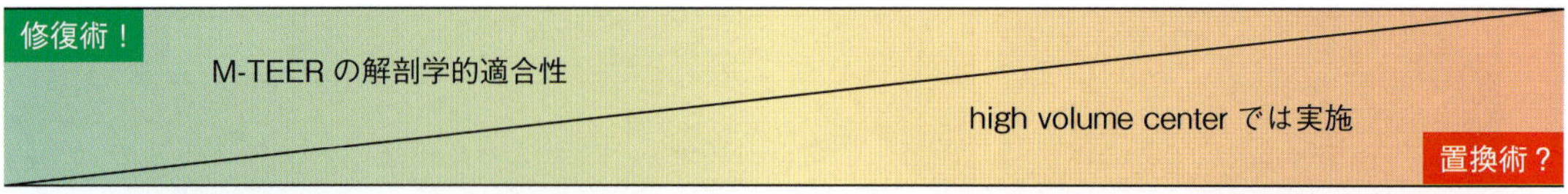

修復術！ M-TEERの解剖学的適合性 high volume centerでは実施 置換術？			
非複雑 **M-TEERに理想的**	**複雑** **M-TEERに適している**	**非常に複雑** **M-TEERには挑戦が必要**	**置換が推奨される基準** **M-TEERは困難または不可能**
– 中央病変（A2/P2） – 石灰化なし – 僧帽弁口面積＞4.0 cm² – 後尖長＞10 mm – Tenting height＜10 mm – Flail gap＜10 mm – Flail width＜15 mm	– A1/P1 または A3/P3 – 弁尖に及ばない弁輪石灰化 – 僧帽弁口面積3.5〜4.0 cm² – 後尖長7〜10 mm – Tenting height＞10 mm – 非対称のテザリング – 接合長＜3 mm – Leaflet-to-annulus index＜1.2 – Flail gap＞10 mm – Flail width＞15 mm – 両側のインデンテーションから2つのジェット	– 交連病変で複数のジェットを持つ – 弁尖に及ぶ弁輪石灰化 – 線維化した弁尖 – 接合面全体からの広いジェット – 僧帽弁口面積3.0〜3.5 cm² – 後尖長5〜7 mm – Barlow病 – クレフト – 外科的僧帽弁輪リングの脱落	– 狭窄を伴う同心円状の弁輪石灰化 – 僧帽弁口面積＜3.0 cm² – 平均圧較差＞5 mmHg – 後尖長＜5 mm – 把持する部分の石灰化 – 深いクレフトからの逆流 – 弁尖の穿孔 – 複数/広いジェット – リウマチ性僧帽弁狭窄

図6 M-TEERを考慮した僧帽弁形態の複雑さに関する基準

leaflet-to-annulus index ＝〔（A2長＋P2長）/弁輪前後径〕，が小さいことは弁尖組織量が弁輪に対して相対的に不足していることを示し，M-TEER後の残存MRとの関連が報告されている[5]．
文献1より引用

術中評価

当院での撮像の流れと評価のポイント

M-TEERの術中TEEのポイントは，**病変の判断，治療のガイド，治療効果の判定，合併症の回避**である．術者はエコー画像と透視画像を確認して手技の各段階を進めていくので，手技の流れとその時必要な画像を理解する．M-TEER術中TEEでエコー医に必要なことは，**①デバイスと手技の理解，②的確な画像描出，③進行している手技の是非や注意点をリアルタイムにチームで共有するために積極的に発言すること**，である．画像出しが上手くいかないときは術者に伝え，やむをえない場合は手技を待ってもらうことも安全な手技のために必要である．

M-TEER術中TEEのポイント

❶ M-TEER手技開始前：僧帽弁の再評価と治療プランの最終確認
❷ M-TEER手技中
　①心房中隔穿刺：心膜液，穿刺位置と僧帽弁輪からの高さ，右左シャント
　②シャフト，デバイスのアーム/パドルの弁輪に対する前後（AP）/内側外側（ML）方向の向き（perpendicularity）の調整
　③弁尖の十分な挿入・把持（insertion）の確認
　④残存逆流と狭窄の評価

循環器内科医のための経食道心エコー

⑤M-TEER手技終了後：プローブ抜去前の最終評価

❸ 術者との情報共有，意思疎通

1 M-TEER手技開始前：僧帽弁の再評価と治療プランの最終確認

① エコー機設置，パネル位置調整，放射線防護

　　TEEが行いやすいように，また手技中にCアームと干渉しないように，エコー機や麻酔機の位置取りを調整する．M-TEERは透視画像も重要であり，エコー機のディスプレイのなるべく近くに透視画像の表示画面（パネル）を設置する．放射線防護のために，適切な防護具，ドレープなどを用意し，可能な限り被曝を回避する．

② 左心耳血栓の評価

　　左心耳血栓がないことを確認し，デバイスを出してもらう．

③ 心房中隔と僧帽弁の良好な画像を得るための調整

　　検査室で行う術前TEEは通常左側臥位で行われるのに対して，術中TEEでは通常患者は仰臥位であるため，画像の見え方が変わる．僧帽弁と中隔を0→180°までスキャンしてスクリーニングし，この時点で描出が困難な部位がある場合には患者右側に肩枕を追加して左半側臥位にする（図7）．また左房が小さく心房中隔穿刺で左房後壁の損傷が懸念される場合などでは，輸液や昇圧（ノルアドレナリン，フェニレフリン）を行うと左房が拡大して手技を行いやすくなる．

　　僧帽弁輪が交連部像／長軸像でなるべくビームに対して垂直（端子面に平行）になるようにプローブの深さや角度を調整する．ただしTEERの対象となる高齢フレイル患者では長時間の術中TEEによる食道合併症が多く報告されており[6]，軽いup/down flexに留め，lateral flexは極力使用しない．

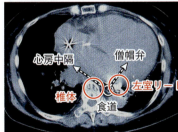
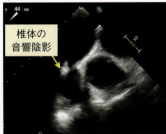
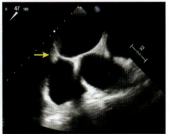

図7　心房中隔や僧帽弁の観察の障害となる構造物と，体位変換での画像の変化 movie 42

CTで食道周囲に椎体や左室リードがあり（Ⓐ），心房中隔や僧帽弁の観察の障害となることが予想された症例．仰臥位での術前TEEでは心房中隔の後方が観察できず，椎体の音響陰影と考えられた（Ⓑ→）．心房中隔の後方は通常穿刺点となるため，このままでは安全な穿刺が行えない．右肩に肩枕を入れて左側臥位にすると，心房中隔の後方が描出された（Ⓒ→）．

④ 心膜液の評価

　　心房中隔穿刺後に心膜液が増加していないか比較できるよう，手技前の心膜液の画像を記録し

ておく．心尖部（0°），心基部（0°でプローブを引き clockwise にプローブをまわすことで両心房の底部を観察できる），心膜横洞（120°付近の大動脈弁長軸像で観察する）．

⑤ 僧帽弁逆流の病変と弁下の評価，治療戦略の最終確認

麻酔機による呼吸停止が容易に行えるため，4～6心拍合成による高い volume rate の（つまり解像度も高くできる）3D 画像が取得できる．術前に良好な画像データが得られていない場合は，ここで病変と治療戦略の最終判断を術者と行う．もちろん治療戦略は術前に術者とともに綿密に立てるべきであるが，術中に新たな所見があり方針を微調整することはしばしばあり，冷静かつ柔軟な対応が求められる．適切な交連部像の角度を決定（**第2章6-1 図3**）し，交連部像／長軸像の biplane の 2D 画像およびカラー像，僧帽弁の圧較差，肺静脈血流波形も治療前後で比較するため記録する．

僧帽弁が高度に離開している場合は把持困難が予想される．麻酔機で呼気終末陽圧（PEEP）を上げると左室前負荷軽減により僧帽弁の接合が改善することがあり，VFMR に対しては特に有効である．ただし PEEP を上げすぎると肺の膨張で僧帽弁が観察困難となることがあるので通常は 10 cmH$_2$O 以下とする．

2 M-TEER 手技中

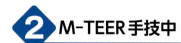

画像描出のポイントとコメントを記載する．手技の流れや操作を把握し，術者が求める画像をすみやかに描出する．

① 心房中隔穿刺

MitraClip™ では僧帽弁の後交連のライン（僧帽弁正面像の2～3時方向）を穿刺して左房に入ると，各ノブによる動作が想定通りとなる（図8）．この方向で僧帽弁輪から 40～45 mm の高さが理想的な穿刺位置である．これは PASCAL でも基本的に同じである．

通常，卵円窩内の中央・後方が僧帽弁輪からの最高点であり，ここを穿刺する（図9）．上大静脈と卵円窩が良好に描出できるのは 100°付近が多い（図10）．100°／10～30°の biplane 像とすると卵円窩内の上下・前後方向を同時に評価できる．穿刺点の僧帽弁輪からの高さは 4 腔像で評価する．これも biplane 像で 90°／0°～70°／-20°（160°の左右反転と同じ像）として counterclockwise にすると描出しやすい．次に僧帽弁 3D 正面像（en face view, surgeon's view）で僧帽弁の後交連の接合ラインの延長線上（2～3時方向）に穿刺点があることを確認する．左房拡大が著しい症例では卵円窩が僧帽弁から見て 12～1 時方向にあることがある．この場合は穿刺点を卵円窩内の下方へ移動して後交連の接合ラインの延長線に近い位置に調整する（図11）．

穿刺予定位置を決定したら，穿刺針が進む方向に十分なスペースがあるか確認し，RF ニードルを通電してもらう．**このときや続いてワイヤーを左上肺静脈へ進める際に，ニードルやワイヤーの全貌を描出することが重要である．**針やワイヤーの方向はすばやく動くので，透視を参考に角度調整するのがよい（図12）．

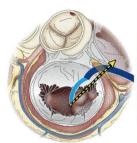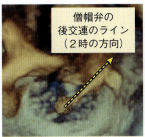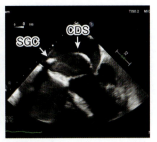

図8 心房中隔穿刺〜左房にガイドシースを入れとところの全体的なイメージ

僧帽弁正面像の2〜3時方向（➡）を穿刺して左房に入る．中部食道像の0°付近でSGC〜CDSの全体像（⇔）が観察できる．

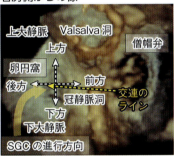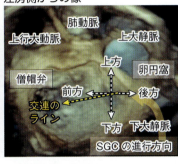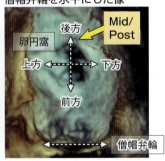

図9 心房中隔・卵円窩と僧帽弁との位置関係 movie 43

僧帽弁と心房中隔は垂直に近い関係になっている．通常，僧帽弁卵円窩は僧帽弁の後交連付近の接合線の延長線上にあり，（上下方向の）中央・後方が僧帽弁輪から最も高い位置となる．Mid：middle（中央），Post：posterior（後方）

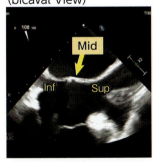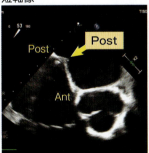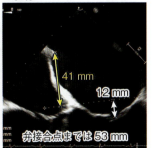

図10 心房中隔穿刺の場所 movie 43

穿刺針がテンティングしている位置はbicaval viewで中央，短軸像で後方に位置する．四腔像では，弁輪から卵円窩のテンティング地点までの距離は41 mmだが（⇔），僧帽弁が弁輪から12 mmテザリングしているため（⇔），弁接合点までは53 mmと十分である．
Inf：inferior（下方），Sup：superior（上方），Ant：anterior（前方），Post：posterior（後方），Mid：middle（中央）

147

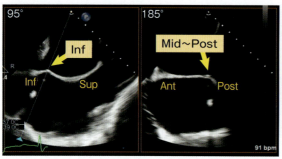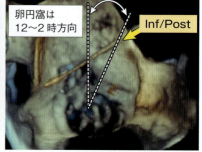

図11 卵円窩が僧帽弁に対して前・上方に位置する場合

高度左房拡大がある症例で，卵円窩が僧帽弁正面像で12〜2時方向に位置している．僧帽弁の2時方向とするために卵円窩の下方を穿刺した．Inf：inferior（下方），Sup：superior（上方），Ant：anterior（前方），Post：posterior（後方），Mid：middle（中央）

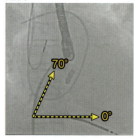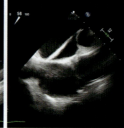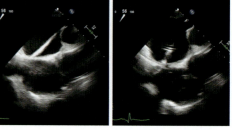

図12 心房中隔穿刺〜SGCを左房に挿入

ニードルやワイヤーの全貌を描出する．エコーの角度は透視で当たりをつける．ニードルの先端がValsalva洞や左房後壁に向かわないように注意する．

②シャフトの弁輪に対する前後（AP）/内側外側（ML）方向の向き（perpendicularity）の調整

1．trajectoryの確認＝シャフトのperpendicularityの調整

僧帽弁中央にデバイスを移動させ，交連像/長軸像のbiplaneでデバイスが左房から左室内に侵入する軌道（trajectory）を確認する．このとき，シャフトの弁輪に対するAPおよびML方向の向きが垂直になっているか（perpendicularity）を評価し，術者にノブを操作してもらい妥協せずに調整してもらう（図13）．ノブの操作により画像上でデバイスがどのように動くか，エコー医も知っておくことが望ましい（図1）．MitraClip™における基本的な操作としては，交連像でlateral側に方向が傾いているときはMノブを入れる．長軸像で大動脈側に傾いている（aorta-hugger, posterior方向の軌道）時は＋（プラス）ノブを使うが，高さが足りないときはAノブ＋Mノブを使う．PASCALの場合は，aorta-huggerの修正はガイドシースのフレックスノブを時計回転させ（シースが屈曲し，インプラントがposteriorに移動する），ステアラブルカテーテルのハンドルを反時計回転する（インプラントの方向がanteriorに向く）．高さが足りないときはガイドシースのハンドルを時計回転する（gain height）．

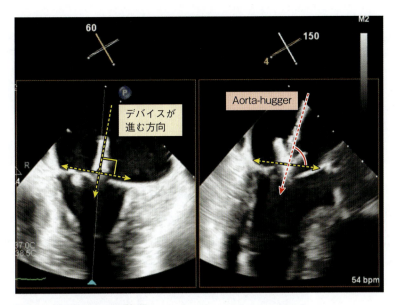

図13 trajectoryの確認
P2腱索断裂に対するPASCAL Aceを留置した症例．左の交連像では，僧帽弁輪に対してデバイスが進む方向は垂直になっている（━）．右の長軸像（LVOT view）では，シャフトの軸は逸脱したP2を把持しやすいように，やや大動脈側に傾けている（aorta-hugger, ━）．

2. デバイスのアーム/パドルのperpendicularityの調整

　僧帽弁正面像で，弁尖の接合ラインにアームが垂直か（perpendicularity）を評価し調節する．A2P2病変の場合は，両交連を3/9時とした際に，基本的にはA2P2の接合ラインに直交する方向（12/6時）方向に向ける．A1やA3の逸脱でも12→6時方向に近い方向に逆流ジェットが吹く場合は，アームも逆流ジェットに平行にして12/6時とすることが多い．P1病変では1/7時方向，P3病変では11/5時方向にやや傾けることが多い（図14）．insertion assessmentの際に長軸像はクリップの向きに平行な角度に調整する必要があり，長軸像の角度-90°の交連像とのbiplaneにする方法がある．biplaneの角度を別々に調整できるエコー機であれば，交連像とクリップの向きに平行な角度の長軸像にして同時に描出することで，クリップが適切な治療部位にあるか，また弁の把持の前後のデバイスの操作を観察することが容易となる（図14）．

　アーム/パドルの向きを決定したら，グリッパー/クラスプの可動を確認後に左室へ進入する．方向を修正したり，腱索に干渉したりする場合は，左房に戻って修正する．PASCALではelongateの形態にすることで，リテンションエレメントを左房側に維持したまま（腱索との干渉を避けられる），デバイス先端を左室側に入れて位置調整することが可能である（図15）．

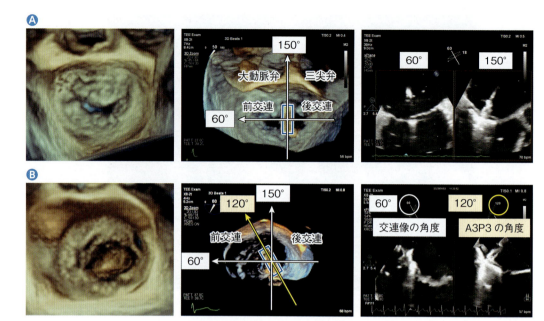

図14 アーム／パドルの評価：僧帽弁正面像とbiplane movie 44

Ⓐは VFMR に対して A2P2 center に留置．両交連ラインが 3/9 時方向であり，A2P2 の接合ラインもこれに平行なため，クリップアームは垂直に 12/6 時方向としている．エコー画像では交連像が 60°，長軸像が 150° となっている．
Ⓑは A2A3P3 逸脱に対して，1st clip を A3P3 へ留置．クリップアームは接合ラインを考慮して少し counterclockwize に回し，11 時/5 時方向に調整した．エコー画像ではクリップアームに平行な像は 120° であった．biplane の角度を直行（+90°）から調整できるエコー機であれば，交連像 60° から biplane 像とし，長軸像を 120° にして同時に描出すると観察が容易となる．

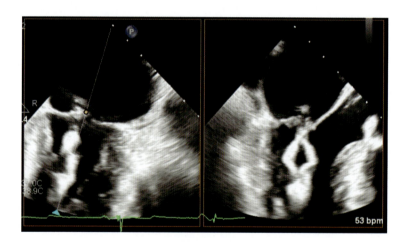

図15 PASCAL での elongate 形態
elongate して腱索の干渉を回避しつつ，位置や方向を調整することができる．

③ 弁尖の十分な挿入・把持（insertion）の確認

　M-TEER 術中 TEE の最も重要な瞬間が **insertion assessment，弁尖が十分に挿入・把持されているかの確認**である．前後の一連の画像を図16 に示した．ポイントを以下に記載する．

ポイント

- 左房内：アームの向きが病変に対して，シャフトの軌跡（trajectory）が弁輪に対して垂直か（perpendicularity）を確認．
- デバイスを左室内へ進める：目的の治療部位へ真っ直ぐ入っていかなければ左房に戻る．
- アームを開く：腱索に干渉していないか，アームの向きがずれていないかを確認（3D zoom）．
- 引き上げ：前・後尖ともアームの先端まで入っているか，再度アームの向きがずれていないかを確認．
- gripper down〜partial close：全体を録画する（記録を10〜30秒の設定にする）．biplaneのzoom像で両側の弁尖とアーム，グリッパー／クラスプを可能な限り明瞭に描出する．

  この際，シャフトの音響陰影で弁尖やデバイスが描出困難な場合がある．基本的には両尖が先端まで見えるプローブの位置を探すが，難しい場合は，プローブを引いて前尖側，進めて後尖側を観察する（図17，18）．

  グリッパー／クラスプdownの際に弁尖が根元まで入っていること，収縮期に弁尖の動きでグリッパー／クラスプが跳ね上げられる（bouncing）ことが観察されれば，グリッパー／クラスプが弁尖を捉えていることの証拠となる．アームが60°ほどに閉じ（partial close），弁尖が固定されアームからすり抜けていないことを観察する．この際，アームの向きも再度確認する（3D zoom）．

  この一連の画像を，直後に再生して術者と確認する．弁やグリッパー／クラスプの描出が不鮮明な場合，また弁尖の把持に自信がなければpartial closeの時点でやり直す．Full closeを何度もくり返すと弁尖の損傷，tearが生じる恐れがある．
- full close：弁尖が固定されアームからすり抜けていないか，アームの弁輪側や脇にtearや穿孔がないかを確認する．アームが接合ラインに垂直でないとき，また別々に把持したときは，弁を捻ることにより治療部位以外で逆流が増加することがあり，その場合は両弁尖を離してやり直す．

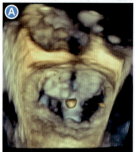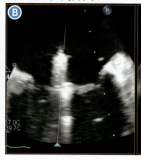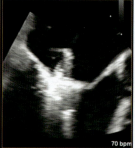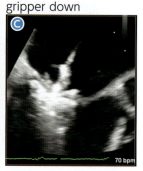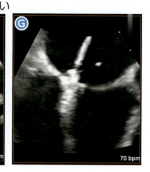

図16　弁尖の十分な挿入・把持の確認 movie 45

VFMRに対してMitraClip™ XTWをA2P2中央に留置する．アームは12/6時方向，弁輪面に垂直にデバイスを左室へ進め，アームを150度ほどに開いて向きを確認する（Ⓐ）．引き上げたところ，A2P2の両弁尖ともアームの先端まで入った（Ⓑ）．gripper down（ⒸⒹ），gripperのbouncing（Ⓔ⟷）を確認．partial close（Ⓕ）で弁尖が固定されアームからすり抜けていないことを観察する．逆流をカラー像で確認しながらfull closeしていき，2Dで観察すると両弁尖が固定され，後尖は弁輪付近まで把持できている（Ⓖ）．

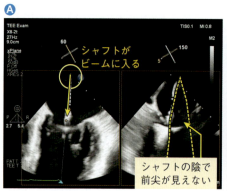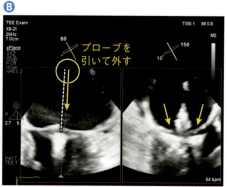

図17　プローブを引いて音響陰影を外す movie 46

P2逸脱に対するPASCAL Aceを用いたM-TEER．Ⓐではシャフトに端子面からのビームが当たっており，前尖が音響陰影に隠れて観察できない（┅）．プローブを引いて交連像のlateral側（右側）からX-planeの線を入れると，両尖とも先端まで良好に描出できた（Ⓑ➡）．影を操作し，両尖見えるところを能動的に探すことが重要である．

プローブ手前（引き）	プローブ真ん中	プローブ奥（押し）
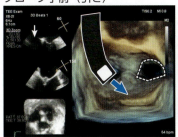	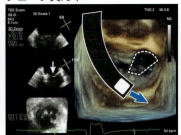	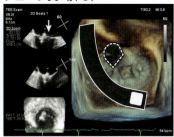

図18　プローブ押し引きと影の位置 movie 46

左房後壁にあるプローブを押し引きした場合の，プローブ端子面の位置のイメージと，交連像/長軸像での音響陰影の場所を➡︎，3D正面像での音響陰影の場所を⚋⚋で示した．音響陰影の場所は，プローブを引くとmedial/後尖側，進めるとlateral/前尖側へ移動することがわかる．つまり，プローブを引いて前尖/lateral側，進めて後尖/medial側を観察する．

④ 残存逆流と狭窄の評価

　残存逆流の評価として定性評価である肺静脈血流波形が改善，正常化すると予後が改善することが示されており[7]，評価も簡便であることから有用である．M-TEER後は，複数のMRジェットが発生することやデバイスによるアーチファクトの影響を大きく受けることから残存逆流の重症度を正確に評価することが困難であり，vena contracta widthや3D vena contracta areaなどにより包括的に評価する（表2）．

　狭窄は僧帽弁の平均圧較差＜5 mmHgを目標とするが，血行動態に影響しなければ逆流を減らすことを優先する．M-TEER術後の平均圧較差≧5 mmHgはDMR患者では予後不良と関連するが，FMR患者では関連がないとする報告がある[8]．平均圧較差は，調律や心拍数，左房コンプライアンス，左室の拡張機能，MR，心拍出量の影響を受けるため，**術前の弁口面積が小さい場合や，弁尖の把持後に予想以上に平均圧較差が上昇してしまった際には，3D画像を切り出して弁口面積を直接計測することが治療のエンドポイントを判断する一助となる**．DMR患者では弁口面積≦1.5 cm²が予後不良因子となる一方で，機能性MR患者では予後に影響しないと報告されている[9]．

表2　残存MRの評価基準

residual MRが軽度以下を示唆する所見	評価基準
カラードプラの逆流ジェットの減少	VCW ＜ 0.3 cm 折り返し半径 ≦ 0.3 cm
3D-VCAの減少	3D-VCA ＜ 0.2 cm²
肺静脈血流パターンの正常化	S ＞ D
前方血流の増加	SVの増加 LVEF 5〜10％の減少
左房，左心耳のモヤモヤエコーの出現	

3D-VCA：3-dimensional vena contracta area, VCW：vena contracta width, SV：stroke volume, LVEF：left ventricular ejection fraction

⑤ TEER手技終了後：プローブ抜去前の最終評価

　エコーガイドにガイドカテーテルを心房中隔から抜去し，穿刺による欠損孔のシャント血流が

左→右方向であることを確認する．クリップの固定がよいこと，弁の穿孔や亀裂がないこと，残存逆流と狭窄の最終評価を行い，左心耳血栓の有無，心膜液を確認してプローブを抜去する．

急性期の手技成功の基準は，カテーテル検査室を退出する時点で測定され，デバイスが意図どおりに留置され，手技中の死亡や緊急手術の必要がない状態である．また，デバイス成功は30日後およびその後のすべてのフォローアップ間隔で測定され，手技成功に加えて，MR重症度が基準値から1段階以上減少し，かつ2＋（中等症）以下に達したことと定義されている[10]．

合併症

① leaflet adverse event

デバイス関連の有害事象である leaflet adverse event（LAE）は，弁葉が裂けてしまう tear，弁葉に穴があく perforation を含む leaflet injury，片側の弁葉からクリップのはずれてしまう single leaflet device attachment（SLDA），腱索を巻き込んでしまう chordal entrapment と定義されている（図19）[11]．LAEの発生率は2％と報告されており，そのほとんど（2％のうち1.8％）はSLDAで leaflet injury は0.2％と稀である（図20, 21）．**SLDAおよびleaflet injuryを避けるために最も重要なことは，弁尖の十分な挿入を確認することである**．

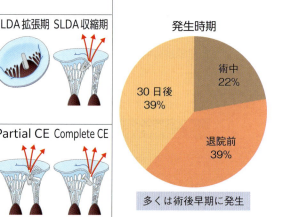

図19　leaflet advance eventの定義
leaflet injury，SLDA，chordal entrapmentに大きく分類される．多くは術中含め術後早期に発生する[11]．
表は文献11より引用，グラフは文献10を参考に作成

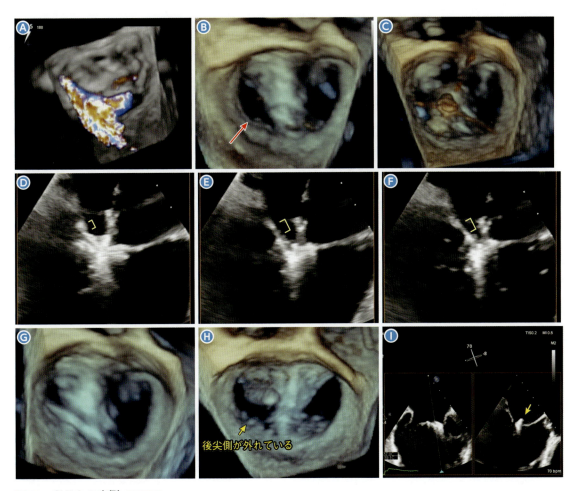

図20 **SLDAの症例** movie 47

テザリングと退行変性（A1 pseudo-prolapse）でA1P1-A2P2間に逆流弁口がある，混合性（一次性＋二次性）のMR症例（Ⓐ）．治療当時はG4-NTのみ使用可能であり，まずA2P2に1つclipを留置し，次にP1のP1P2インデンテーション（Ⓑ➡）寄りに2nd clipを留置することとした（Ⓒ）．gripper downの時点（Ⓓ）では弁尖のinsertionは良好だが，partial close（Ⓔ）〜full close（Ⓕ）と徐々に弁輪とアームの距離（⬚）が開いており，弁尖がすり抜けたか，組織が損傷している可能性が後日の検討で疑われた．留置直後（Ⓖ）は2nd clipも安定していたが，4時間後の胸部X線でクリップの方向にずれがあり，術後TTEおよびTEEでSLDA（後尖側が外れている）を認めた（ⒽⒾ）．基本的にはインデンテーション付近への留置は避けるべきである．

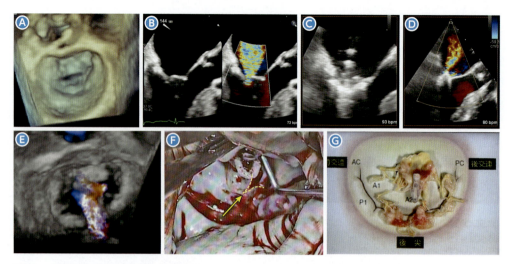

図21 leaflet tearの症例 movie 47

テザリングによるMRだが，後尖弁輪の石灰化が顕著で弁尖に及んでいる（Ⓐ）．P2長＝7 mmだが，石灰化のないP2長＝5 mmと非常に短い（Ⓑ）．MitraClip™ NTをA2P2に留置（Ⓒ）．full closeでMRは消失したが，final arm angle確立からrelease時に，clipの後尖側からMR出現（Ⓓ）．tearを伴うSLDAが疑われた（Ⓔ）．外科的弁置換術が行われ，術中所見でもP2中央にtearおよびSLDAを認めた（ⒻⒼ）．

② 医原性心房中隔欠損症

　M-TEERは大腿静脈から下大静脈，右房へカテーテルを進め，心房中隔穿刺を行い，左房，僧帽弁へ到達する手技である．MitraClip™では24Fr（8 mm），PASCALでは22Fr（7.3 mm）のガイドカテーテルまたはシースを心房中隔に貫通させて手技を行うため，術後に医原性心房中隔欠損症（iASD）が必発である．左心不全に対するiASDデバイスが存在するように，多くの症例ではiASDによって左房圧が若干軽減するなど悪影響は少ないが，術前から肺高血圧症や重症の三尖弁逆流を認める症例では右左シャントとなることがある．右左シャントを呈した症例の35％は急性に低酸素血症をきたしたと報告されている[12]．iASDに伴う急性かつ持続的な低酸素血症があらわれた場合や，大きなシャントにより血行動態が不安定化する場合はiASD閉鎖を行うことがあり，M-TEERの約1％に生じる（図22）．

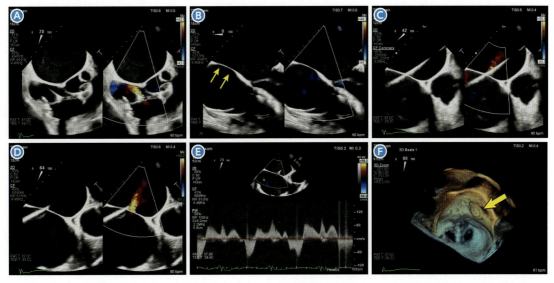

図22 M-TEER術後iASDによる右左シャントにより低酸素血症をきたし，閉鎖を要した症例 movie 48

Ⓐ術前に，心房中隔に向かう三尖弁逆流を認めた．Ⓑ心房中隔は左房側に突出していた（➡）．Ⓒ心房中隔穿刺を行った時点で右左シャントを認めていた．Ⓓクリップ留置後ガイドカテーテル抜去前にも右左シャントを認めた．この時点でiASDの閉鎖を視野にデバイスを準備した．Ⓔガイドカテーテル抜去後，右左シャント優位の両方向シャントを認め，低酸素血症をきたしたため，デバイス閉鎖を決定した．ⒻASD閉鎖デバイスによりiASDを閉鎖した（➡）．

難しい解剖に対する治療戦略

①弁尖が離開した機能性MR

　機能性MRで弁尖が離開していることや高度のテザリングは，M-TEERの当初は難しい解剖と考えられていた．しかしテザリングの症例では後尖長は保たれていることが多く[2]，長いデバイス（MitraClip™ G4 XT/XTW）を用いれば比較的容易に治療できることがある（図23）．ただし，AFMRで弁尖が離開している場合は，組織量が足りないうえに，後尖は短くテザリング，前尖はpseudo-prolapseしていることが多く，MRが残存する可能性がある．

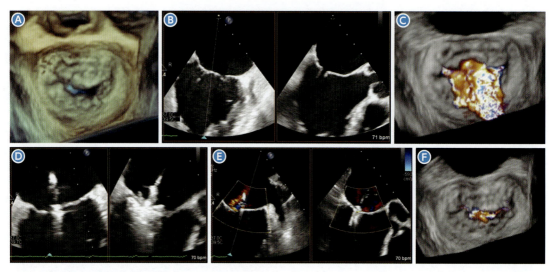

図23 広範囲に弁尖の離開を認めるVFMR movie 49

弁輪拡大と強いテザリングによって広範囲に弁尖が離開している（AB）．僧帽弁正面像カラー（C）では接合面全体からの重症MRが観察される．MitraClip™ G4 XTWを左室から引き上げるのみで，弁尖が自然にアームに固定され，グリッパーを同時に落として良好に把持することができた（D）．デバイスを完全に閉じると，僧帽弁輪前後径が短縮し（36 mmから27 mm），MRは軽度に改善した（EF）．

❷ 中部食道での僧帽弁の描出が困難な症例

　左室拡大が著しい症例では，中部食道での僧帽弁の描出が困難となることがある．原因として，❶ 食道が左房と左室の間の房室間溝に近くなり，僧帽弁が正面視しにくい，❷ 食道と僧帽弁の間に左冠動脈回旋枝のステントやCRTの冠静脈リードがある場合，音響陰影が生じる，といったことがあげられる．

　通常，食道は左房後壁にあり，ここからTEEで僧帽弁を正面視することができるが，食道が房室間溝に近くなると，僧帽弁輪のほぼ横に位置することになるため，僧帽弁が正面視しにくい．このような状況では，僧帽弁の交連像を描出することが困難で，プローブを進めると容易に僧帽弁短軸像になる．長軸像もかなり傾いた画像になり，デバイスを左室に進めると僧帽弁前尖が音響陰影で観察がほぼ不可能となる．ここで経胃短軸像からbiplane像にすると弁尖の描出が改善する．しかし経胃短軸像ではアームに水平にビームが入らないため，アームの全体が観察できない．そこでLiveMPR法により適切な断面を切り出すと，アームに水平な断面を描出でき，音響陰影のない明瞭な画像が得られることがある（図24）．

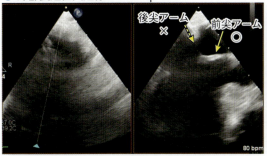
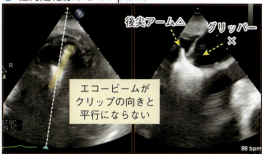
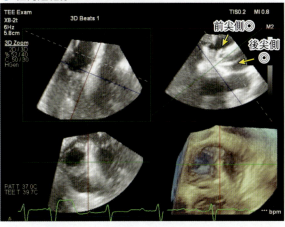
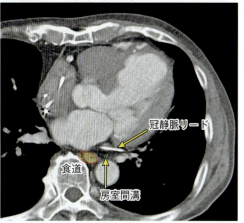

図24 中部食道での僧帽弁の描出が困難な状況 movie 50

術前CTでは拡大した左室により，食道は左房，椎体，下行大動脈に圧迫され，房室間溝に近い位置にある．食道の前面には冠静脈リードが横切っている（Ⓓ）．中部～深部食道での画像は描出不良であり，前尖側のアームが見えるのみで，僧帽弁尖は全く描出できない（Ⓐ）．経胃短軸像のbiplane像では弁尖の描出が改善するが，アームに水平にビームが入らないため，アームの全体が観察できない（Ⓑ）．LiveMPR法（MultiVue：Philips，Flexi-Slice：GEヘルスケア）を用いるとアームに水平な断面を描出でき，両尖およびグリッパーダウンの様子をリアルタイムに観察でき，良好な弁尖の挿入を確認できた（Ⓒ）．

③弁下組織の変異を伴う場合やnon-A2P2のDMR

　僧帽弁の弁下組織はTEEの経胃像での評価が有用だが，**中部食道像でも，STCの下半分を上げる（弁下部分のゲインを上げる）ことで観察可能である**．通常の腱索は糸状であり，腱索のないところ（code free zone）にデバイスを滑り込ませることができる．しかし，腱索が帯状になっていたり，腱索が癒合して太くなり，弁尖と区別が付かない症例もある（図25，26）．このような症例はchordal entrapment（図19）の危険がありM-TEERは困難であると考えられる．また，弁尖の形態にも個人差があり，P2が2つに分かれている症例や（図27），浅いインデンテーションで弁尖がつながっているように見える症例もある．

　しかし，複雑な解剖であっても，術前の解析で把持可能な部位があり，正確に留置することができれば有効なM-TEERを行うことができる（図28，29）．**DMRに対するM-TEERでは，正確な病変の評価とそれに基づいた術前プランの策定が特に重要と考えられる**．また，M-TEERではTEEで想像した解剖の正確な答えは得られないので，外科的僧帽弁手術の術中所見を学ぶことが改めて必要であると感じる．

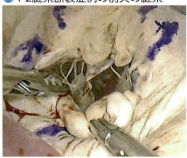 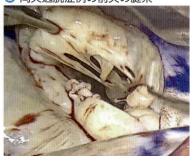

図25 腱索の異常

Bの両尖逸脱の症例では，腱索が帯状になり，腱索の隙間にデバイスを入れることが難しい可能性がある．こういった症例もあることから，code free zoneを術前に計測する意義があると考えられる．

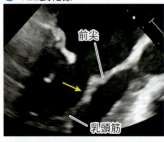 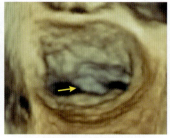 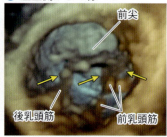
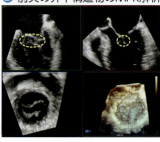 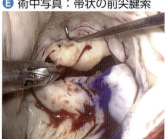 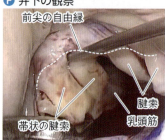

図26 腱索が癒合して太くなり，弁尖と区別が付かない症例 movie 51

TEEでは前尖の腱索が太く，どこから腱索なのか判別が難しい（A〜C➡）．MPR解析では，前・後乳頭筋からの腱索が癒合してアーケード状になっており，一部スリット状になっていることがわかる（D）．術中所見では腱索は異常に太く（E），腱索の間に神経鉤を入れて弁下を観察すると，乳頭筋まで腱索は帯状に太く連続していた（F）．

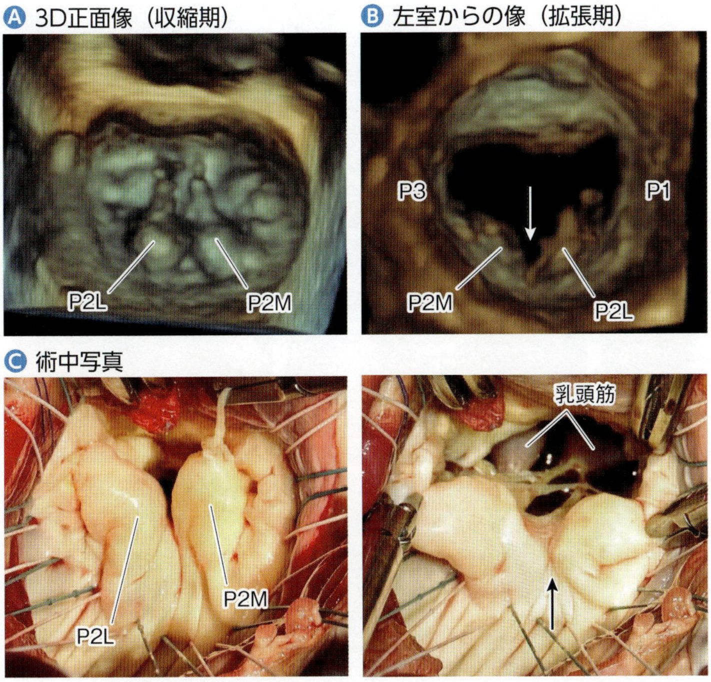

図27 弁尖と弁下組織の変異：2つに分かれたP2 movie 51

P2が深いインデンテーションで2つに分かれ、P2 lateral (P2L) およびmedial (P2M) のそれぞれに腱索断裂がある（Ⓐ）．エコーではインデンテーション（Ⓑ⇨）の下には組織がないように見えるが，術中所見ではインデンテーションの下に折り畳まれた弁尖があり（Ⓒ右→），インデンテーションを支配する扇状の腱索と乳頭筋を認めた．M-TEERによるインデンテーションからの逆流の改善を予測するのが難しい理由の1つは，中部食道TEEではインデンテーションの弁下組織を観察するのが困難であるためだと考えられる．

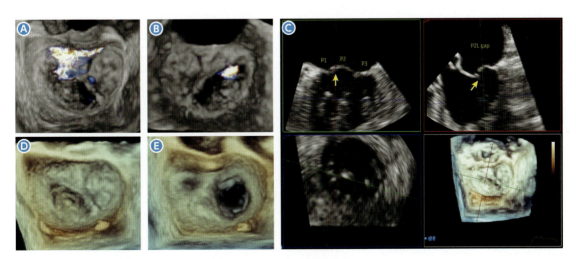

図28 弁尖と弁下組織の変異：大きなP2と小さなP1 movie 52

大きなP2と小さなP1（またはP1 + P2が浅いインデンテーションで繋がっている）と考えられる症例（Ⓐ正面像カラー，Ⓑ左室側からの像カラー，Ⓓ正面像）．MPR解析で，P2 lateral/medialの中央に大きな乳頭筋があり，腱索も密なためここにデバイス留置は不可能と考えられた．一方，P2 lateral側の病変にcode free zoneがあることを確認できたため（Ⓒ⇨），Mitra-Clip™ G4 XTを留置した（Ⓔ）．

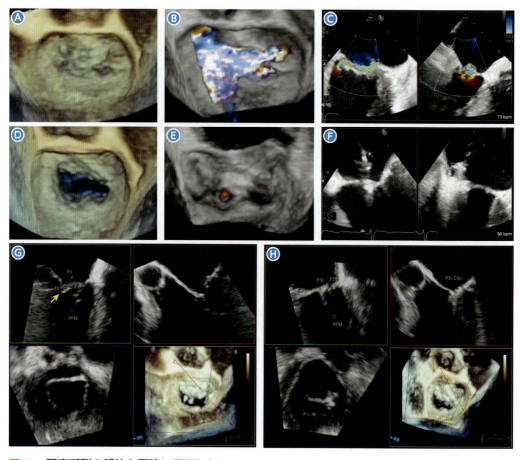

図29　腱索断裂の部位を正確にTEERする `movie 52`

P3 lateralの腱索断裂の症例（Ⓐ～Ⓒ）で，同部位（A3P3 lateral）にMitraClip™ G4 XTを留置し，MRは重症から少量に改善した（Ⓓ～Ⓕ）．術前MPR解析では，P3 lateral側の腱索が2本断裂しており，P3 medialからPCには病変はなかった（Ⓖ）．クリップ後のMPR解析で，腱索断裂の部位（➡）をクリップがすべて抑えており，前尖のstrut chordaeには干渉していないことを確認した（Ⓗ）．弁下の評価を充分に行うことで，術前治療計画通りにTEERが可能であった．

文献

1) Hausleiter J, et al：Mitral valve transcatheter edge-to-edge repair. EuroIntervention, 18：957-976, 2023
2) Izumi Y, et al：Transcatheter edge-to-edge mitral valve repair with extended clip arms for ventricular functional mitral regurgitation. J Cardiol, 82：240-247, 2023
3) Kassar M, et al：Anatomical and Technical Predictors of Three-Dimensional Mitral Valve Area Reduction After Transcatheter Edge-To-Edge Repair. J Am Soc Echocardiogr, 35：96-104, 2022
4) Paukovitsch M, et al：The effect of a smaller spacer in the PASCAL Ace on residual mitral valve orifice area. Clin Res Cardiol, 2024
5) Tanaka T, et al：Transcatheter Edge-to-Edge Repair for Atrial Secondary Mitral Regurgitation. JACC Cardiovasc Interv, 15：1731-1740, 2022
6) Freitas-Ferraz AB, et al：Safety of Transesophageal Echocardiography to Guide Structural Cardiac Interventions. J Am Coll Cardiol, 75：3164-3173, 2020
7) Corrigan FE 3rd, et al：Pulmonary Venous Waveforms Predict Rehospitalization and Mortality After Percutaneous Mitral Valve Repair. JACC Cardiovasc Imaging, 12：1905-1913, 2019
8) Koell B, et al：Long-Term Outcomes of Patients With Elevated Mitral Valve Pressure Gradient After Mitral Valve Edge-to-Edge Repair. JACC Cardiovasc Interv, 15：922-934, 2022
9) Kagawa S, et al：Long-Term Impact of Small Mitral Valve Orifice Area after Transcatheter Edge-to-Edge Mitral

Valve Repair on Clinical Outcome: A Three-Dimensional Echocardiography Study. J Am Soc Echocardiogr, 37：328-337, 2024

10) Stone GW, et al：Mitral Valve Academic Research Consortium（MVARC）. Clinical Trial Design Principles and End-point Definitions for Transcatheter Mitral Valve Repair and Replacement: Part 2: Endpoint Definitions: A Consensus Document From the Mitral Valve Academic Research Consortium. J Am Coll Cardiol, 66：308-321, 2015

11) Asch FM, et al：Incidence and standardised definitions of mitral valve leaflet adverse events after transcatheter mitral valve repair: the EXPAND study. EuroIntervention, 17：e932-e941, 2021

12) Morikawa T, et al：Right-to-Left Shunt Through Iatrogenic Atrial Septal Defect After MitraClip Procedure. JACC Cardiovasc Interv, 13：1544-1553, 2020

第2章 疾患別評価の実際

7 三尖弁閉鎖不全症
1 疾患の評価（TEE を用いた TR の包括的評価）

movie

宇都宮裕人

はじめに

　心不全は循環器疾患の死因の4割を占め，罹患者数および死亡者数ともに増加中である．心不全患者の生命予後は今なお不良で，本邦の観察研究（JROAD-HF）では心不全退院後の4年生存率はわずか55.7％であった[1]．心不全の要因はさまざまであるが，近年の心不全入院登録研究で入院の最多原因は心臓弁膜症であり，75歳以上の後期高齢者でその傾向が顕著であった[2]．**特に僧帽弁閉鎖不全症（MR）および三尖弁閉鎖不全症（TR）といった房室弁逆流の頻度が高かった（全症例の27％，22％）**[2]．

　従来，"forgotten valve" と言われ，その学術的進歩が遅れてきた三尖弁領域だが，近年になってスポットライトが当たりつつある．その要因はさまざまあるが，①患者の高齢化と心不全患者の増加から，主に高齢者で TR の有病率が増加している，②TR が予後を悪化させるとのデータが相次いでいる，③経カテーテル的治療デバイスを中心とした低侵襲な新規治療法が欧米を中心に利用可能になってきた，という現状がある．一般住民の集団を対象としたコホート研究によると，中等度以上の有意な TR の有病率は案外高く，全年齢で0.55％，75歳以上の高齢者で約4％であった（図1）[3]．これは左心系弁膜症の有病率の約1/4，大動脈弁狭窄症の有病率とほぼ同じである．TR が予後に影響するというデータは，主に**有効逆流弁口面積（EROA）**を用いた報告が多い．近位部等速度表面積（PISA）法を用いた EROA（2D PISA-EROA）$\geq 0.4\ cm^2$ を重症 TR と定義した場合，重度 TR 群の10年生存率は38％で中等度 TR 群の予後に比して不良だった[4]．さらに最近の研究では，中等症 TR を示す縮流部径（$\geq 4\ mm$）および 2D PISA-EROA（$\geq 0.2\ cm^2$）のゾーンから死亡リスクが上昇しはじめることが明らかとなり，TR を過小評価すべきではない[5]．

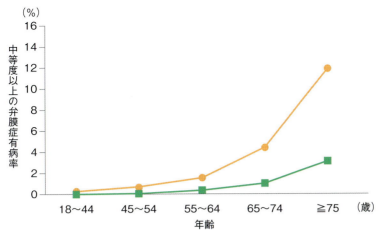

図1　心臓弁膜症の有病率
TRの有病率は年齢とともに上昇し，全年齢の有病率は0.55％で，左心系弁膜症の約1/4を占める．
文献3より引用
AS：大動脈弁狭窄症，MS：僧帽弁狭窄症，AR：大動脈弁閉鎖不全症，MR：僧帽弁閉鎖不全症

01 適応と検査にあたっての心がけ

　TRの原因のうちで最も多いのは**左心系疾患に合併する心室性機能性TR**であり，AS・MRなどの左心系弁膜症，左心系弁膜症の術後，およびHFrEF・HFpEFなどの左心不全，などがこのグループに該当する．また，近年では持続性心房細動に起因する心房性機能性TRが認識されるようになっている．そう考えると中等症以上のTRに遭遇する頻度は案外多い．**TR評価を主目的としないTEEであっても，TRの有無・重症度および三尖弁輪拡大の有無に注意を払って画像を取得しておくことは大切である**．一方で，あらかじめ重症TRであることがわかっておりその精査のためにTEEを行う場合は，後述するような包括的評価が必要になる．

02 当院での撮像の流れと評価ポイント

　近年ではTRを評価するにあたり，逆流重症度のみを重視するのではなくTRの**原因・機序・部位・副病変の有無・逆流重症度・右心系の形態・機能**といった項目を含む包括的評価が求められている[6,7]．これまで，三尖弁に特化したTEEの撮り方が提唱されたことはないので，三尖弁複合体の解剖学的知識や，三尖弁の3D形態に関する知識を身につけたうえで検査に臨まないと，描出した画像の解釈ができない．本稿では，三尖弁複合体の解剖およびTEEによる三尖弁の描出方法・描出断面を押さえたうえで，TRの包括的評価について解説する．

術前TEEの流れ・ポイント

❶ 三尖弁の基礎知識を身につける
　①心エコー図に役立つ三尖弁複合体の解剖学的知識
　②2DTEEによる三尖弁の描出
　③3DTEEによる三尖弁画像の取得
❷ TEEによるTRの包括的評価

① TRの原因を分類する
② TRの主機序を考える
③ TRの部位と重症度評価：縮流部解析の有用性

1 三尖弁の基礎知識を身につける

① 心エコー図に役立つ三尖弁複合体の解剖学的知識

　三尖弁複合体は弁輪・弁葉・腱索・乳頭筋（前乳頭筋，後乳頭筋，内側乳頭筋）・右房および右室から構成される．**弁葉構成（leaflet configuration）**は経カテーテル的治療を考えるうえで重要で，前尖，後尖，中隔尖の3尖から成るが，必ずしも3枚というわけではない．後尖の形状・サイズは個人差が大きく，2ないし3枚以上ある場合があり，最近の報告では全部で6パターンあるとされる[8]．TEEを用いて経胃アプローチから三尖弁短軸像を描出し，前乳頭筋の位置と合わせて分類する必要がある（図2）．三尖弁の弁葉は僧帽弁と比較すると薄く，3D画像で捉えにくいことがある（movie 53）．可動性は，正常例においては弁閉鎖時に軽く右房側にbillowingし，弁開放時には右室壁に接着するほど良好に開放する（図3）．弁葉は前尖が最大の面積と最長の付着長を有し，その付着部は流出路近傍から右室自由壁まで広範に及ぶ（図4 Ⓐ）．

　三尖弁の弁輪は，特に前尖〜後尖の自由壁弁輪は僧帽弁と異なり明らかな線維性構造を有するわけではない．右室基部から弁葉には多数の交差する筋束が伸びて構造が支持される一方，右房壁から弁葉への移行は非常に平滑な面を呈する（図4 Ⓑ）[9]．このことは，右房または右室拡大が弁輪を拡大させる効果の違い，すなわち心房性または心室性機能性TRにおける弁輪拡大のインパクトの違いについて重要な示唆を与える[10〜12]．当院の検討では中等度以上のTR例において，弁輪総周囲長における中隔尖，前尖，後尖付着長の割合はそれぞれ，31±2％，37±4％，32±5％だった．最長の付着長は中隔尖18％，前尖62％，後尖21％で，特に心房性機能性TR例では後尖付着長の延長が顕著だった[12]．弁輪の形態は，正常例では楕円形で僧帽弁同様saddle-back shapeを有し，前尖-中隔尖間の交連部付近が最も高位で右房側に位置する（図4 Ⓒ）．この部位のすぐ向こう側には大動脈弁が位置する．重症TR例では，弁輪は前外側から後方に向けて拡大し，より円形に近くなり，かつ平坦化する．

　弁下組織（腱索，乳頭筋）については，各弁葉の交連部下に乳頭筋が存在し，両側の弁葉に対して支持腱索を出す（図4 Ⓓ，movie 54）．前乳頭筋や後乳頭筋の一部は右室自由壁ではなく調節帯から分岐する点が左室乳頭筋と異なる．弁周囲の構造物については以下の4点が重要である（図5）．

①刺激伝導系：膜性中隔を走行し前尖-中隔尖交連部から3〜5mmの部位にある．
②右冠動脈：右房室間溝内を旋回し弁輪から5〜7mm程度離れている．
③バルサルバ洞：中隔尖の対側は無冠尖で，前尖-中隔尖交連部と無冠尖-右冠尖交連部が近接する．
④冠静脈洞入口部：中隔尖-後尖交連部近傍に位置する．

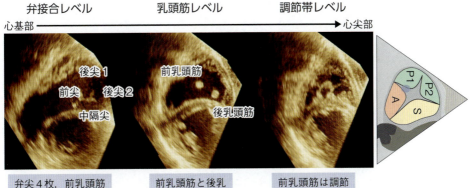

図2 3DTEEによる弁葉構成 (leaflet configuration) の評価

経胃アプローチによる右室流入路断面で3Dデータをとり込み，MPR解析にて三尖弁短軸像を各レベルで再構成した．弁尖は4枚で，前乳頭筋の位置から前尖が1枚，後尖が2枚のtype Ⅲ Ibと診断した．

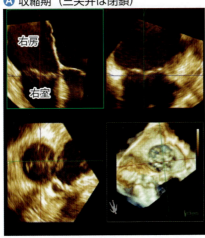
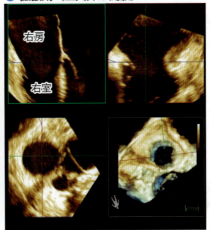

図3 三尖弁葉の可動性

3DTEEでとり込んだ3D画像をMPR展開．左上 (□) が中部食道四腔像に相当する．三尖弁は閉鎖時はわずかにbillowing，開放時は右室壁に付く程度にしっかりと開放するのが正常である．

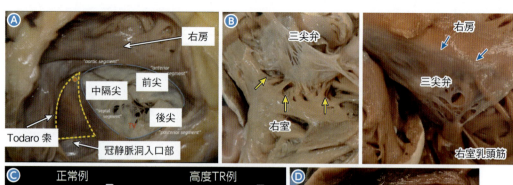
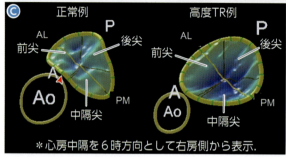
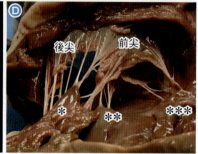

図4　三尖弁複合体の解剖

Ⓐ右房側からみた三尖弁.
前尖，後尖，中隔尖の3枚の弁葉および弁輪が確認できる．正常例では前尖の付着長が最長であるが，弁輪拡大例では後尖の付着長延長が優位となる症例がある．▭▭▭▭はKochの三角で，この部位を刺激伝導系の房室結節およびヒス束が走行する．　中隔尖前方成分の付着部に近接していることがわかる．
Ⓑ前尖付着部の弁輪部を右室側（左図）および右房側（右図）から観察．
前尖～後尖の自由壁弁輪は僧帽弁の弁輪と異なり，明らかな線維性構造を呈するわけではない．　右室基部から弁葉には多数の交差する筋束が伸びて構造を支持している（⇨）．逆に右房側では，右房壁から弁葉への移行は非常に平滑な面を呈している（→）．
Ⓒ三尖弁輪の3D的形態．
左は正常例であり，僧帽弁同様に馬の鞍のような形状（saddle-back shape）を呈し，中隔尖－前尖間の交連部付近（▶）が最も高位で右房側に位置する．この部位のすぐ向こう側には大動脈弁の無冠尖－右冠尖交連部が位置する．右は高度TR症例で，弁輪は前外側から後方に向けて拡大し平坦化している．
TR：三尖弁閉鎖不全症, AL：前外側, PM：後内側, A：前, P：後, Ao：大動脈
Ⓓ右室乳頭筋と腱索の支配領域（ブタ心臓，自験例）．
各弁葉の交連部下に乳頭筋が存在し，両側の弁葉に対して支持腱索を出している（＊前乳頭筋, ＊＊後乳頭筋, ＊＊＊内側乳頭筋）．前乳頭筋や後乳頭筋の一部は右室自由壁ではなく調節帯から分岐する点が左室乳頭筋と異なる．

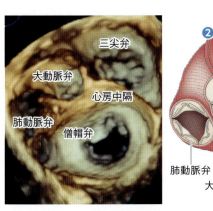
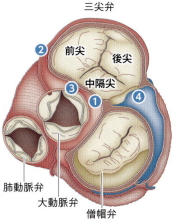

図5 三尖弁とその周囲構造物の把握
3DTEEでセクター幅を広げてとり込むと，シェーマにあるような四つの心臓弁の位置関係を把握できる．
❶刺激伝導系，❷右冠動脈，❸Valsalva洞，❹冠静脈洞入口部

② 2DTEEによる三尖弁の描出

　TEEによる三尖弁描出法は体系立てられたものがなく，心臓の軸の違いで見え方も変わってくるが，おおまかな描出断面の流れを把握する必要がある．大きく整理すると，①中部食道四腔断面（ME 4C）からの観察，②中部食道大動脈弁短軸断面（ME AV SAX）からの観察，そして③経胃右室流入路断面（TG RV-I）からの観察がある．

1．中部食道四腔断面（ME 4C）

　まず中部食道レベルまでプローブを挿入してME 4Cを描出する．ここでプローブを時計方向に回し，四腔の中心点を画面の正中に置いた状態（図6-1）から，走査面を回転させていく．45°程度で右室流入路断面となり，左室流出路，三尖弁（中隔尖および後尖），肝臓が描出される（図6-2）．この断面のポイントは，大動脈弁ではなく左室流出路が描出されている点である．さらに走査面を回すと，90°（+軽度アップ）で右室流出路断面が描出できる（図6-3，movie 55）．

2．中部食道大動脈弁短軸断面（ME AV SAX）

　次いで，中部食道レベルでME AV SAXを描出する．心臓の軸の個人差によってこの断面での三尖弁の見え方はさまざまだが，おおむね次の2種類に大別できる．三尖弁が一葉弁に見える場合は前尖であり（図7，ME AV SAX-1），そこからプローブをわずかに押すか，ダウンをかけると三尖弁は二葉に見えてくる（図7，ME AV SAX-2，movie 56）．症例によっては最初からME AV SAX-2が描出される場合がある．この断面は**中部食道右室流入路流出路断面（ME RV inflow-outflow）ともよばれ，その直交断面との同時表示は経皮的三尖弁接合不全修復術（Tricuspid-TEER）の術中にも頻用される**．三尖弁前尖と後尖を切る断面であり，弁輪径はおおむね前後径となる．ポイントは，**大動脈弁が描出されている点**である．この断面を使ってbiplaneで直交方向に切り出すと，中隔尖との接合ラインに沿って前後に観察することができる（図7，緑1〜3，movie 57）．なお，この断面内に中隔尖が入ってくることは稀であることは，3D動画を使うと

うと容易に理解できる（movie 58）．ここからさらにプローブを進めるか，ダウンをかけていくと内側乳頭筋が描出され，前尖が中隔尖に切り替わることを知っておく（movie 59）．

3．経胃右室流入路断面（TG RV-1）

最後に，プローブを深く入れて経胃断面を描出する．食道胃接合部を超える際はプローブを緩やかに回転させながら抵抗なく挿入できる方向を探索する．**稀に食道裂孔ヘルニア等で接合部が偏位している場合もあるので，決して無理に押さない．胃切除の既往がないか検査前に問診をしておくことも重要である**．

肝臓が描出されるまで十分にプローブが挿入されたらアップをかけて胃壁に圧着させる．走査面を0°前後で左室短軸断面（TG LV SAX），90°前後で左室二腔断面（TG LV 2C），130°前後で左室長軸断面（TG LV LAX）が描出できる．TG LV 2Cからプローブを時計方向回転ないしは右側側屈とし，走査面を右心方向に傾けて右室流入断面（TG RV-I）を描出する．画面上で心尖部が左上を向いている場合は深部食道レベル右室断面（Deep TG RV）となっているので，そのまま慎重にプローブを引いてくると，水平位のきれいなTG RV-Iが得られる（図8）．三尖弁の前尖と後尖が見えており，弁を正中に置いた状態で走査面を90°戻す，もしくはbiplaneモードにすれば明瞭な三尖弁短軸画像が得られる（movie 60）．経胃断面では超音波ビームが垂直に当たるため，乳頭筋・腱索が明瞭に描出される．弁葉の枚数や乳頭筋分布の評価も可能である（図2）．

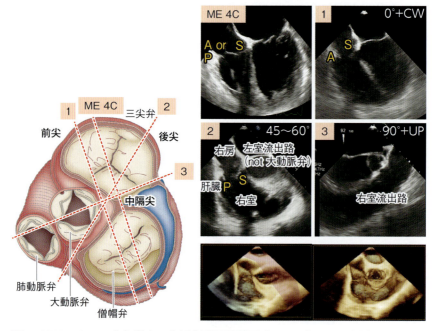

図6　TEEによる三尖弁描出：中部食道四腔断面（ME 4C）からの観察

1：MC 4Cから時計方向に回して四腔中心点を正中に位置させる．
2：走査面を回していくと右室流入路断面となる．三尖弁は中隔尖と後尖である．
3：さらにプローブを90°近くまで回すと右室流出路断面が描出される．
A：前尖，P：後尖，S：中隔尖

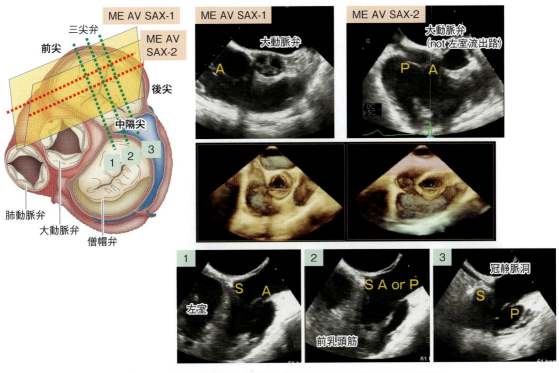

図7　TEEによる三尖弁描出：中部食道大動脈弁短軸断面（ME AV SAX）からの観察

ME AV SAX-1：三尖弁が一葉弁に見える場合は前尖である．
ME AV SAX-2：ME AV SAX-1の断面からプローブをわずかに押すかダウンをかけると三尖弁は二葉に見えてくる．前尖と後尖を切る断面となり，中部食道右室流入路流出路断面（ME RV inflow-outflow）ともよばれる．この断面からbiplaneで直交方向に切り出すと（緑1～3），中隔尖との接合ラインに沿った観察を行うことができる．
A：前尖，P：後尖，S：中隔尖

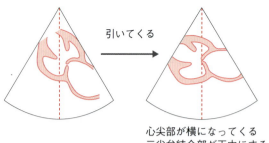

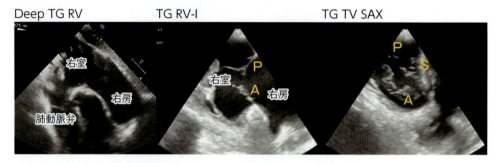

図8　TEEによる三尖弁描出：経胃右室流入路断面（TG RV-I）からの観察
プローブにアップをかけた際に，画面上で心尖部が左上を向いていれば深部食道レベル右室断面（Deep TG RV）である．慎重にプローブを引いてくると，水平位のきれいなTG RV-Iが得られる．弁を正中に置いた状態で走査面を90°戻せば明瞭な三尖弁短軸断面（TG TV SAX）が得られる．
A：前尖，P：後尖，S：中隔尖

3DTEEによる三尖弁画像の取得

　三尖弁の包括的評価を行うにあたって，3DTEEの寄与は非常に大きい[6]．経食道超音波プローブは高周波で，その特性上超音波の減衰が少ないため，弁葉や腱索・乳頭筋を含む微細な構造評価に適している．3DTEEを用いる醍醐味は，①enface viewの描出と，②任意2D断面での切り出しによる3D空間の把握にある．

　3DTEEによる画像取得にはいくつかのコツがある[6]．まずは右房内腔のぬけがよく，弁葉に超音波ビームが垂直に近い角度で当たるような2D画像を得るように工夫する（図9）．その際にプローブ側屈による微調整をうまく使い，右房内にモヤモヤしたアーチファクトが出ない断面にする．ME AV SAXを少し右室流入路側に崩した断面（movie 61），深部食道レベル冠静脈洞断面（DE CS，movie 62），TG RV-I（movie 63）などでなるべく明瞭な三尖弁弁葉を描出するようにする．方位分解能を保つためフォーカスは弁葉の少しfar sideに位置させる．3D zoomモードに切り替えると右房側手前にノイズが邪魔をしていることが多い．深度方向の減衰補正（sensitivity time control：STC）を調整して消すか，もしくは弁輪と平行な面で手前をクロッピングする．Bモード全体のゲインを弱くすると，弁葉自体も消えてしまう場合があるので注意する．**EnFace viewを表示する際は，右房側から見る方向でかつ中隔尖が付着する心房中隔を6時方向に位置させるようにする**[13]（movie 64）．当院では，3D zoomモードでenface viewを描出し，各種設定を行い至適画質が得られた後に1心拍取り込み，次いで息止め下で多心拍取り込み，の順で保存している．Full volumeモードは，弁下組織込みの画像や右室解析用など，ある程度広い範囲の

データが必要な場合に行っている．フレームレートは最低でも20Hzを確保するようにする．難しければ関心領域（ROI）をさらに狭めて保存するとよい．enface viewを描出した状態でカラードプラを入れると，カラー3DモードとなりTR部位・重症度評価に用いることができる．最新のプローブであれば，通常の3D zoomモードからROIを狭めることなくカラー3Dへ移行して1心拍でとり込んでも，10〜15Hzのフレームレートが得られる．

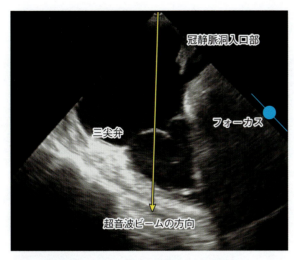

図9　3DTEEによる三尖弁画像取得の実際
右房内の抜けが良好でアーチファクトが少なく，弁葉に超音波ビームが垂直に近いベクトルであたる断面で，フォーカスを弁葉にしっかり合わせて画像を取得する．

TEEによるTRの包括的評価

① TRの原因を分類する

　TRの原因は，弁葉そのものに異常がある一次性（器質性），ペースメーカーなどの右心室リードが弁葉閉鎖を妨げたり弁葉・弁下組織と癒着したりすることで生じるリード関連性，弁葉自体に異常がなく右室や右房の拡大・機能低下に起因する二次性（機能性）に大別される（図10）[14]．まずは弁葉ごとに逆流の原因となる器質性変化がないか丁寧に観察する．三尖弁逸脱は僧帽弁のようなフレイルを呈することは少なく，多くはbillowing with prolapseの形を呈する．エコー学的にはbillowing height 2 mm以上を逸脱と定義しており，75％は僧帽弁逸脱に合併する[15]．またリウマチ性では拡張期の弁開放時に硬化による可動制限が認められる．これら以外では，感染性心内膜炎，カルチノイド症候群，心内膜心筋線維症，薬剤性，外傷や医原性によるTRが一次性として考えられる[16]．2D経胸壁心エコー（TEE）を用いたコホート研究では，一次性TRの頻度は5〜8％と低い[17,18]．一方で，三尖弁手術時の直視下所見からの分類では約25％が器質性TRに分類された[19]．3DTEEを用いると，3D空間内で三尖弁短軸断面上のカット面を平行移動させることにより，三尖弁をくまなく観察することができる．この手法を用いた三尖弁スクリーニングを行うことで，通常の2DTTEの断面では指摘されなかった硬化性病変や逸脱病変が見つかる場合がある（図11）．このような方法でTR原因を分類した場合の器質性TRの頻度は約30％と

高めであり[10]，左心系弁膜に硬化性変性や粘液腫様変性がみられる場合は，三尖弁にも同様の器質的変化が生じていないか評価する．弁葉の器質的変化がなければ機能性TRと診断され，左心系疾患，肺高血圧症，右室機能障害に起因する心室性機能性TRと，主に長期持続性心房細動に起因する心房性機能性TRに分類される[10,16]．心房細動を合併した左心系疾患由来の心室性機能性TRなど，両者はさまざまな割合で混合する場合がある．

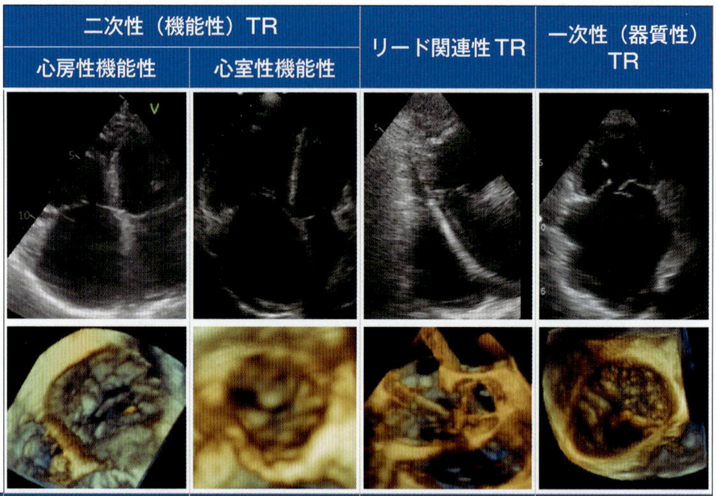

指標	心房性機能性TR	心室性機能性TR	リード関連性TR	一次性TR	
				逸脱	リウマチ性
弁葉テザリング	―	+++	++	―	―
弁葉可動制限	―	収縮期	収縮期/拡張期	―	拡張期
右房拡大，弁輪拡大	+++	++	+/−	++	++
右室拡大	+/−	+++	+/−	+/−	+/−
右室機能障害	+/−	+++	+/−	+/−	+/−

図10　TRの原因分類

表部分は文献14より引用

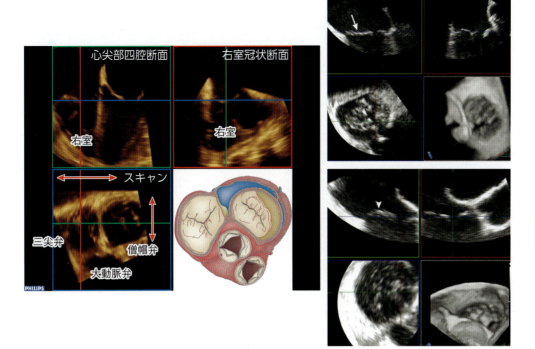

図11　三尖弁3Dデータを用いた三尖弁スクリーニング
MPR展開にて三尖弁短軸断面上のカット面を平行移動させることにより（◆━▶），三尖弁をくまなく観察することができる．通常の2DTTEでは指摘されなかった硬化性病変（⇨）や逸脱病変（▷）が見つかる場合がある．

②TRの主機序を考える

　機能性TRの主な機序として重要なのは，**①弁輪拡大，②弁葉のテザリング，③弁葉適応不全（不十分な弁葉長・弁葉面積）**の3項目である[10, 12, 20, 21]．心室性機能性TRでは①〜③のすべての項目が，心房性機能性TRでは①が主な機序である（表1）．ただし，心房性であっても進行期で超重症のステージになるとTR自体による右室容積の増加が顕著になるため，心室性の要素も併せもつようになることが指摘されている（図12）[11]．なぜ逆流の主機序を考える必要があるのか？それは，その症例に適した治療法の選択に直結するからである．弁輪拡大のみが主機序であれば，弁輪縫縮デバイスやリング形成を行えばよいし，テザリングが顕著であれば乳頭筋吊り上げ術などのテザリングを減弱させる工夫が望ましい．弁葉適応不全の要素が強ければ弁葉の延長や閉鎖長を短縮するアプローチ（スペーサー挿入など）が理にかなっている[22]．

表1 機能性TRにおける逆流重症度の規定因子

	単変量解析	多変量解析				
	P Value	Coefficient	95% CI	t	P Value	VIF
心室性機能性TR群（洞調律）						
収縮中期三尖弁輪面積 (per 100 mm²)	＜0.001	0.026	0.013～0.038	3.998	＜0.001	1.416
三尖弁テザリング角度 (per 10°)	＜0.001	0.072	0.023～0.121	0.902	0.005	1.176
総弁葉長/総閉鎖長比 (per 0.1)	＜0.001	−0.109	−0.147 to −0.070	−5.610	＜0.001	1.484
心房性機能性TR群（心房細動）						
収縮中期三尖弁輪面積 (per 100 mm²)	＜0.001	0.059	0.041～0.078	6.570	＜0.001	1.370
三尖弁テザリング角度 (per 10°)	0.13	0.101	−0.052 to −0.253	1.347	0.19	1.026
総弁葉長/総閉鎖長比 (per 0.1)	0.008	−0.058	−0.119 to 0.002	−1.978	0.06	1.350

弁輪拡大, 弁葉テザリング, 弁葉適応不全の3項目が機序として重要である. 心房性機能性TRでは特に弁輪の関与が強い.
文献10より引用

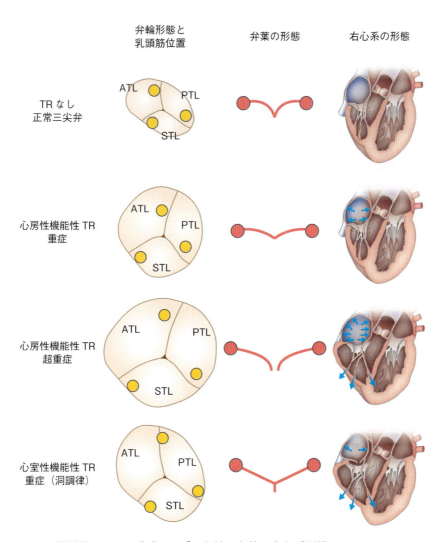

図12　機能性TRのサブグループと弁輪・弁葉・右心系形態
心房性機能性TRであっても進行期である超重症のステージとなると，右心室拡大を合併するために弁葉テザリングが生じ，弁接合の離開を生じるようになる．
文献11より引用

③ TRの部位と重症度評価：縮流部解析の有用性

　TRの重症度評価法として，現在のガイドラインは複数の指標を用いた統合的アプローチによる評価を推奨している[16]．2DTTEによる重症TRを示唆する指標には，弁尖離開またはフレイル，TRジェット/右房面積比＞50％，2断面からの平均縮流部径≧7 mm，PISA半径＞9 mm，TR連続波ドプラ波形（濃い波形，cut-off sign），肝静脈収縮期逆流の存在，右室拡大の7項目があげられる[16]．さらに，カラードプラ3D解析で縮流部の場所と面積を評価することによって，逆流の部位と重症度を同時評価できる（図13 A，movie 65～67）．3D縮流部面積（3D-VCA）は，重症TR診断に対して高い特異度を有しており，臨床所見，推定右房圧，前述した2DTTE指標に3D-VCA≧0.61 cm^{2}を加えることにより，重症TRの診断精度を上げることができる（図13 B）[23]．

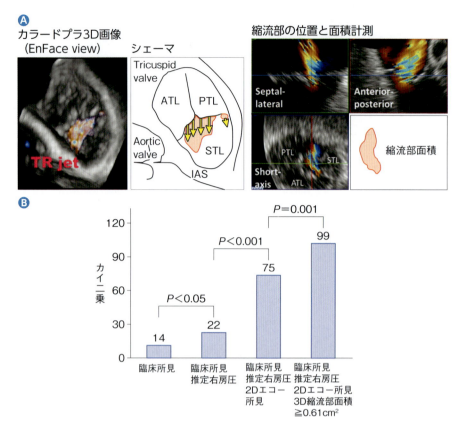

図13　カラードプラ3D画像解析によるTR部位・重症度評価
Ⓐ縮流部解析によりTRの部位と重症度を評価．
Ⓑ臨床所見，推定右房圧，従来の2D心エコー指標に3D縮流部面積を加えることによって，重症TRの診断精度が上昇する．
文献23より一部抜粋して引用

④ 新たなTR重症度評価：5-point scale

　TRに対する新たな経皮的治療デバイスの治験にエントリーされた患者の2D PISA-EROAが0.78〜0.93 cm^2 であり，現行の重症TR閾値である0.40 cm^2 からかなり逸脱していたことから，"超重症"ゾーンの細分化が必要とされるようになった．現在，新たな重症度分類法として **5-point scale** が提唱されている（図14）[14, 24]．新たな分類法の妥当性については，予後をエンドポイントとした検証がなされている[25]．Grade3＋，4＋，5＋を分ける定量的指標として，2断面からの平均縮流部径と並んで**逆流弁口面積（ROA）**が重要である．ROAを計測するためには3つの方法があり，**2D PISA-EROA，定量的ドプラ法を用いた有効逆流弁口面積（Doppler-EROA）および，3Dカラードプラ法を用いた3D-VCAがある**（図15）[26, 27]．

　ROA評価の3方法の違いについてだが，PISA法および3Dカラードプラ法では，ROAが先に計測され，逆流の速度時間積分値との積を求めることで逆流量が算出される．一方で定量的ドプラ法では，流入血流量と前方拍出量との差から逆流量が先に計測され，求められた逆流量を逆流の速度時間積分値で除することによりROAが算出される．また，PISA法では正円形と仮定したROAを算出するのに対して，定量的ドプラ法では仮定によらないROAが算出される（図15）．3Dカラードプラ法では，逆流弁口の形態がそのまま評価できるので，逆流弁口を直接トレースす

ることが可能である[23]．Doppler-EROA計測時には拡張期の三尖弁輪面積計測が必要となるが，その際に3Dエコーを用いると正確な計測が可能である（図16）．

2D PISA-EROAとDoppler-EROAの計測値の間にしばしば乖離が生じる[28]．計測値に乖離が生じる要因は複数あるが，最も重要なのは**逆流弁口形態が非円形である点である**．特に機能性TRでは，逆流弁口は中隔尖に沿った細長い形態をとることが多く，心尖部四腔断面から得られる2D PISA-EROAは実際の逆流弁口面積よりも過小評価になりうる．非円形の逆流弁口形態を有する症例では，定量的ドプラ法や3Dカラードプラ法よりも2D PISA法でROAが小さく出る点は知っておくべきである．

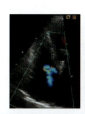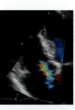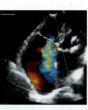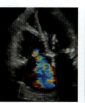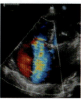

エコー指標	Grade 1＋ (mild)	Grade 2＋ (moderate)	Grade 3＋ (severe)	Grade 4＋ (massive)	Grade 5＋ (torrential)
VC幅（2断面平均）	＜3 mm	3〜6.9 mm	7〜13 mm	14〜20 mm	≧21 mm
2D PISA-EROA	＜20 mm²	20〜39 mm²	40〜59 mm²	60〜79 mm²	≧80 mm²
Doppler-EROA または3D VCA			75〜94 mm²	95〜114 mm²	≧115 mm²

図14　新しいTR重症度分類

重症ゾーンがさらに3つに細分化され，5-point scaleとなった．2断面からの平均縮流部径のほか，逆流弁口面積（2D PISA-EROA, Doppler-EROA, 3D-VCA）が重視されている．2D PISA-EROAに比して他の2指標のカットオフ値は高く設定されている．
表部分は文献24より引用

定量方法	計測項目	画像取得例	計算方法	逆流弁口形態の仮定	予後エビデンス
2D PISA法（EROA）	1. PISA 半径 [r] 2. 折り返し血流速度 [v] 3. TR 最大流速 [v_0] 4. TR速度時間積分値 [TR_{VTI}]	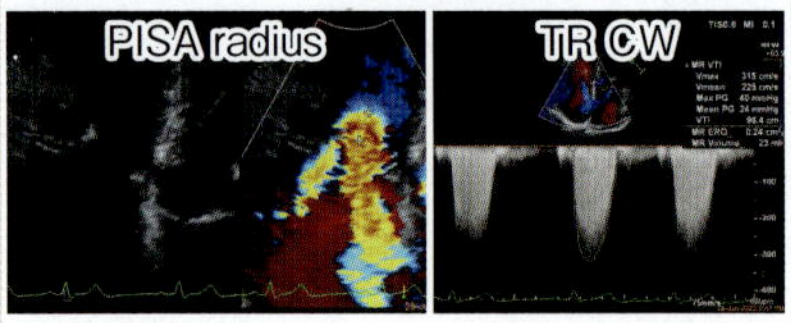 PISA radius　TR CW	1. $Q=2\pi r^2 \times v$ 2. $ROA=Q/V_0$ 3. 逆流量 =ROA × TR_{VTI}	正円形と仮定したEROAを算出	+++
定量的ドプラ法（EROA）	1. 経三尖弁血流速度時間積分値 [TV_{VTI}] 2. 拡張期三尖弁輪面積 [TVa Area] 1. 右室流出路速度時間積分値 [$RVOT_{VTI}$] 2. 収縮期右室流出路面積 [RVOT Area]	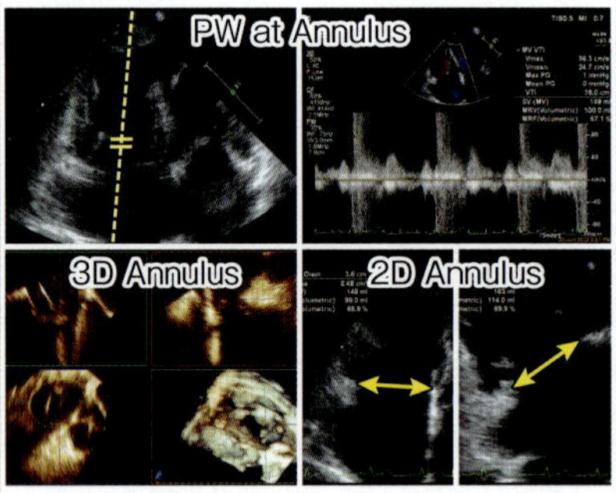 PW at Annulus 3D Annulus　2D Annulus	1. 右室流入血流量 = TVaArea × TV_{VTI} 2. 右室前方拍出量 = RVTArea × $RVOT_{VTI}$ 3. 逆流量 = 右室流入血流量－右室前方拍出量 4. ROA = 逆流量 / TR_{VTI}	仮定によらないEROAを算出	++
3Dカラードプラ法（VCA）	1. 3D カラードプラデータ MPR展開による縮流部面積の測定 [VCA] 2. TR速度時間積分値 [TR_{VTI}]	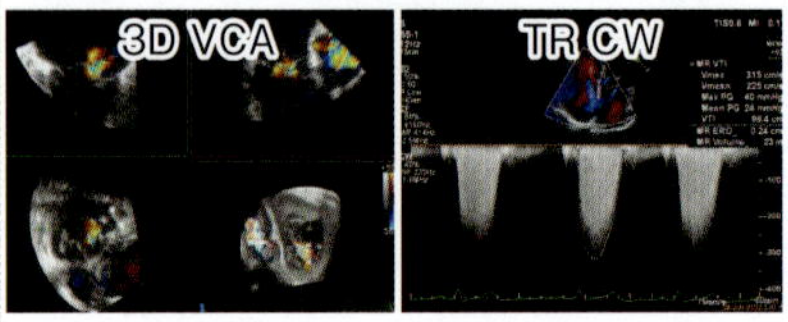 3D VCA　TR CW	1. ROA=VCA 2. 逆流量 =VCA × TR_{VTI}	仮定によらないROAを直接測定	+

図15　ROA 評価の3方法の比較

Q：flow rate, ROA：regurgitant orifice area.
文献26を参考に作成

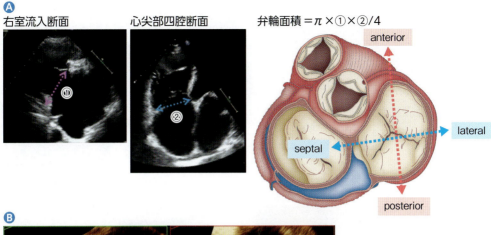

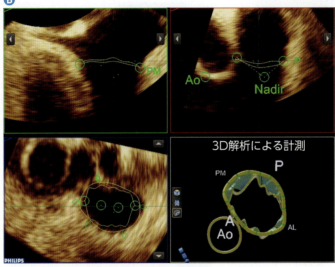

図16 Doppler-EROA計測時に必要となる拡張期三尖弁輪面積の計測法
Ⓐ 2Dエコーでの拡張期弁輪面積計測
Ⓑ 3DTEEを用いた拡張期弁輪面積測定

おわりに

　三尖弁評価を行うにあたってまず必要となる解剖学的知識と，TEEによる画像の取得方法について概説した．三尖弁複合体の解剖や3Dエコーから得られた知見を理解しておくことが，2DTEE画像の描出と理解に役立つことは間違いない．取得した画像を元にして，TRの病因・機序・部位・副病変の有無・逆流重症度・右心系機能・形態を含む包括的評価を行う（図17）．実際には，TTEと補完しながらTRの原因・機序を評価し，5-point scaleによる重症度評価を行っていく．

　TRの治療成績向上のためには，TEEを適切に使用してTRの原因や機序，弁形態を評価しハートチームに最適なアドバイスを与える心エコー医やソノグラファーの役割は大きく，三尖弁を評価するための十分な知識・技能・経験が求められる．

❶ 3Dデータ収集

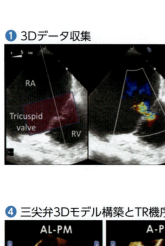

❷ EnFace viewによる三尖弁3D画像の呈示

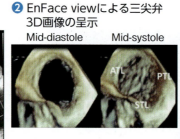

❸ TR原因の検索 (Pathogenic Stratification)

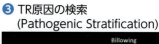
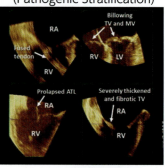

❹ 三尖弁3Dモデル構築とTR機序の評価

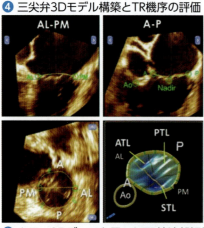
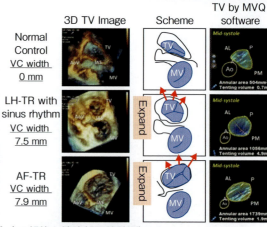

❺ カラー3Dデータを用いたTR縮流部解析（TR部位と縮流部面積計測）

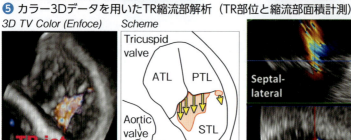
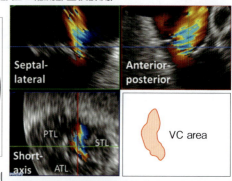

❻ 右心系評価：3Dによる右室容積・駆出率計測

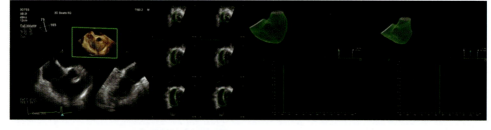

図17　3DTEEによるTR包括的評価の実際
①，⑤，⑥は文献23，④は文献10より一部抜粋して引用

文献

1）Ide T, et al：Clinical Characteristics and Outcomes of Hospitalized Patients With Heart Failure From the Large-Scale Japanese Registry Of Acute Decompensated Heart Failure (JROADHF). Circ J, 85：1438-1450, 2021

2）Fujimoto W, et al：Aetiology of chronic heart failure in patients from a super-aged society: the KUNIUMI registry chronic cohort. ESC Heart Fail, 10：100-110, 2023

3）Topilsky Y, et al：Burden of Tricuspid Regurgitation in Patients Diagnosed in the Community Setting. JACC Cardiovasc Imaging, 12：433-442, 2019

4）Topilsky Y, et al：Clinical outcome of isolated tricuspid regurgitation. JACC Cardiovasc Imaging, 7：1185-1194, 2014

5）Bartko PE, et al：Natural History of Functional Tricuspid Regurgitation: Implications of Quantitative Doppler Assessment. JACC Cardiovasc Imaging, 12：389-397, 2019

6）Utsunomiya H & Kihara Y：Role of 3-Dimensional Echocardiography in the Comprehensive Evaluation of the Tricuspid Valve in Patients With Tricuspid Regurgitation. Circ Rep, 2：1-9, 2019

7）Zoghbi WA, et al：Recommendations for Noninvasive Evaluation of Native Valvular Regurgitation: A Report from the American Society of Echocardiography Developed in Collaboration with the Society for Cardiovascular Magnetic Resonance. J Am Soc Echocardiogr, 30：303-371, 2017

8）Hahn RT, et al：Proposal for a Standard Echocardiographic Tricuspid Valve Nomenclature. JACC Cardiovasc Imaging, 14：1299-1305, 2021

9）Messer S, et al：Histologic analysis of the right atrioventricular junction in the adult human heart. J Heart Valve Dis, 21：368-373, 2012

10）Utsunomiya H, et al：Functional Tricuspid Regurgitation Caused by Chronic Atrial Fibrillation: A Real-Time 3-Dimensional Transesophageal Echocardiography Study. Circ Cardiovasc Imaging, 10：e004897, 2017

11）Utsunomiya H, et al：Tricuspid valve geometry and right heart remodelling: insights into the mechanism of atrial functional tricuspid regurgitation. Eur Heart J Cardiovasc Imaging, 21：1068-1078, 2020

12）Utsunomiya H, et al：Predominant Posterior Annular Dilatation Is Associated with Vena Contracta Morphology in Atrial Functional Tricuspid Regurgitation. J Am Soc Echocardiogr, 35：588-599, 2022

13）Lang RM, et al：EAE/ASE recommendations for image acquisition and display using three-dimensional echocardiography. J Am Soc Echocardiogr, 25：3-46, 2012

14）Hahn RT, et al：Tricuspid regurgitation: recent advances in understanding pathophysiology, severity grading and outcome. Eur Heart J Cardiovasc Imaging, 23：913-929, 2022

15）Lorinsky MK, et al：Characteristics and Significance of Tricuspid Valve Prolapse in a Large Multidecade Echocardiographic Study. J Am Soc Echocardiogr, 34：30-37, 2021

16）Zoghbi WA, et al：Recommendations for Noninvasive Evaluation of Native Valvular Regurgitation: A Report from the American Society of Echocardiography Developed in Collaboration with the Society for Cardiovascular Magnetic Resonance. J Am Soc Echocardiogr, 30：303-371, 2017

17）Topilsky Y, et al：Burden of Tricuspid Regurgitation in Patients Diagnosed in the Community Setting. JACC Cardiovasc Imaging, 12：433-442, 2019

18）Vieitez JM, et al：New insights of tricuspid regurgitation: a large-scale prospective cohort study. Eur Heart J Cardiovasc Imaging, 22：196-202, 2021

19）Tang GH, et al：Tricuspid valve repair with an annuloplasty ring results in improved long-term outcomes. Circulation, 114：I577-I581, 2006

20）Sagie A, et al：Determinants of functional tricuspid regurgitation in incomplete tricuspid valve closure: Doppler color flow study of 109 patients. J Am Coll Cardiol, 24：446-453, 1994

21）Afilalo J, et al：Leaflet area as a determinant of tricuspid regurgitation severity in patients with pulmonary hypertension. Circ Cardiovasc Imaging, 8：e002714, 2015

22）Asmarats L, et al：Transcatheter Tricuspid Valve Interventions: Landscape, Challenges, and Future Directions. J Am Coll Cardiol, 71：2935-2956, 2018

23）Utsunomiya H, et al：Comprehensive Evaluation of Tricuspid Regurgitation Location and Severity Using Vena Contracta Analysis: A Color Doppler Three-Dimensional Transesophageal Echocardiographic Study. J Am Soc Echocardiogr, 32：1526-1537.e2, 2019

24）Hahn RT & Zamorano JL：The need for a new tricuspid regurgitation grading scheme. Eur Heart J Cardiovasc Imaging, 18：1342-1343, 2017

25）Fortuni F, et al：Prognostic Implications of a Novel Algorithm to Grade Secondary Tricuspid Regurgitation. JACC Cardiovasc Imaging, 14：1085-1095, 2021

26）Hahn RT：State-of-the-Art Review of Echocardiographic Imaging in the Evaluation and Treatment of Functional Tricuspid Regurgitation. Circ Cardiovasc Imaging, 9：e005332, 2016

27）Hahn RT, et al：Imaging Assessment of Tricuspid Regurgitation Severity. JACC Cardiovasc Imaging, 12：469-490, 2019

28）Altes A, et al：Comparison of Mitral Regurgitant Volume Assessment between Proximal Flow Convergence and Volumetric Methods in Patients with Significant Primary Mitral Regurgitation: An Echocardiographic and Cardiac Magnetic Resonance Imaging Study. J Am Soc Echocardiogr, 35：671-681, 2022

第2章 疾患別評価の実際

7 三尖弁閉鎖不全症
2 Tricuspid-TEERにおける評価

movie

宇都宮裕人

1 新しい三尖弁治療：Tricuspid-TEER

　近年，有症候性重症三尖弁閉鎖不全症（TR）に対する経カテーテル的三尖弁治療（TTVI）デバイスの開発が進み，外科手術がハイリスクと考えられる症例に対する治療法として期待されている．TTVIは欧州で先行して臨床導入が行われてきたが，2024年現在，欧州でCEマークを取得し保険使用可能となっているデバイスは4種類ある（図1）．各種デバイスの治療コンセプトは，接合不全修復による弁接合の改善（TriClip™を用いたTricuspid-TEER），拡大した弁輪の縫縮（Cardioband），人工弁置換術（Evoque）など多彩である[1〜6]．その治療コンセプトは，弁接合の改善，拡大した弁輪の縫縮，人工弁留置術，スペーサーによる接合ギャップの充填，などさまざまで，個々のTR原因・機序に応じたデバイスを選択する時代が来るかもしれない．CEマークや保険承認をとるための各治験において，それぞれのデバイスは30日死亡率0〜5％と高い安全性を示し，かつ高い手技成功率とTR減少効果を示している．本邦でも，TriClip™（アボットメディカルジャパン合同会社）の導入が迫っており，解剖学的適合性評価，術中評価に関するアップデートが求められている．

Ⓐ TriClip™　　Ⓑ PASCAL　　Ⓒ Cardioband　　Ⓓ Evoque

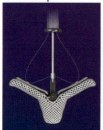
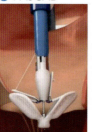
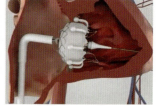

治療コンセプト：
Edge-to-edge repair（TEER）

治療コンセプト：
annuloplasty

治療コンセプト：
replacement

図1　現在欧州で保険使用可能な三尖弁カテーテル治療デバイス
画像提供：
Ⓐアボットメディカルジャパン合同会社
Ⓑ〜Ⓓエドワーズライフサイエンス合同会社

○TriClip™術の実際

　TriClip™術は大腿静脈から挿入したカテーテルを三尖弁の治療標的部位にまでエコーガイドで誘導し，先端のクリップを用いて病変弁尖を把持する．主には中隔尖と前尖間を把持してtissue bridgeを作成することによって弁尖の接合面を増加させ，不十分な三尖弁接合状態を再構築する（図2）．大腿静脈穿刺で下大静脈から右房へアプローチし，3D画像を含めたTEEによるナビゲーションにより標的部位までデバイスを誘導し，適切な位置（position），適切なクリップ角度（perpendicularity）を確認したうえで，弁尖を把持してTRを減少させる．そのシステムは，先端にクリップが搭載されているクリップデリバリーシステム（CDS）と24Frのスティーラブルガイドカテーテル（SGC）から構成される（図3）．現行のG4システムでは，グリッパーの引き下ろし角度が大きくなり，より弁尖を把持しやすくなっている．クリップはアーム幅（4 mm，6 mm），およびアーム長（9 mm，12 mm）によって4種類あり，標的部位の弁尖長，接合ギャップ幅，フレイル幅などによって使い分けることが可能である（図4）．グリッパーには2列×4個（XT/XTWでは6個）の"かえし"がついており，開放位のアーム上に弁尖を載せた状態でグリッパーを下ろし，アームとグリッパーの間に弁尖を固定したうえで，ゆっくりとアームを締め上げていく．また，controlled gripper actuation（CGA）機構が備わっており，グリッパーは片方ずつ上げることができる．これによって，弁尖把持の確認（confirmation），至適化（optimization），および独立把持（independent grasping）が可能である．

　TriClip™は初めに欧州で2021年にCEマークを取得した．その後，米国においても，初のランダム化比較試験であるTRILUMINATE Pivotal Trial[6]の結果を受け，2024年4月に有症候性重症TRに対する治療として米国食品医薬品局（FDA）の承認が得られた．本邦でも早期の保険償還開始に向けた治験が進行中である．

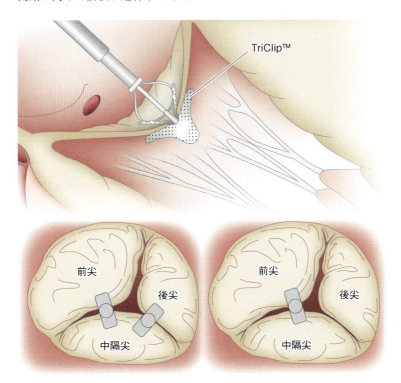

図2　TriClip™術
主に中隔尖と前尖間を把持してtissue bridgeを作成することによって弁尖の接合面を増加させる．

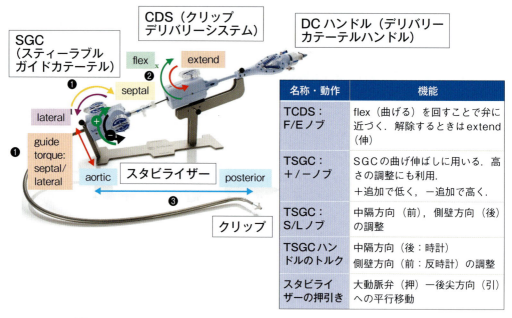

図3　TriClip™システム
僧帽弁用のMitraClip™システムを三尖弁用に改良したもの．ガイドカテーテルのsteering pointがより遠位になり，右房内での操作が容易となった．さらにS/Lノブが加わったことにより，三尖弁に対してより垂直な角度で右室に進入することが可能になった．
画像提供：アボットメディカルジャパン合同会社

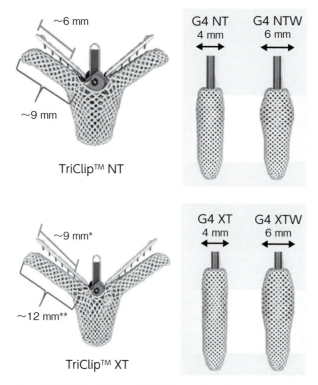

図4　第4世代（G4）：4種類のクリップ
クリップ幅，アーム長から4種類のクリップが選択できる．
画像提供：アボットメディカルジャパン合同会社

❷ Tricuspid-TEERの解剖学的適合性評価

表1にTriClip™術の解剖学的適合性を評価するために必要な項目を示した．Tricuspid-TEERの適応を考えるにあたり，経胸壁心エコー（TTE）は患者スクリーニングとしてまず行うべき検査である．TTEでは，主にTR重症度と部位について評価する．**第2章7-1**で述べた通り，重症度は定量的指標を併用した5-point scaleで行う．TRの逆流弁口，縮流部が最も大きく見える断面を描出する．機能性TRでは中隔尖に沿って逆流弁口が形成されることが多く，中隔尖–前尖接合ラインのmid～centralに逆流弁口がある場合に最も成功率が高いとされている（図5）[7]．TTEやTEEでGrade 3＋以上（2D PISA-EROA ≧ 0.40 cm²，Doppler-EROAまたは3D-VCA ≧ 0.75 cm²）が認められ[8,9]，かつ臨床的適応からもTriClip™術実施の候補症例と考えられた場合，TEEによる詳細な解剖学的適応の評価を行う（movie 68）．

TRの原因は，器質性，心室性機能性，心房性機能性，リード関連性に分類される[9]．ペースメーカーリードが入っていても，TRの逆流弁口がリード通過部位と離れており，リードが直接の原因となっていなければ，TriClip™術の適応となる場合がある（movie 69）．弁葉構成も重要な評価項目で，エコー学的には6パターンに分けられる[10]．**第2章7-1図2**で述べたように，3D EnFace viewや，経胃アプローチからの三尖弁短軸断面（TG TV SAX），右室流入路断面（TG RV-I）からのbiplane表示などから，弁葉の枚数，乳頭筋の位置を評価し，弁葉構成パターンを確定させる（図6，movie 70）．最も重要な評価項目は**治療標的部位の把持可能性の評価**で，gap幅，弁尖長，弁尖テザリング，把持想定領域の石灰化の有無，中隔尖形態の詳細を評価する．三尖弁接合のgap幅は，7 mm未満でGrade 2＋（moderate）以下へのTR制御が期待できることが報告されており[11]，三尖弁短軸断面で中隔尖からのgap幅を多点で計測する（図7 Ⓐ）．弁尖長は，特に**中隔尖の長さが足りているか（＞9 mm），前尖長＋中隔尖長/三尖弁輪径比が1.06を超えているかを確認する**[12]．弁尖テザリングについても，中隔尖の高度テザリング例では把持困難なことがあり注意が必要である．弁尖長や弁尖テザリングの評価は，三尖弁3Dデータからの2D展開表示（3D-MPR）を用いて，見たい弁尖にカット面を合わせて評価するとよい（movie 71）．また，1枚に見える中隔尖も詳細に観察するとindentationや分葉化がみられ，把持戦略に影響することがあるため特に意識して観察する（図7 Ⓑ，movie 72）．可能であれば三尖弁3Dモデル解析や弁口面積測定も行っておきたい．

表1 TriClip™術の解剖学的適合性評価に必要な項目

原因（cause/etiology）：機能性TRが望ましい，器質性TRの場合はリード関連TRを除外すること
部位（location）：中隔尖–前尖間mid-centralからのTRが最も適している
重症度（severity）：5-point scaleでGrade 3+（severe）以上
弁葉の構成（leaflet configuration）：3枚（type I）での成功率が高い
治療標的部位の把持可能性（clippability）
－ gap幅＜7 mm（大きくても8.5 mm以下） － 弁尖長（特に中隔尖）＞9 mm － 弁尖テザリング：特に中隔尖の高度テザリングに注意 － 把持想定部位に高度石灰化がないこと － 中隔尖のindentationまたは分葉化に注意する
経三尖弁血流連続波ドプラ：平均圧較差＜3 mmHg, 速度時間積分値＜60 cm

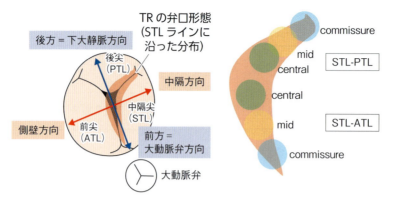

図5 弁を基準とした方向，把持ポイントの定義
Ⓐ機能性TRでは中隔尖に沿って逆流弁口が形成されることが多い（■）．デバイスは後方＝下大静脈から挿入され，前方＝大動脈弁（または中隔尖－前尖交連部方向）に向かう．
Ⓑ逆流弁口と把持ポイントの呼称．中隔尖－前尖（STL-ATL）接合ラインのmid～centralが最も成功率が高いとされている．

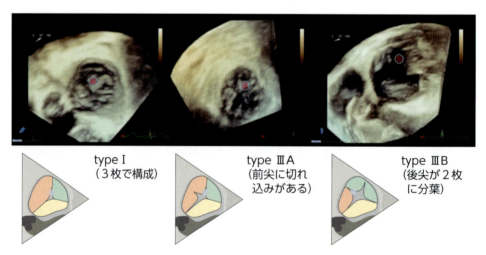

図6 3DTEEによる弁葉構成の評価
三尖弁を右房側から見たenface view. 前乳頭筋の位置（赤丸）が前尖と後尖を分ける指標となる．3枚で構成されるtype Ⅰ，前尖に切れ込みのあるtype ⅢA，比較的頻度の高い，後尖が2枚に分葉するtype ⅢBの例を示す．

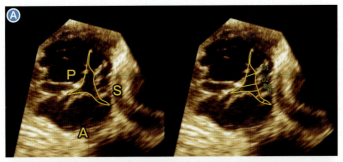
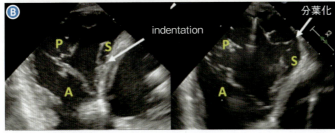

図7　治療標的部位の把持可能性の評価
Ⓐ 接合gap幅の計測.
Ⓑ 中隔尖の形態評価.
A：前尖，P：後尖，S：中隔尖

❸ Tricuspid-TEER（TriClip™）術中TEEによる治療ガイダンス

　術中の手技手順を，TEEによるガイダンスと連動させて解説する（図8）．CDS挿入後の画像は，中部食道レベル（または深部食道レベル）での右室流入路流出路断面（ME/DE RV inflow-outflow）とその直交断面の同時表示が基本である．必要に応じて，中部食道レベルでの四腔断面（ME 4C）および長軸断面（ME LAX），経胃アプローチでの三尖弁短軸断面（TG TV SAX）および右室流入路断面（TG RV-I），または深部食道レベルでの冠静脈洞断面（DE CS）を用いる[13]．

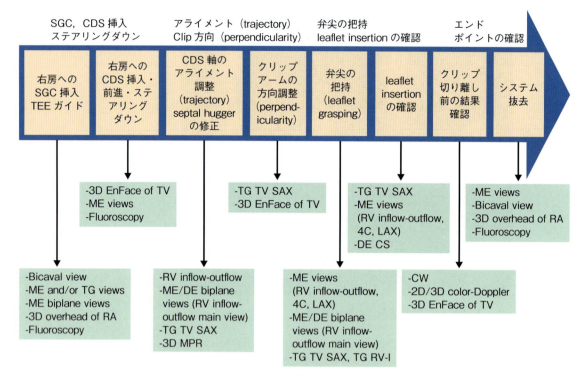

図8　TriClip™術の手技手順とそれに対応したTEEの使用画像
文献13より一部抜粋して引用．青矢印の上の2行は著者が追加
4C：四腔断面，CS：冠静脈洞断面，CW：連続波ドプラ法，DE：深部食道レベル，LAX：長軸断面，ME：中部食道レベル，MPR：多断面再構成像，RA：右房，RV：右室，RV-I：右室流入路断面，SAX：短軸断面，TG：経胃アプローチ，TV：三尖弁

① SGC，CDS挿入

　中部食道レベルでbicaval view（80°〜110°）を描出し，下大静脈からワイヤー，SGCを挿入し右房内に位置させる．位置がよければワイヤーを抜去し，まずSGC +/−ノブで三尖弁に対して適切な高さを確保する．次いでCDSを挿入してストラドルポジションを得る（図9）．CDS F/Eノブをflexに入れて，三尖弁に向けてデバイスを曲げ下ろしていく（＝ステアリングダウン）．さらにスタビライザー全体を押してデバイスを大動脈弁方向（中隔尖−前尖交連部方向）に移動させ，クリップを標的部位まで平行移動させる（図10）．ステアリングダウンの途中からはME（症例によってはDE）RV inflow-outflow viewでクリップ先端が視野に入ってくるので，ここでbiplane表示にする（図11）．ただし**MitraClip™と異なり，CDSのシャフトがこの断面上に入ってこない点には注意が必要である**（movie73）．三尖弁を含む形で3D enface表示すると位置関係が掴みやすくなる．

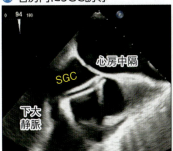
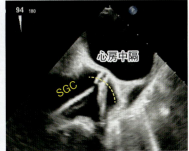
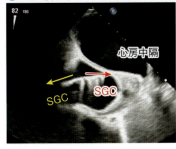
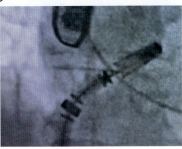

図9 中部食道レベル bicaval view
下大静脈から右房内に挿入されるSGCを描出し，＋/－ノブを用いて三尖弁に対して適切な高さを確保する（ⒶⒷ）．次いでCDSを挿入し，ストラドルポジションを得る（ⒸⒹ）．

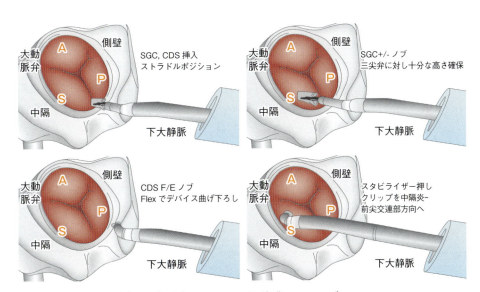

図10 SGC，CDS挿入と右房内でのシステムポジショニング
三尖弁に対して適切な高さを確保した後，三尖弁に向けてデバイスをステアリングダウンし，スタビライザー全体を押してデバイスを中隔尖－前尖交連部方向に移動させ，クリップを標的部位まで平行移動させる．
A：前尖，P：後尖，S：中隔尖

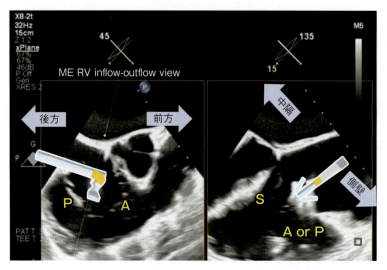

図11　ME RV inflow-outflow view
CDSステアリングダウンをしていくとクリップ先端が描出される．ただし，この断面上にはCDSのシャフトがのってこない点には注意が必要である．
A：前尖，P：後尖，S：中隔尖

②CDS軸のtrajectory調整

　　CDSステアリングダウン後は，三尖弁輪面に対してCDS軸を垂直近くに合わせるアライメント調整（**trajectory調整**）を行う．クリップ先端が三尖弁上まで降りて以降の画像は，ME（またはDE）RV inflow-outflow viewとその直交断面のbiplane表示が基本となるが，**自分が描出しているRV inflow-outflow viewが三尖弁のどこをカットしているのかと理解することが重要である**．三尖弁が一葉弁に見える場合は前尖の斜切りなので，ここからプローブを少し押し込んでややダウンとすると，断面がより中隔尖接合面に近づく．この際に中隔尖-前尖交連部を保持する内側乳頭筋の存在が断面特定の参考になる（ movie 74 ）．この断面において，三尖弁の右側でbiplaneにすると中隔尖-前尖接合ライン，左側でbiplaneにすると中隔尖-後尖接合ラインが描出される（図12）．治療標的部位に応じてbiplane断面を調整する．なお，把持標的部位が中隔尖-前尖交連部に近い例ではRV inflow-outflow view描出の角度は浅め，弁中央部から中隔尖-後尖接合面であれば角度をやや深めにするとよい．最新のエコー機種では，リアルタイム3D-MPR法により，CDSシャフトの全体像を確認しながらtrajectory調整ができるので有用である（図13, movie 75 ）．

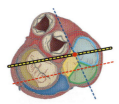
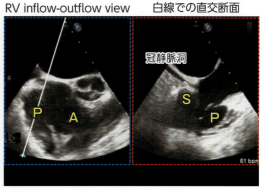

図12　RV inflow-outflow viewとその直交断面表示

描出断面の位置をシェーマ上の点線で示している．三尖弁の右側でbiplaneにすると中隔尖-前尖接合ライン（━━），左側でbiplaneにすると中隔尖-後尖接合ライン（----）が描出される．治療標的部位に応じて描出断面を調整する．
A：前尖（上図●），P：後尖（上図●），S：中隔尖（上図●）

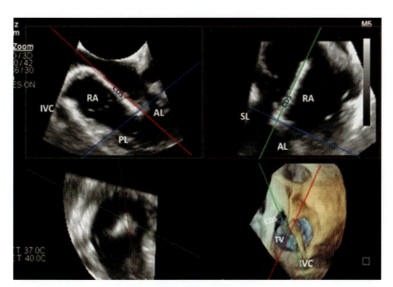

図13　リアルタイム3D-MPR法によるtrajectoryの確認

CDSシャフトの全体像が認識できるので，三尖弁輪面に対してCDSが垂直に入っていくようなtrajectory調整が容易になる．

③ septal huggerの修正

　TriClip™術では，下大静脈と右房の接続角度，心房中隔，三尖弁輪との位置関係から，ほとんどの症例でステアリングダウン後に中隔尖側に偏位した位置をとる（図14）．この現象を**septal hugger**とよぶ．septal huggerを修正する方法は2つある．1つ目はSGC S/Lノブをlateralに入

れる方法で，三尖弁の弁輪を結ぶラインに沿ったクリップの位置調整が可能である．Lノブを入れすぎると高さが減る点に注意する．2つ目は，SGCのトルクを反時計方向に回す方法でクリップ先端位置が接合ライン側に向くと同時に，弁輪面に対してのクリップ進入角度も変化する（図15）．両方の操作を適切に組合わせて，治療標的直上の正しい位置に適切なtrajectoryでシステムを位置させることが重要である（movie 76）．

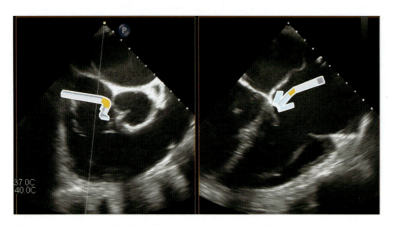

図14 ステアリングダウン後の"septal hugger"

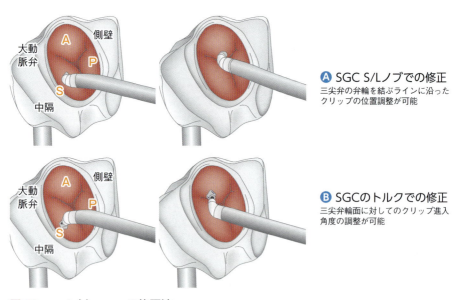

図15 septal huggerの修正法
ⒶSGC S/Lノブをlateralに入れる．高さが減る点に注意が必要である．
ⒷSGCのトルクを反時計方向に回す．

④クリップアームのperpendicularity調整

　CDS先端のクリップを治療標的部位の直上に適切なtrajectoryで位置させることができたら，次にクリップアームの方向が接合ラインに対して直交するようにDCハンドルを回して方向調整（**perpendicularity調整**）を行う．三尖弁3D enface viewやTG TV SAXでの確認がわかりやす

い（図16，movie 77）．調整のためにアームを90°近く回転させなければならない場合，同時にクリップ位置および弁輪面に対するクリップの進入角度もずれるので再度微調整が必要になる．

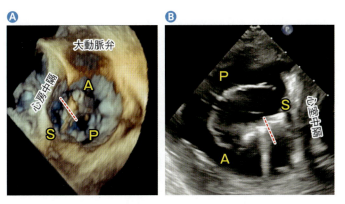

図16　クリップアームのperpendicularity確認
3D enface view（Ⓐ），2D TG TV SAX（Ⓑ）により確認する．
----：把持予定部位の弁接合ライン．

⑤ 弁尖の把持（leaflet grasping）

　グリッパーの開閉テスト（＝タクタイルテスト）を行った後に，クリップを右室内へ挿入する．クリップを引き上げて治療標的の真下にあることを確認する．この際，3D画像でゲインを故意に下げてクリップのみを表示し，perpendicularityがずれていないかを見る．右室内からクリップを少しずつ三尖弁尖に引き上げ，両方の弁尖が2つのアームの上に乗る形になるよう微調整したうえで，グリッパーを引き下ろす．graspingと観察する場合，ME（またはDE）RV inflow-outflowとその直交断面のbiplane表示が基本になるが，中隔尖と前尖（または後尖）がアーム上に乗っている様子を同時に描出できない例も多い．ME 4C，ME LAXを適宜組合わせて片方ずつでもよいので確実にgraspingを確認する．心房中隔や大動脈弁位の人工弁によるアーチファクトで中核尖が観察しにくい場合は，DE CSで行う場合もある（図17）．一方で前尖（または後尖）は，TG TV SAXで可動制限が出現することから把持を確認する方法もある（movie 78）．把持した弁尖の可動性が十分に抑制されていることを確認後，アームを閉鎖してクリップを閉じる．

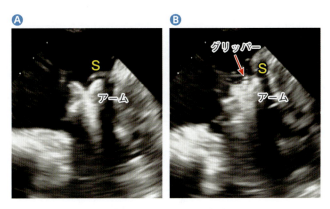

図17　DE CSでの中隔尖graspingの観察
中隔尖がアーム上に載り（Ⓐ），グリッパーとの間にしっかりとinsertionされている（Ⓑ）．

⑥ leaflet insertion の確認

リリース前の評価として，多断面から leaflet insertion を確認する．カラードプラ法で TR 改善を評価する（）．また，連続波ドプラ法で経三尖弁平均圧較差を計測する．また，3D enface view で三尖弁が double orifice（重複三尖弁口）になっていることを確認する．

⑦ クリップ切り離し前の確認，システム抜去

クリップの切り離しの前には，シャフトによじれが残っていないか十分に確認する．よじれが強いと切り離しの瞬間にクリップのベクトルがねじれ，クリップ脱落などのリスクになる．不安定なクリップ挙動がないか X 線透視と TEE でモニタリングを行いながら切り離す．クリップ遊離（SLDA）や脱落が生じているのかを観察するため，切り離し後の 3D enface view および 2D biplane 画像を記録する．

⑧ 合併症の診断

合併症の早期診断も術中 TEE の重要な役割である．主な術中合併症として，心嚢水貯留，血栓形成，クリップ脱落・遊離，腱索とクリップの絡み，出血，上部消化管損傷などがある．このうち上部消化管損傷は TEE では診断できない．手技時間が長くなった場合には特に注意が必要である．Tricuspid-TEER では中部食道レベルと経胃アプローチを頻回に行き来するので，胃内への挿入時は愛護的に行うことを心がける．

4 Tricuspid-TEER（TriClip™）術中エンドポイントの設定

術直後の手技成功（IPS）の定義は，①クリップの脱落・遊離がない，②TR 減少が 1 グレード以上，③医原性三尖弁狭窄がなく平均圧較差が 3 mm Hg 未満，である[14]．術中エンドポイント設定については，IPS が得られたことを前提としたうえで，個々の症例によって調整する．1st Clip が良好に留置できた場合，残存 TR の重症度を評価する．残存 TR の部位も大切な情報であり，クリップから離れた部位の indentation から吹くジェットについては追加クリップでの対処が難しい．部位診断にはカラー 3D 画像が有用であるが，高ボリュームレート画像で評価する必要がある．**経カテーテル的に計測した右房圧の低下や，肝静脈ドプラ波形の正常化（順行性 S 波の出現，時間速度積分値での S 波の優位性所見）が TR 減少の確認方法として有用である**（図 18）．

また，三尖弁狭窄症になっていないかの評価を平均圧較差計測で行う．3 mmHg 未満が慣習的に用いられるカットオフ値であるが，全身麻酔下での値が過小評価になりやすいなどの可能性も考えられる．三尖弁狭窄を厳密に評価すべき症例では，MitraClip™ 術同様に 3D 画像から double orifice 断面をそれぞれ切り出してトレースし合計する方法も考慮する[15]．

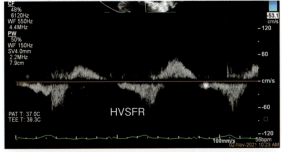
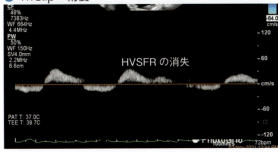

図18 TriClip™治療による肝静脈血流ドプラ波形の正常化

術前にみられていた肝静脈収縮期逆流波形（HVSFR）が消失し，正常の陽性波形パターンとなっている．

おわりに

　Tricuspid-TEERを念頭に置いた評価について，術前の解剖学的適合性評価，術中のナビゲーションについて概説した．今後，TR重症度の評価方法が複雑になるのみならず，弁輪や弁葉の形態，乳頭筋の位置など弁複合体の構造をよく見る重要性が高まっていくことが予想され，3D心エコーとそれを使いこなす心エコー医の役割が重要になる．ガイドラインにも心エコー医を含むハートチームで治療検討することの重要性がくり返し記載されている．ハートチームを構成する他のメンバーに心エコー学的解釈を伝えて情報を共有し，双方向のフィードバックを絶やさないこと，それがハートチーム成熟の鍵である．

Tricuspid-TEERにおける評価のポイント

- CDS挿入後の画像は，中部食道レベル（または深部食道レベル）での右室流入路流出路断面（ME/DE RV inflow-outflow）とその直交断面の同時表示が基本である．
- 必要に応じて，中部食道レベルでの四腔断面（ME 4C）および長軸断面（ME LAX），経胃アプローチでの三尖弁短軸断面（TG TV SAX）および右室流入路断面（TG RV-I），深部食道レベルでの冠静脈洞断面（DE CS）を用いる．
- 治療標的に対する正しい位置（position），三尖弁輪面に対するCDS軸の垂直性（trajectory），弁接合ラインに対するクリップの直交性（perpendicularity）を意識してガイドする．

- CDS trajectoryの確認，septal huggerの調整に3DMPR法が有用である．
- 3D enface viewもperpendicularity確認などで適宜用いる．
- 2Dまたは3D画像で両尖の十分な把持を確認したうえで，アームの閉鎖を行う．
- クリップ切り離し前に，leaflet insertion，3D enface viewによるダブルオリフィス，TR軽減，経三尖弁平均圧較差を確認し，治療方針（弁尖の掴みなおし，クリップ位置の再調整，追加クリップ留置など）を決める．
- 治療成功（IPS）の定義：①クリップの脱落・遊離なく留置，②1グレード以上のTR減少，③経三尖弁平均圧較差が3mmHg未満．

■ 文献

1）Nickenig G, et al：Transcatheter edge-to-edge repair for reduction of tricuspid regurgitation: 6-month outcomes of the TRILUMINATE single-arm study. Lancet, 394：2002-2011, 2019

2）Davidson CJ, et al：Early Feasibility Study of Cardioband Tricuspid System for Functional Tricuspid Regurgitation: 30-Day Outcomes. JACC Cardiovasc Interv, 14：41-50, 2021

3）Kodali S, et al：Feasibility Study of the Transcatheter Valve Repair System for Severe Tricuspid Regurgitation. J Am Coll Cardiol, 77：345-356, 2021

4）Lurz P, et al：Transcatheter Edge-to-Edge Repair for Treatment of Tricuspid Regurgitation. J Am Coll Cardiol, 77：229-239, 2021

5）Kodali S, et al：Transfemoral Tricuspid Valve Replacement in Patients With Tricuspid Regurgitation: TRISCEND Study 30-Day Results. JACC Cardiovasc Interv, 15：471-480, 2022

6）Sorajja P, et al：Transcatheter Repair for Patients with Tricuspid Regurgitation. N Engl J Med, 388：1833-1842, 2023

7）Sugiura A, et al：Leaflet Configuration and Residual Tricuspid Regurgitation After Transcatheter Edge-to-Edge Tricuspid Repair. JACC Cardiovasc Interv, 14：2260-2270, 2021

8）Utsunomiya H, et al：Comprehensive Evaluation of Tricuspid Regurgitation Location and Severity Using Vena Contracta Analysis: A Color Doppler Three-Dimensional Transesophageal Echocardiographic Study. J Am Soc Echocardiogr, 32：1526-1537.e2, 2019

9）Hahn RT, et al：Tricuspid regurgitation: recent advances in understanding pathophysiology, severity grading and outcome. Eur Heart J Cardiovasc Imaging, 23：913-929, 2022

10）Hahn RT, et al：Proposal for a Standard Echocardiographic Tricuspid Valve Nomenclature. JACC Cardiovasc Imaging, 14：1299-1305, 2021

11）Ruf TF, et al：Short-Term Clinical Outcomes of Transcatheter Tricuspid Valve Repair With the Third-Generation MitraClip XTR System. JACC Cardiovasc Interv, 14：1231-1240, 2021

12）Tanaka T, et al：Leaflet-to-annulus index and residual tricuspid regurgitation following tricuspid transcatheter edge-to-edge repair. EuroIntervention, 18：e169-e178, 2022

13）Agricola E, et al：Imaging for Tricuspid Valve Repair and Replacement. JACC Cardiovasc Imaging, 14：61-111, 2021

14）Hungerford SL, et al：Key Echocardiographic Considerations for Tricuspid Valve Transcatheter Edge-to-Edge Repair. J Am Soc Echocardiogr, 36：366-380.e1, 2023

15）Utsunomiya H, et al：Effect of Percutaneous Edge-to-Edge Repair on Mitral Valve Area and Its Association With Pulmonary Hypertension and Outcomes. Am J Cardiol, 120：662-669, 2017

第2章　疾患別評価の実際

movie

8 肺動脈弁閉鎖不全症

吉敷香菜子

術前評価

■ はじめに

　治療が必要な肺動脈弁閉鎖不全症（PR）の多くは，先天性心疾患の右室流出路狭窄への術後に生じる．右室拡大，右室収縮力低下をきたし，有症状で治療適応となる．経皮的肺動脈弁置換術（TPVI）が本邦で施行可能となり，各疾患の病態および解剖学的特徴に応じて治療戦略を立てる必要性が増えている．経胸壁心エコー（TTE）でスクリーニングし，心臓MRIにより逆流量，逆流率，右室容積計測，造影CTで詳細な右室流出路形態を評価するのがスタンダードである．

01 適応と検査にあたっての心がけ

　原疾患，既往手術を把握することが重要である．経食道心エコー（TEE）は感染性心内膜炎を疑う場合は必須であるが，それ以外は症例ごとに検査適応を検討する．

02 当院での撮像の流れとポイント

　当院では，PR単独でのTEE検査は稀で，通常はMRやTRの評価と併せてPRを評価している．右心系感染性心内膜炎を疑う際，右室流出路，右室–肺動脈導管内および左右肺動脈分岐部はTTEにて描出困難な場合が多く，疣贅の診断にはTEEが優れる．事前に造影CTで，弁周囲膿瘍の程度を評価する．活動性感染性心内膜炎においては，検査中の患者状態のモニタリング，適切な補液，酸素投与および短時間で検査を終えることが重要である．

┌─ 術前 TEE の流れ・ポイント ─────────────
　❶ PRの成因評価
　❷ 三尖弁閉鎖不全（TR）の成因評価
└──────────────────────────────────

1 PRの成因評価

　PRは，ファロー四徴症・両大血管右室起始・大血管転位症などに伴う肺動脈弁狭窄症（PS）に対する右室流出路形成術後，総動脈幹症・肺動脈弁閉鎖・大動脈弁疾患へのロス手術に対する右室–肺動脈導管手術後などにより生じる．**最も多いのはファロー四徴症術後遠隔期である**．PRにPSを合併することも稀ではない．なお，現状ではTPVIが適応になるPSは肺動脈弁位生体弁狭窄のみである．

① 肺動脈弁下（右室漏斗部）の描出

　0°の四腔像で右室を中心に，60°〜90°にすると肺動脈弁下が描出される．ここで円錐中隔

（conus septum）の張り出しや右室筋肥厚による狭窄，心室中隔欠損の遺残短絡をカラードプラで評価できる．

② 主肺動脈から左右肺動脈分岐部の描出

プローブを引くと，肺動脈弁・主肺動脈が描出される．場合によってはプローブを前屈させる（図1）．さらにプローブを引くと，上部食道で左右肺動脈分岐部が描出される．0°～20°にすると右肺動脈を長軸で描出可能である．左肺動脈は解剖学的にTEEでは描出困難である．

高度PRでは肺動脈弁は破綻・欠損していることもあり得る．右室－肺動脈導管は吻合部狭小，屈曲，石灰化などが原因でいずれの部位でも狭窄しうる．

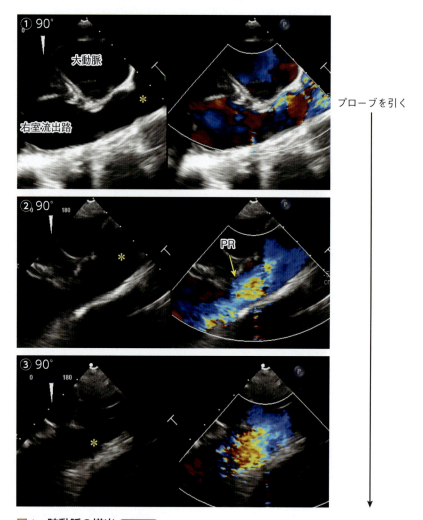

図1　肺動脈の描出 movie 80

60°～90°で右室流出路が描出できる．プローブを引き，肺動脈弁（＊）・主肺動脈が描出される．場合によってはプローブを前屈させる．
①→②→③にかけて，右室流出路がみえる像から主肺動脈がみえる像まで引いている．

③ ファロー四徴症の右室流出路形成術

ファロー四徴症修復術における右室流出路形成術には，主に以下の4つがある．いずれも遠隔

期のPR，PSが介入の対象になることがある．まずはTTEで評価し，CTで詳細な形態評価，MRIでの定量評価を行う．図2, 3は術中TEEである．感染性心内膜炎を疑う場合を除いて，術前TEEは必須ではない．

- PSに対する弁形成術（弁輪温存術，図2）
- PS・右室流出路狭窄に対する弁輪切開（transannular patch）手術（図3）
- PS・肺動脈弁閉鎖に対する右室－肺動脈導管手術
- 肺動脈弁位人工弁置換術

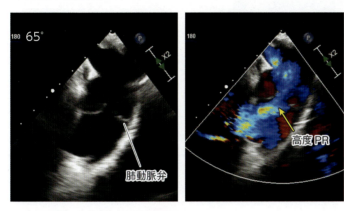

図2　弁輪温存術後のPR movie 81

ファロー四徴症に対する弁輪温存手術後．
自己肺動脈弁は残っているが，弁尖は離開し，高度PRを呈している．

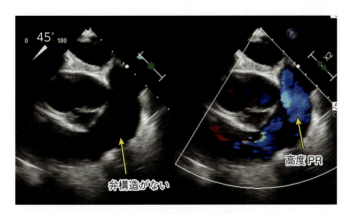

図3　transannular patch術後のPR movie 82

ファロー四徴症に対するtransannular patch術後．
弁構造が欠如し，高度PRを呈している．transannular patch術後では弁が短縮，または壁に癒着することがある．

2 三尖弁閉鎖不全（TR）の成因評価

通常，TRはPRの容量負荷による右室拡大，弁輪拡大を原因とすることが多い．その場合は

TPVIによりTRも軽減する．しかし，ファロー四徴症術後等では，心室中隔欠損の閉鎖パッチに三尖弁中隔尖や弁下組織が癒着することでTRを生じていることがある．また，右室低形成を伴う肺動脈弁閉鎖症では，三尖弁異形成を原因とすることがある（図4）．TRの成因を観察し，手術介入が必要かを検討する．

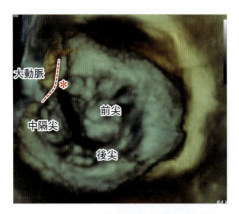

図4　ファロー四徴症の三尖弁閉鎖不全
movie 83

右房側からみた，ファロー四徴症術後の三尖弁．高度三尖弁逆流を呈している．
心室側の破線部に心室中隔欠損閉鎖パッチがあり，三尖弁中隔尖の一部が欠損している（＊）．

① 本邦のガイドラインでの治療適応[1]

1．ファロー四徴症術後の再介入適応

高度PRがあり，有症状の場合はClass I．無症状では，中等度以上の右室拡張や右室機能不全の場合は適応となる．

2．右室−肺動脈導管機能不全の再介入適応

有症状でClass I，無症状でも右室／左室収縮期圧比＞70％，右室−肺動脈収縮期圧較差＞50 mmHg，高度PRによる右室拡大（拡張末期容積指数＞150〜160 mL/m^2，収縮末期容積指数＞80 mL/m^2），収縮機能低下，進行性の運動耐容能低下，高度三尖弁逆流がある場合は適応となる．

② 本邦で使用可能なTVPIデバイス（図5）

それぞれ解剖学的特徴に応じて適応が決まっており，外科的手術が困難か，TPVI治療が最善と判断された症例が対象である．

Ⓐ SAPIEN 3　　**Ⓑ** Harmony TPV 22　　Harmony TPV 25

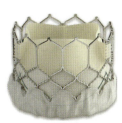

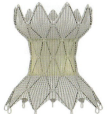
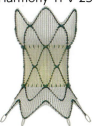

図5　TPVIデバイス
Ⓐ SAPIEN 3（エドワーズライフサイエンス合同会社）20 mm，23 mm，26 mm，29 mmの4サイズがある．
Ⓑ Medtronic Harmony（メドトロニック社）22 mmと25 mmの2サイズがある．

1．SAPIEN 3（エドワーズライフサイエンス合同会社）（図6）

　適応は先天性心疾患手術による生体由来素材の右室−肺動脈導管または肺動脈弁位に外科的に留置した生体弁の機能不全（エコーでの平均圧較差35 mmHg以上のPS，中等度以上のPR）．留置部位のステント，慢性人工透析，本邦で一般的に使用されている延伸ポリテトラフルオロエチレン素材の右室−肺動脈導管や外巻き弁などは適応とならないケースもあるため注意が必要である．

　バルーンで拡張し留置するため，大動脈基部・冠動脈との干渉の有無について造影CT，血管造影での術前検証が必要である．

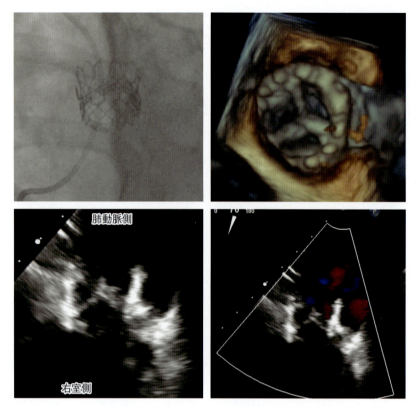

図6　SAPIEN 3の使用例：valve in valve 留置後の例 movie 84

適応は，先天性心疾患手術による生体由来素材の右室−肺動脈導管，肺動脈弁位に外科的に留置した生体弁の機能不全（エコーでの平均圧較差35 mmHg以上のPS，中等度以上のPR）．上部食道60～90°で描出される．ステントが正円であり，生体弁の開閉を確認できる．

2. Medtronic Harmony（メドトロニック社）（図7）

適応は，右室流出路への外科的修復または経皮的バルーン形成術後のPRの症例．PS，右室−肺動脈導管，人工弁留置例は対象外である．術前に留置部位の解剖を4D造影CTで検証する必要がある．弁部分が周囲から圧迫を受けない，全心周期でランディング部分の近位部と遠位部がカバーされる，肺動脈分岐部分へ干渉しないことなどを4D造影CTで確認する．

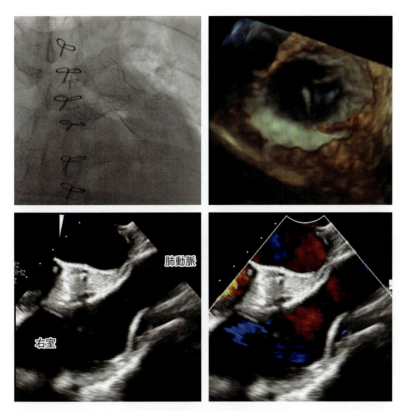

図7　Medtronic Harmonyの使用例 movie 85

適応は，右室流出路への外科的修復または経皮的バルーン形成術後のPRの症例．
メドトロニック社のフィットアナリシスでのスクリーニングが推奨されている．
右室流出路から主肺動脈を中部食道，上部食道60〜90°で描出する．ワイヤストラットの間の生体弁の開閉を確認できる．

術中評価

検査にあたっての心がけ

　当院での，TPVI術中ガイドは全過程を透視画像で行っており，術中TEEは使用していない．TEEを使用する場合は，留置後の合併症の有無を評価する[2]．通常，術中TEE評価の結果により治療方針を改めることやデバイスを置き直すことはない．術後は術中TEEの結果を参考にし，TTEでの評価を行う[3]．

術中TEEの流れ・ポイント

① 人工弁の動き（狭窄の有無）（図8）
② 周囲逆流の有無，左右肺動脈への干渉の有無（図9）
③ 心嚢液の有無
④ 三尖弁閉鎖不全症（デリバリーシステムによる弁組織損傷の有無）

1 人工弁の動き（狭窄の有無）（図8）

　生体弁の各弁尖の均等な開閉を確認する．留置直後の生体弁が狭窄することはないが，心エコーで評価する場合は，血流方向とカーソルが平行になるようにプローブ位置と角度を調節し，連続波ドプラによる最大血流速度と平均圧較差を計測する．通常の解剖学的位置とは異なる位置に留置された生体弁や，右室や肺血管の構造異常により，流速と圧較差の標準化は難しく，データは乏しい．また，全身麻酔により血圧，循環血液量が常と異なることも念頭に置く必要がある．

　一般に，正常な生体弁は，カラーフローが層流である．最大血流速度 3.2 m/s（平均圧較差 20 mmHg）以上で狭窄の可能性を考慮する[4]．表1にTPVIデバイスの正常ドプラ指標を示す．

Ⓐ 弁の開閉の確認　　　　　　　　　　Ⓑ 弁通過速度の測定

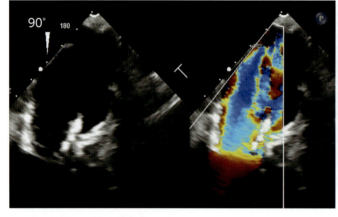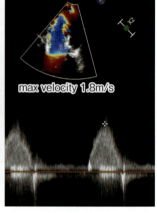

図8　人工弁の動き movie 86

SAPIEN 3 26を留置した症例．
弁の開閉を確認する．
連続波ドプラで弁通過速度を測定する．血流方向とカーソルが平行になるようにプローブを調節する．
肺動脈の開閉は正常で，通過する最大血流速度は正常範囲である．

表1　TPVIデバイスの正常ドプラ指標

TPVIデバイス	Size, mm	平均圧較差, mmHg	EOA, cm²
SAPIEN	20	16±5	1.22±0.2
	23	11（8〜17）	1.47（1.1〜2）
	26	9.5（4.9〜14.5）	1.77（1.3〜2.4）
	29	10.4（5.9〜15.5）	2（1.5〜2.6）
Harmony	データなし		

文献4を参考に作成

2 周囲逆流の有無，左右肺動脈への干渉の有無

　Medtronic Harmony は構造上周囲逆流が生じ得る．逆流位置，方向および程度を記録し，遠隔期のフォローアップに役立てる．実際は逆流が右室流出路に沿って偏位することやワイヤストラットのアーチファクトで評価が困難なことが多いため造影画像や圧波形変化を確認する．

　Medtronic Harmony では左右肺動脈へハウジングが突出する形態で留置される．上部食道から左右肺動脈分岐部を観察し，カラードプラ，連続波ドプラで評価する．ただ，血流方向とカーソルが平行に計測できることは稀であり，値は参考値である．術後フォローアップの参考とする．

Ⓐ 周囲逆流の有無の確認

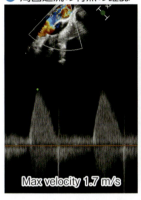
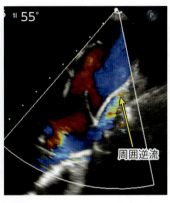

Ⓑ 左右肺動脈分岐部の確認

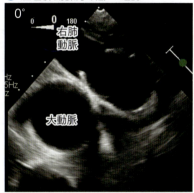

図9　周囲逆流の有無　movie 87, 88

Harmony TPV 25 を留置した症例．
Ⓐデバイスの肺動脈側周囲から軽度の逆流を認める．
Ⓑ左右肺動脈分岐部を観察する．通過最大血流速度は正常である．デバイスの肺動脈側のハウジング周囲から軽度の逆流を認める．左右肺動脈へのデバイスの突出の程度は本症例では問題ない．

3 心囊液の有無

　右房前面，左房後面まで全体的に心囊液貯留の有無と変化を確認する．

4 三尖弁閉鎖不全症（デリバリーシステムによる弁組織損傷の有無）（図10）

　デリバリーシステムによる三尖弁下組織損傷，腱索断裂などに留意する．術後三尖弁閉鎖不全の程度，成因を確認する．前述のようにファロー四徴症術後などでは手技前から三尖弁に変性をきたしていることが多いため，慎重に手技による影響か否かを判断する必要がある．

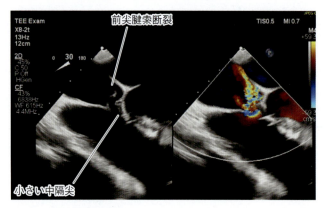

図10 三尖弁閉鎖不全
ファロー四徴症のPRに対して，Medtronic Harmony 留置後に三尖弁の前尖腱索断裂を生じた例．
中隔一前尖交連付近で前尖に腱索断裂を認め，中等度の逆流を生じている．元々中隔尖は心室中隔欠損閉鎖のパッチに癒着しており，小さい．

■ 文献

1) 日本循環器学会：先天性心疾患術後遠隔期の管理・侵襲的治療に関するガイドライン．2022
   https://www.j-circ.or.jp/cms/wp-content/uploads/2022/03/JCS2022_Ohuchi_Kawada.pdf（2024年10月閲覧）

2) Pospishil L, et al：Recommendations for Transesophageal Echocardiographic Screening in Transcatheter Tricuspid and Pulmonic Valve Interventions: Insights for the Cardiothoracic Anesthesiologist. J. Cardiothorac Vasc Anesth, 37：1529-1532, 2023

3) Zoghbi, WA, et al：Guidelines for the Evaluation of Valvular Regurgitation After Percutaneous Valve Repair or Replacement. J Am Soc Echocardiogr, 32：431-475, 2019

4) Zoghbi WA, et al：Guidelines for the Evaluation of Prosthetic Valve Function With Cardiovascular Imaging: A Report From the American Society of Echocardiography Developed in Collaboration With the Society for Cardiovascular Magnetic Resonance and the Society of Cardiovascu. J Am Soc Echocardiogr, 37：2-63, 2024

9 心房中隔欠損症

吉敷香菜子

はじめに

① 右房形態（図1）

　心房中隔は一次中隔，二次中隔と心内膜床で構成される．心房は，胎生初期は単心房であるが，胎生28日頃に心房の天井から一次中隔が発生し，心内膜床方向に伸びていき一次孔を形成する（図1Ⓐ）．胎生35日頃に一次中隔が心内膜床と癒合し，一次孔は閉鎖するが，同時に中央に二次孔が開く．一次中隔の右房側に心房壁の折れ込みとして二次中隔が発生する（図1Ⓑ）．胎生60日頃に，一次中隔と二次中隔が癒合し，左房と右房の交通は卵円孔のみとなる（図1Ⓒ）．卵円孔のフラップ部分は卵円窩とよばれる．

　右房は櫛状筋を有する右心耳，側壁と平滑な心房中隔で内腔が形成されている．両者の間に分界稜（crista terminalis）がある．下大静脈流入口外側に下大静脈弁（Eustachian弁）があり，冠静脈洞弁（Thebesian弁）に続く．この両弁の間の隆起がTodaro索であり，Kochの三角の一辺を形成する（図2）．

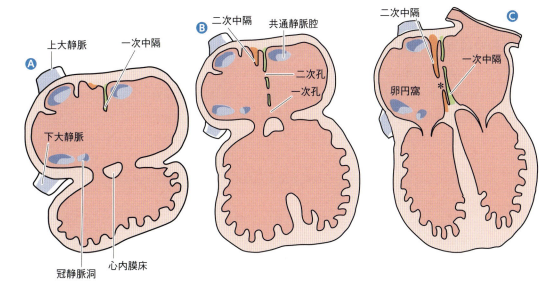

図1 心房中隔の発生
Ⓐ 一次中隔発生
Ⓑ 一次中隔に一次孔，二次孔形成．二次中隔発生
Ⓒ 一次中隔と二次中隔が癒合
＊：卵円窩

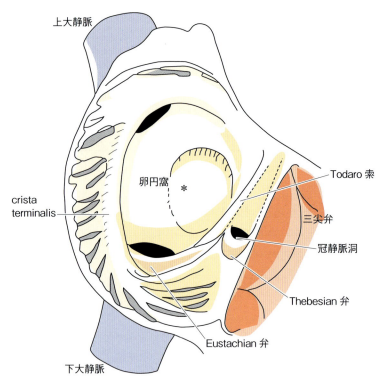

図2　心房の構造
＊：卵円窩

② 心房中隔欠損の病態

　心房中隔欠損（ASD）により心房間シャントを呈する．心房間の左右シャントにより有意な容量負荷があると，右房，右室，肺動脈は拡大し，ときに高肺血流による肺高血圧を生じる．この病態ではASD閉鎖により容量負荷，肺高血圧は改善する．

　一方，肺動脈閉塞性病変の進行により高度の肺高血圧に陥ると，心房間は両方向性シャントとなる．さらに進行するとEisenmenger症候群とよばれる病態となり，もともとASDに肺動脈性肺高血圧を合併している場合や高肺血流が長期に及んだ成人期にみられる．この病態では，ASD閉鎖の判断は慎重にならざるを得ない．

　本邦ではASD閉鎖の適応は症状の有無にかかわらず，右房・右室拡大を認める有意な左右シャントがあり，肺血管抵抗値が5 Wood Unit以下の症例とされている[1]．軽微な短絡の場合はくり返す奇異性塞栓，または心房律動異常等の臨床症状を有する症例が適応となる．

術前評価

01 検査にあたっての心がけ

　ASDに伴う，右房・右室拡大，肺高血圧，弁膜症，左心系の評価と閉鎖適応の判断は経胸壁心エコー（TTE）が有用である．経皮的ASD閉鎖術は二次孔型に適応されるので，まずはASDの形態把握のために術前には経食道心エコー（TEE）が推奨される．部分肺静脈還流異常（PAPVR）や

左上大静脈遺残（PLSVC）などの合併異常の評価はCT, MRIが有用である.

02 当院での撮像の流れと評価ポイント

検査室に入室したら安静時の酸素飽和度を確認する. **酸素飽和度は左右シャントでは正常である**. 酸素投与は肺血管抵抗の低下，肺血流増加，Qp/Qs増加をきたすため必要最小限とする. 深鎮静の影響による酸素飽和度低下に対しては経鼻カニュラで酸素投与を行っている.

一方，肺高血圧や右房圧上昇に伴い両方向性シャントを生じている場合は，安静時の酸素飽和度が低下することがある. 臥位より坐位で酸素飽和度が低下する場合はplatypnea-orthodeoxia※を疑う.

> ### ※platypnea-orthodeoxia
> 低酸素血症が立位や座位で生じ，仰臥位で改善する病態を示す. 多くは卵円孔開存を有する高齢者で，加齢に伴う大動脈の拡大・蛇行や，心臓の時計方向回転が関与する. 立位では下大静脈からの静脈血が直接心房中隔に向かい，卵円孔を通過して右左シャントを生じやすくなると考えられている.

術前TEEの流れ・ポイント
◆ASDの形態把握
　①二次孔型
　　1. 欠損孔の最大径，数，心房中隔瘤
　　2. リム径
　　3. 肺静脈還流異常の否定
　　4. 心房のサイズ
　　5. 経皮的ASD閉鎖術時の合併症の予測
　②静脈洞型
　③冠静脈洞型
　④一次孔型（房室中隔欠損）

◆ ASDの形態把握

ASDは欠損の位置によって，**二次孔型，静脈洞型，冠静脈洞型**に分類される（図3）. 一次孔型は房室中隔欠損に含むことが一般的である.

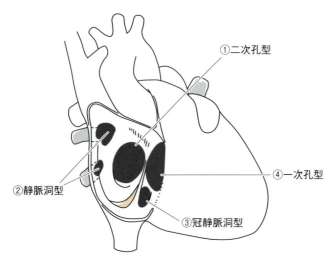

図3 心房中隔欠損の分類

①二次孔型（ostium secundum type）

　一次中隔にできた二次孔による欠損孔で，**卵円窩内に位置することが多く，多孔性もありうる**．通常，上・下大静脈，右肺静脈，冠静脈洞からは離れている．経皮的ASD閉鎖術は二次孔型に適応される．閉鎖栓は左房と右房ディスクがウエストで連結され，欠損孔を通して中隔を挟み込む構造のため，閉鎖栓が周辺構造物に接することがある．術前検査は，**欠損孔のサイズ，リム径，心房サイズを把握し，閉鎖栓留置後の合併症の予測を行う**．以下に当院での術前TEE手順を示す．

1．欠損孔の最大径，数，心房中隔瘤

　最初に0°で下大静脈から上大静脈間でプローブを押し引きし，90°で後壁から大動脈側をrotationし，欠損孔の位置，数をカラードプラも使用して把握する．45°で3D画像を撮像し，欠損孔の位置，数，最大径が向いている角度を把握する（多くの欠損孔の最大径が45°付近なので慣例的にこの角度としている）．欠損孔を画面の中央に描出し，0°，45°，90°，135°と最大径を撮像する（図4）．

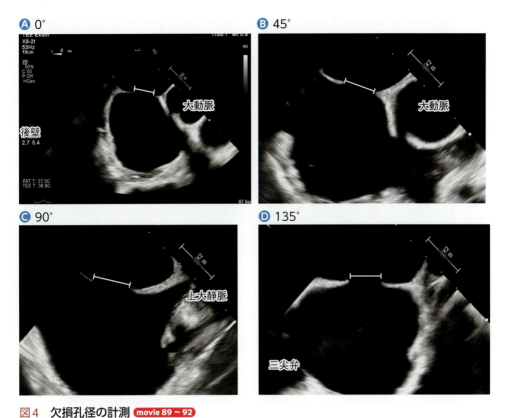

図4 欠損孔径の計測 movie 89〜92
欠損孔（▬）を画面の中央に描出し，0°，45°，90°，135°を撮像する．

　3D multiplanar reconstruction画像でも同様に欠損孔を計測する．3D画像は欠損孔の最大径を逃さないために十分な時間分解能が必要である．ターゲットを絞り，心拍合成をする．Volumeデータを参考にして，欠損孔が最大となる時相で最大径とそれに直交する径を計測する（図5）．

　大動脈リムが欠損している場合や一次中隔，二次中隔間にずれ（malalignment）が生じている場合は，閉鎖栓が正対すると思われる方向を計測する．決めかねる場合は数箇所計測する（図6）．

　複数の欠損孔がある場合は3D画像での評価が特に有用である．**心房中隔瘤の辺縁部の小欠損や卵円孔開存は見逃しやすいので注意が必要である**（図7）．

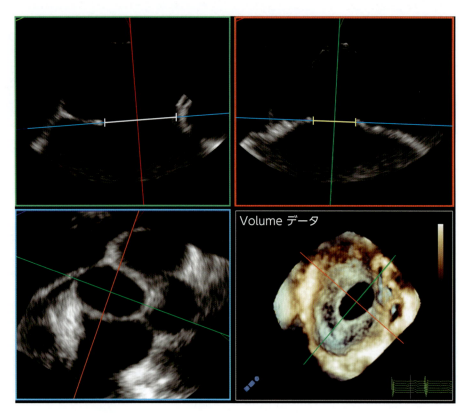

図5 3D MPR画像による欠損孔の計測
6心拍合成で得られた画像．右下のVolumeデータを参考にして，欠損孔が最大となる時相で最大径（⊢═⊣）とそれに直交する径（⊢—⊣）を計測する．

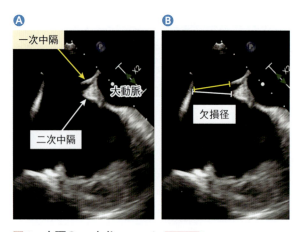

図6 中隔のmalalignment movie 93
一次中隔，二次中隔間にずれ（malalingment）が生じている症例．閉鎖栓が正対すると思われる方向を計測する（⊢═⊣）．決めかねる場合は数箇所計測する（⊢—⊣）．

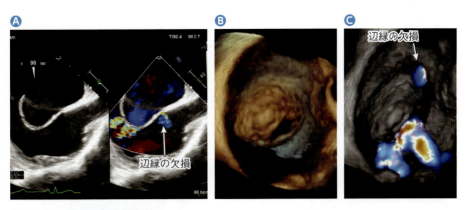

図7　心房中隔瘤と複数欠損

心房中隔瘤と複数の二次孔欠損を有する症例．心房中隔瘤は心房中隔面より片側に1.5 cm以上変動，または両側合わせて1.5 cm以上変動し，瘤基部が1.5 cm以上とすることが多い．瘤辺縁部の欠損が稀ではないので注意して描出する．

2．リム径

　欠損孔と周辺構造物との間をリムという．大動脈側を除くリム5 mm以下で閉鎖栓脱落の可能性が高くなり，経皮的閉鎖術の適応を慎重に判断する．一方，大動脈リムが短いと，閉鎖栓と周囲構造が干渉し心侵食/心穿孔（erosion）を引き起こす可能性がある．

　リムも心周期で変化するが，その最小径を計測する．心房後壁（posterior）リムがみえるのが0°，そこから房室弁リムがみえる約150°までの間に下記のリムを計測する（図8）．

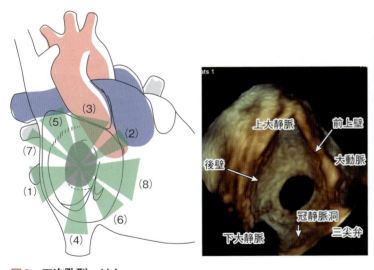

(1) 心房後壁リム（posterior rim）
(2) 大動脈バルサルバリム（aortic Valsalva rim）
(3) 心房前上壁リムと左房天井リム（superior rim & LA roof rim）
(4) 下大静脈リム（inferior vena cava rim）
(5) 上大静脈リム（superior vena cava rim）
(6) 冠静脈洞リム（coronary sinus rim）
(7) 右上肺静脈リム（right upper pulmonary vein rim）
(8) 僧帽弁と三尖弁リム（atrio-ventricular valve rim）

図8　二次孔型　リム

1）心房後壁リム（図9 A）

　0°でプローブを押し引きし，リムの最小径を描出する．下大静脈に近い部位は描出しにくい場合があり，リム欠損を見逃さないようにする．

2）大動脈バルサルバリム（図9 B）

　20°〜40°で押し引き，またはclockwise rotationさせ描出する．大動脈リムは欠損している場

合が多く，判断は重要である．

3) 心房前上壁リムと左房天井リム（図9 C）

さらに70°～90°とすると描出される．心房前上壁リムはバルサルバ上，ST junction付近に対するリムである．大動脈リム欠損，上方に位置する欠損で短い．左房天井は右肺動脈下縁に対するリムで，肺動脈が拡大，張り出していると短くなる．

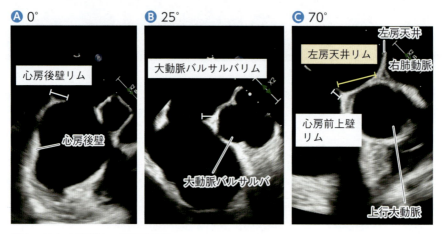

図9 リムの計測1 movie 94～96
A 心房後壁リム：0°でプローブを押し引きしリムの最小径を描出する．
B 大動脈バルサルバリム：20°～40°で押し引きまたは counter clockwise rotationさせ描出する．
C 心房前上壁リムと左房天井リム：70°～90°とすると描出される．

大動脈リムが広範囲で欠損している症例や，一次中隔と二次中隔のmalalignmentが大きい症例があるので，リムが短いのか，または欠損しているのか，その範囲がどの程度なのかを明確にする．プローブを引く，またはclockwise rotationさせ（2）大動脈，（3）心房前上壁，（5）上大静脈の範囲をスキャンし判断する（図10）．

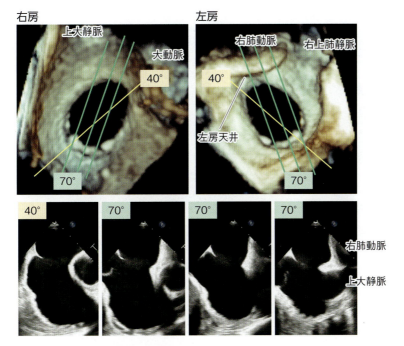

図10 リム欠損の確認 movie 97
大動脈・前上壁リム欠損，左房天井リムが短い症例．
40°で大動脈リム，70°で前上壁 －左房天井－上大静脈までプローブをconter clock-wise rotationさせてリムが短い範囲を確認する．

4) 下大静脈リム（図11 Ⓐ）

60°～90°でプローブを押し，clockwise rotationさせ描出する．前述したように後壁から下大静脈側は観察しにくいことがあり，プローブの前・後屈も使用し確実に描出することに努める．工夫しても観察困難であれば，**心腔内エコーでの観察が有用なことが多い**．

5) 上大静脈リム（図11 Ⓑ）

60°～120°でプローブを引き描出する．

6) 冠静脈洞リム（図11 Ⓒ）

上大静脈からプローブを押し，counter clockwise rotationさせ描出する．**卵円窩と冠静脈洞の境にTodaro索が張り出していることがあるが，これはリムではないので注意する**（図12）．冠静脈洞が拡大している場合は冠静脈型欠損の有無を確認する．

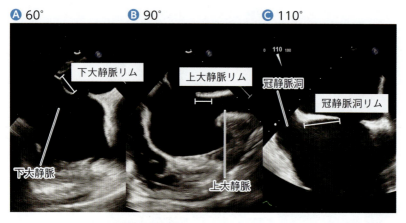

図11 リムの計測2 movie 98〜100
Ⓐ下大静脈リム：60°〜90°でプローブを押し，clockwise rotation させ描出する
Ⓑ上大静脈リム：60°〜120°でプローブを引き，描出する．
Ⓒ冠静脈洞リム：上大静脈からプローブを押し，counter clockwise rotation し描出する．

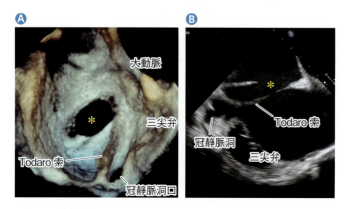

図12 冠静脈洞とTodaro索 movie 101
卵円窩と冠静脈洞の境にTodaro索が張り出していることがある．B modeでは心房中隔や欠損孔（✳）を見誤ることがあるので注意．

7) 右上肺静脈リム（図13Ⓐ）

100°〜130°でプローブを引き，clockwise rotation させ描出する．上位静脈洞型欠損の場合はここや上大静脈付近で欠損孔が描出される．

8) 僧帽弁リムと三尖弁リム（図13Ⓑ）

130°〜150°でやや後屈させ描出する．特に僧帽弁リムが短いと僧帽弁前尖に左房ディスクが触れることになる．

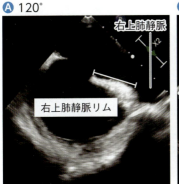
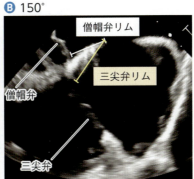

図13　リムの計測3 movie 102, 103

Ⓐ右上肺静脈リム：100°〜130°でプローブを引き，clockwise rotationさせ描出する．上位静脈洞型の場合はここや上大静脈付近で欠損が描出される．
Ⓑ僧帽弁リムと三尖弁リム：130°〜150°でやや後屈させ描出する．

3. 肺静脈環流異常の否定（図14）

　少なくとも，右肺静脈2本，左肺静脈2本が左房に流入しているのを確認する．右上肺静脈を100°〜130°で描出し，そのまま50°〜70°にすると右上（中）下肺静脈が描出される．左上肺静脈を50°〜70°で描出し，そのまま100°〜130°にすると左上・下肺静脈が描出される．ただしCTやMRIでの評価とは異なり，左右2本ずつが左房に還流していてもPAPVRの完全否定にはならない．

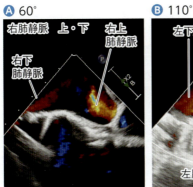
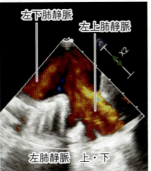

図14　左房への肺静脈流入の確認 movie 104

少なくとも，右肺静脈2本，左肺静脈2本が左房に流入しているのを確認する．

4. 心房のサイズ

　閉鎖栓サイズの参考とするため0°，90°，四腔像での心房中隔の最大径を心房中隔長として計測する．

5. 経皮的ASD閉鎖術時の合併症の予測
1）治療適応

　経皮的ASD閉鎖術は，大動脈側を除くリムが5 mm以上ある場合が適応とされる．全周囲にリ

ムがある場合はいい適応である．大動脈以外のリム欠損がある場合，往々にしてサイズが大きいため手術閉鎖が適応となることが少なくない．一方，欠損孔の多くは大動脈周囲に接しており，大動脈リムに関しては5 mm未満でも適応から除外されない．

2) 主要合併症とその回避法

主要合併症としてerosionと脱落がある．閉鎖栓先端がバルサルバ洞や左房天井に接触することで，心侵食／心穿孔を起こすとされている．大動脈壁損傷，左房壁損傷，心タンポナーデをきたし，ときに致死的となる重大な合併症である．大動脈リムの広範囲欠損例，中隔malalignment例での閉鎖栓留置は，両ディスクを開いて直接先端が壁に接触しない形態にすることでerosionを回避できると考えられているが，その場合欠損孔に対して大きい閉鎖栓を選択する必要がある．その大きい閉鎖栓が中隔に入るのか，留置後，周辺構造物との接触や脱落の危険性が許容できるか等を検討し，治療方針を決定する．当然，大動脈リムが乏しい症例に小さい閉鎖栓を使用すると脱落の危険性が増す．他に合併症として房室ブロック，デバイス血栓，感染性心内膜炎などがある．

② 静脈洞型（sinus venosus type）

右肺静脈と上大静脈を隔てる壁，後壁から下方壁までの右房自由壁をsinus venosusとよぶ．解剖学的には静脈洞型欠損は左房と右房間の欠損ではないが，血行動態的に左房－右房間のシャント血流を呈するためにASDのひとつとして分類されている．最も多い静脈洞型欠損は右上肺静脈と上大静脈の間に位置し，上大静脈や右肺静脈を介した心房間交通である（図15）．右上肺静脈がPAPVRとして上大静脈に流入し，心房間交通がない場合，TEEでの描出は困難である．

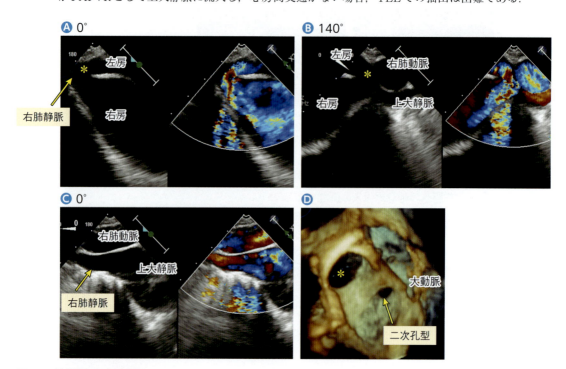

図15 静脈洞型 movie 105

静脈洞型と二次孔型の症例．0°でプローブを引くと右房後壁に静脈洞型の欠損（Ⓐ✲）がある．さらに引くと上大静脈が描出され，右上肺静脈が流入している．140°では，右肺動脈に接するように欠損が描出される（Ⓑ✲）．

③冠静脈洞型（coronary sinus type）

冠静脈洞と左房間の隔壁が一部〜全欠損（unroofed coronary sinus）することで生じる．通常，冠静脈洞口は拡大する（図16）．PLSVCの合併もみられる．隔壁が全欠損するとPLSVCが直接左房天井に流入しているように見える．

④一次孔型〔ostium primum type（房室中隔欠損：atrio-ventricular septal defect）〕

卵円窩の前下方と房室弁を辺縁にして欠損がある．左右房室弁は共通弁輪となる（図17）．

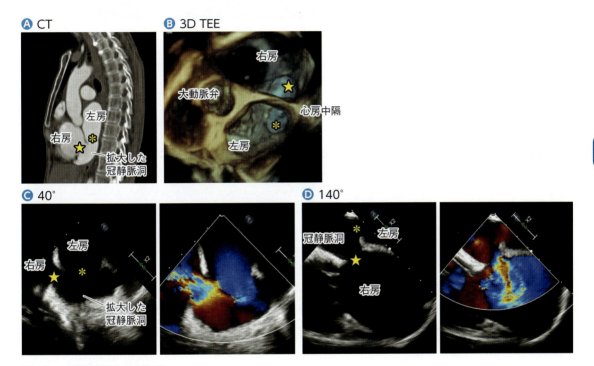

図16　冠静脈洞型 movie 106

冠静脈洞型の症例．unroofed CS（✱）と冠静脈洞口の拡大（★）を認める．左房〜冠静脈洞〜右房が交通し，シャント血流を認める．

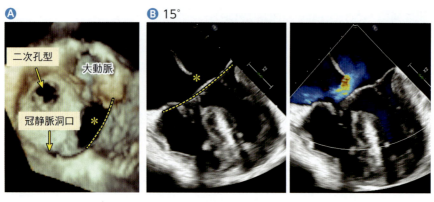

図17　一次孔型（房室中隔欠損） movie 107

一次孔型の症例．卵円窩の前下方と房室弁を辺縁にして欠損がある（✱）．左右房室弁は共通弁輪のため同一平面にある（▭▭）．心室中隔欠損のない，部分型（不完全型）房室中隔欠損である．

経皮的ASD閉鎖術中評価

01 検査にあたっての心がけ

ASDの開胸手術治療の合併症発生率はきわめて低く，経皮的治療でも同等，またはそれ以上の安全性をもって実施されるべきである．そのために，TEEは標的部位の形態評価，欠損孔のサイジング，閉鎖栓操作時のガイドと留置後の形態評価のすべてにおいて不可欠である．

02 当院での撮像の流れと評価ポイント

全身麻酔，挿管下でTEEを施行する．当院ではTEEによる合併症を避けるため，**体重18 kg以下では小児用プローブを使用している**．検査開始時に，仰臥位で良好な画像が得られないときは，できる範囲で左側臥位にする，胃食道内空気を除去する，胃管があれば抜去するなどアーチファクトを除去するように努める．

> **術中TEEの流れ・ポイント**
> ① ASDの形態把握
> ② 留置前の弁膜症・血栓症
> ③ バルーンサイジング
> ④ 閉鎖栓の選択
> ⑤ 閉鎖栓留置ガイド
> ⑥ 閉鎖栓留置後の形態評価
> ⑦ wiggle testと離脱
> ⑧ 医原性の心房間交通（iatrogenic atrial septal defect）

❶ ASDの形態把握

術前と同様，ASDの欠損の位置を把握する．術前TEEの項目を参照．

2 留置前の弁膜症・血栓症

留置後の閉鎖栓との干渉が予想される大動脈弁，僧帽弁の逆流程度と成因や心嚢液の評価をしておく．**心内血栓は血栓塞栓症を引き起こす恐れがあるため，治療禁忌となる．**

3 バルーンサイジング

ストップフロー法にてバルーン径の計測を行う．ガイドワイヤーが左房，左上静脈に挿入されたことを確認する．サイジングバルーンを欠損孔の中央で，シャントがわずかに確認できるまでゆっくり拡張する．バルーンを長軸に，最大径が描出できるようにプローブを調節する．角度は透視画像が参考となる．バルーンがくびれた部分，リムの先端でバルーンのouter edge to outer edgeを計測する（図18）．卵円窩がfloppyだとリムが思った以上に屈曲し，先端を誤認しやすいので注意する．

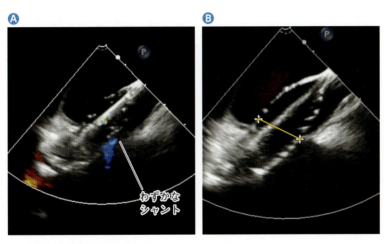

図18 バルーンサイジング
Ⓐサイジングバルーンを欠損孔の中央で，左右シャントがわずかに確認できるまでゆっくり拡張する．
Ⓑバルーンを長軸に，最大径を描出するようにプローブを調節する．バルーンがくびれた部分，リムの先端でバルーンのouter edge to outer edgeを計測する．

4 閉鎖栓の選択

①現在国内で使用可能な閉鎖栓（図19）

1. Amplatzer™ Septal occluder：ASO（アボットメディカルジャパン合同会社）

ニッケル＋チタン合金（ニチノール）メッシュとポリエステルで構成され，左房・右房ディスクがウエストで連結され，セルフセンタリング機能をもつ．ウエスト径は6〜38 mmの24サイズがある．ディスク径とウエスト径の差の部分は，右房側で4〜5 mm，左房側で6〜8 mmあり，サイズの大きい閉鎖栓ほどその差は大きい．

2. Amplatzer™ Multifenestrated occluder（アボットメディカルジャパン合同会社）

Septal occluderと同じ素材で構成．左房・右房ディスクは同じ大きさ，4 mmの細いウエストで連結され，多孔性ASDに特化した構造．18～35 mmの4サイズがある．

3. Figulla Flex Ⅱ ASD occluder：FSO（日本ライフライン株式会社・オクルテック社）

同様にニチノールワイヤを編んだ形状記憶，セルフセンタリング機能をもつ構造で，より柔軟性に富んだ形状となっている．ウエスト径は6～36 mmの16サイズがある．

4. GORE® cardioform ASD occluder（日本ゴア合同会社）

ニチノールの花びら型（petal）ワイヤーフレームを延伸ポリテトラフルオロエチレン（ePTFE）で覆った構造．ディスク外径は27～48 mmの5サイズがあり、左右のディスクは同径である．8～35 mmの欠損孔に使用される．金属使用量を抑えたことで適度な柔軟性を持ち，解剖形態にフィットするよう意図したAnatomical adaptableデザインのウエストである．

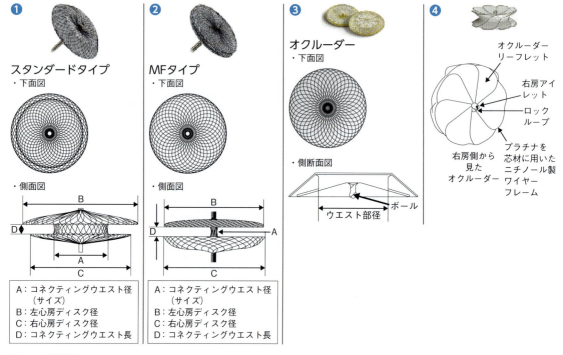

図19 閉鎖栓
各オクルーダの形態と名称
❶ Amplatzer™ septal occluder：ASO
❷ Amplatzer™ Multifenestrated occluder "Cribriform"
❸ Figulla Flex Ⅱ ASD occluder：FSO
❹ GORE® CARDIOFORM ASD occluder
提供：❶，❷アボットメディカルジャパン合同会社，❸日本ライフライン株式会社，❹日本ゴア合同会社

ASO, FSOでは，閉鎖栓サイズは心房中隔欠損の長径より4 mm程もしくは最大径の2割程度大きいサイズが標準的とされている．リムがある場合はバルーンサイジングの計測値と同じか，1サイズ大きい閉鎖栓を選択する．大動脈・前上壁リム欠損の場合，オーバーサイズを目的に1～2サイズ大きい閉鎖栓を選択する．

5 閉鎖栓留置ガイド

　左上肺静脈に挿入したガイドワイヤーに沿ってデリバリーシースが至適位置にあることを確認する．次に，閉鎖栓がデリバリーシースの先端に到達し，左房内にあることを確認する．左心耳内では穿孔の危険があり，心外への移動が必要である．引き続き，デリバリーシースが引かれて，左房ディスクが展開する様子を描出する．CARDIOFORM ASD Occluderシステムの先端は鋭利であり，常に描出することで左房壁との接触を避ける．そこから，プローブを押し，clockwise rotationにより閉鎖栓（特にウエスト）と欠損孔を描出し，閉鎖栓が心房中隔に対して適切な位置であることを観察する（図20）．右房ディスクが展開される際にもリムが挟まれているか観察する．

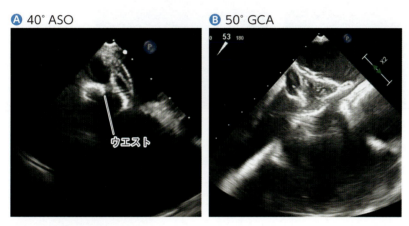

図20　閉鎖栓留置ガイド
閉鎖栓（特にウエスト）と欠損孔を描出し，閉鎖栓が心房中隔に対して適切な位置であることを観察する．

6 閉鎖栓留置後の形態評価

　ASO, FSOではリムがすべてディスク間にあることを確認する．**リムが短い部分の留置形態は重要な観察部位である**．前述のように，大動脈リムの広範囲欠損例，中隔malalignment例では両ディスクを開いて留置する（図21）．また，閉鎖栓の形態が適切であるか，ウエスト中央を描出する断面で両ディスクを描出して評価する（図22）．上大静脈，冠静脈洞，右上肺静脈の流入を妨げていないか，房室弁に接して機能不全を起こしていないかを観察する．

　CARDIOFORM ASD Occluderは各petalが独立しており，左房側，右房側に適切な枚数のpetalが位置し，正しく展開しているかを確認する（図23）．CARDIOFORM ASD OccluderはTEEと透視画像の両方で確認する．

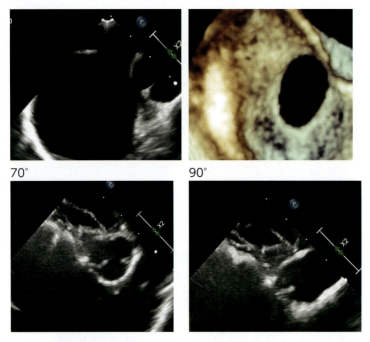

図21　留置後の確認1 movie 108

大動脈・前上壁リム欠損の症例.
欠損径19×13 mm, バルーンサイジング18 mmの二次孔型に対してFSO 21 mmを留置した.
大動脈側を開いて留置. 圧迫の程度を確認する.

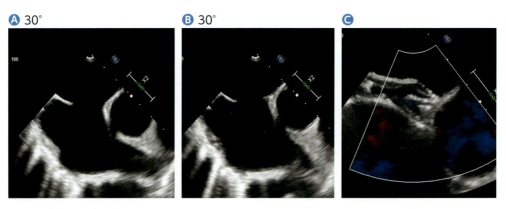

図22　留置後の確認2

大動脈リムが一部欠損している症例. 欠損している断面からわずかにプローブを回転させるとリムが描出される(**B**). 欠損は短い範囲.
欠損径17×14 mm, バルーンサイジング18 mmの二次孔型に対してFSO 19.5 mmを留置した.
留置後, 形態を拡大して観察. 閉鎖栓先端の壁への圧迫程度を確認する.

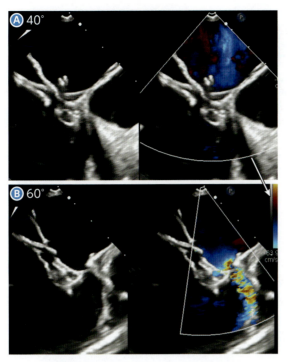

図23 留置後の確認3
大動脈・前上壁リム欠損の症例
欠損径16×14 mm，バルーンサイジング20 mmの二次孔型に対してCARDIOFORM ASD Occluder 44 mmを留置．大動脈側（40°）のpetalは入っているが，前上壁（60°）のpetalは外れている．

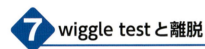

 wiggle testと離脱

　ASO，FSOでは閉鎖栓が容易に脱落しないかを試行するために，**wiggle test**を行う．デリバリーケーブルを長軸に描出するよう角度を調節して，閉鎖栓の引きと押しを観察する．その際にリムが適切にディスク間にあるかも確認できる．wiggle test後に閉鎖栓が移動することがあるので，周囲構造物との関係を再評価する．閉鎖栓が適切に展開されている場合は，デリバリーケーブルを離脱する．

　CARDIOFORM ASD Occluder（図24）ではwiggle testは必須ではない．

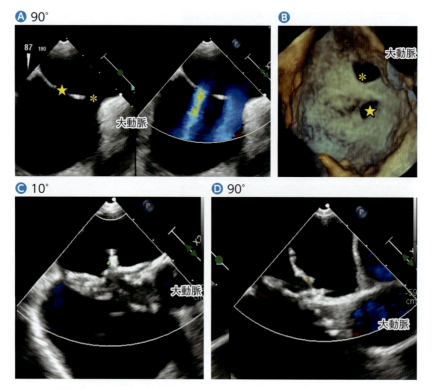

図24 大動脈リム欠損・多孔性
多孔性二次孔型・閉鎖栓を留置する孔（✻）が大動脈リム欠損の症例.
欠損径（✻）13×8 mm, 大動脈・前上壁リム欠損, バルーンサイジング16 mm, 下方の欠損（★）との距離6 mmの多孔性二次孔型に対して, ✻にCARDIOFORM ASD Occluder 44 mmを留置.
大動脈側で両ディスクが十分開いて正対している. 欠損孔は2つともカバーできている.

8 医原性の心房間交通（iatrogenic atrial septal defect）

　　M-TEER, 経皮的左心耳閉鎖, アブレーション後などで心房間交通が残存する. 左右シャントで血行動態に影響がなければ自然閉鎖を待つ. しかし, ときに小さな残存孔でも血行動態に大きく影響し, 早期の閉鎖が必要なことがある. 当院では2D, 3Dで欠損孔を描出し, 最大径を基準に閉鎖栓を選択している. 欠損孔は裂開されているので, さらなる拡大を避けるために通常バルーンサイジングは行わない（図25）.

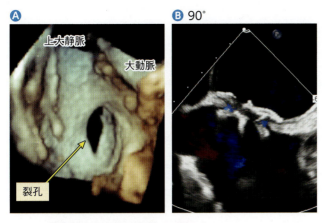

図 25　医原性の心房間交通 movie 109

心房穿刺後の医原性心房間交通．
21 mm×4.8 mm の欠損で両方向性シャントを呈していた．心房中隔長 47 mm．ASO 20 mm で閉鎖した．

■ 文献

1) 日本循環器学会：成人先天性心疾患診療ガイドライン（2017 年改訂版）．
https://www.j-circ.or.jp/cms/wp-content/uploads/2017/08/JCS2017_ichida_h.pdf（2024 年 10 月閲覧）

第2章　疾患別評価の実際

movie

10 卵円孔開存症

片岡明久

卵円孔開存症の診断，評価

■ はじめに

　　卵円孔開存（PFO）は，成人の2～3割に認められ，奇異性脳塞栓症が問題となる．経食道心エコー（TEE）は，左房から右房への左右シャントの存在によるPFOの診断が可能になる．生食コントラストを用いた右左シャントの診断は，経胸壁心エコーの方が勝っているが，TEEではPFOの解剖学的特徴を詳細に観察可能なため，ハイリスクPFOや経皮的閉鎖術前の形態評価に必須である．また，経皮的閉鎖術中ガイド，デバイス展開後の評価にもTEEは必須であり，本稿ではこれらを中心に解説する．

01 適応と検査にあたっての心がけ

　　PFOにおけるTEEは奇異性脳塞栓症に対する原因精査目的に行われることが多く，同時に左房，左心耳の血栓チェックも行われることが多い．また，心房中隔欠損症と違いPFOはダイナミックな病態なので，経胸壁心エコーではわからずTEEで初めて診断できることがほとんどである．

02 当院での撮像の流れと評価ポイント

　　生食コントラストを行う可能性があるので，右肘静脈に20G以上で静脈路の確保を行う．また，若年者症例は咽頭反射が強いので，十分な局所咽頭麻酔と場合により鎮静薬の使用も考慮する．

> **TEEの流れ・ポイント**
> ❶ PFO形態評価
> ❷ カラードプラでの左右シャント同定
> ❸ 生食コントラストでの右左シャント同定
> ❹ 経皮的PFO閉鎖の術前評価（デバイスサイズ決定）

1 PFO形態評価

　　心房中隔を描出し，卵円窩に相当する部位で一次中隔と二次中隔が重なる部分を描出（45～100°）する．PFOの形態（中隔振幅幅，PFOトンネル長，PFO高）や一次中隔長，二次中隔厚を評価する（図1，2）．PFOトンネル長が≧10 mmのときは，ロングトンネルと評価する（図3）．また，中隔振幅幅が左房側または右房側に≧10 mm以上，もしくは両心房側に合計≧15 mmある場合，心房中隔瘤と診断する（図4，5）．

　　また，①心房中隔瘤症例，②ロングトンネル症例，③シャント量が多い症例，④右房内の下大静脈弁（Eustachian valve，図6），キアリ網（Chiari network，図7）が存在する症例，⑤下大静

循環器内科医のための経食道心エコー

脈とPFOトンネルのなす角度が浅い（≦10°）症例（図8），IVCの血流がPFOトンネルに流入する症例などは，ハイリスクPFOリスクと考えられている[1〜3]．

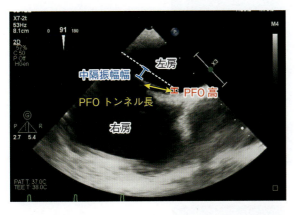

図1　bicaval viewでのPFOの解剖学的計測 movie 110

中隔振幅幅（┠─┨），PFOのトンネル長（⇔），PFOの高さ（┠─┨）

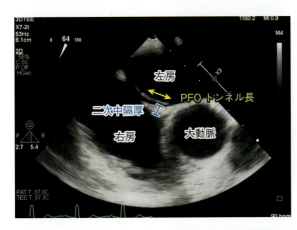

図2　短軸像でのPFOの解剖学的計測 movie 111

二次中隔の厚さ（┠─┨），PFOのトンネル長（⇔）

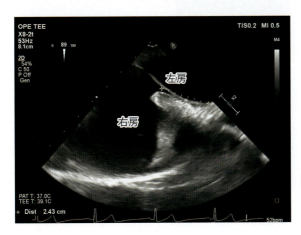

図3　PFOロングトンネルの症例 movie 112

24 mmの長いPFO径．

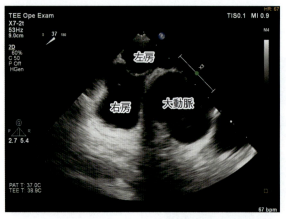

図4 心房中隔瘤の症例① movie 113

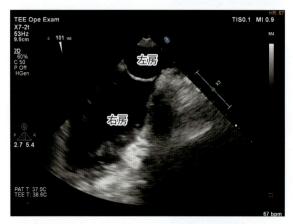

図5 心房中隔瘤の症例② movie 114

図4と同一症例

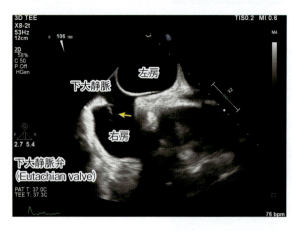

図6 下大静脈弁の症例 movie 115

下大静脈と右房の間にひも状の構造物を認める（⇒）．

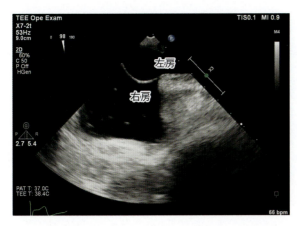

図7　キアリ網の症例 movie 116

右房内に浮遊する構造物を認める．

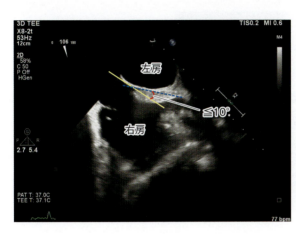

図8　低angleの症例 movie 117

下大静脈（――）とPFO（------）トンネルのなす角度が≦10°と浅い．

2　カラードプラでの左右シャント同定

　カラードプラ法によってPFOのスリット内に，左右（通常，赤色）または右左（通常，青色）シャントフローが確認できれば，PFOと診断できる（図9，10）．また，シャントフローが明確でない場合は，カラードプラのスケールを低流速血流（35〜40 cm/sec）の信号強度に上げることがポイントである（図11）．

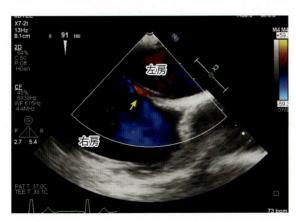

図9　PFOの左右シャント movie 118

bicaval viewでのカラードプラでPFOを介した左房から右房へのシャント血流が確認できる（→）．

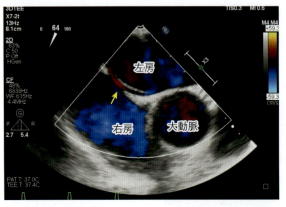

図10　PFOの左右シャント movie 119

短軸像でのカラードプラでPFOを介した左房から右房への左右シャント血流が確認できる（⇨）．

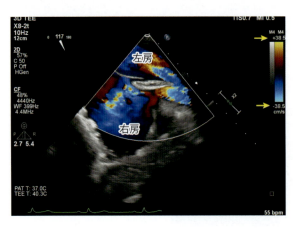

図11　低流速血流カラードプラスケール movie 120

カラードプラスケールの信号強度を38.5 cm/secに上げてシャントフローを精査した．
この症例ではシャントフローは認めなかった．

❸ 生食コントラストでの右左シャントの同定

　PFOを介した右左シャントは，心房中隔瘤を伴い安静時からカラードプラ法でシャントが認められるような大きなPFO症例では比較的観察が容易であるが，多くのPFOによるシャントは安静時に認めることは稀であり，十分なバルサルバ負荷や咳をさせることにより一時的に右房圧を上げて生食コントラストで右左シャントを検出する必要がある．生食コントラストは，生理食塩水80%，空気10%，患者血液10%を10 mLのシリンジ2本を三方活栓にとり付けて混ぜることにより，質のよいマイクロバブルを作成して左右シャントを観察する方法である[2,4]．TEEはプローブが食道に入っており，鎮静薬も投与することが多いので十分なバルサルバ負荷がかからずシャント検出不十分となる可能性があるため注意する．よりバルサルバ負荷を効率的にかける手法として，バルサルバ負荷時に右上腹部を用手的に圧迫する方法もある[5]．

　シャントの有無と重症度はバルサルバ負荷を解除した直後に左心系で確認されるマイクロバブル数で判定する．バルサルバ負荷解除後3心拍以内に左心系にマイクロバブルが確認される場合はPFOの可能性が高い．TEEでのマイクロバブルGradeは，左心系で確認される以下のマイクロバブル数により以下のように分類される[1,2]．

- シャントなし：0個
- Grade 1：1〜5個（図12 Ⓐ）
- Grade 2：6〜19個（図12 Ⓑ）
- Grade 3：20個以上（図12 Ⓒ）

しかしながら，前述のごとくTEEでは良好な憤怒負荷がかかりにくいので，当院ではパーティーバルーンを用いた経胸壁生食コントラスト心エコー図検査を，右左シャントのスクリーニングで行っている[6]．

Ⓐ Grade 1

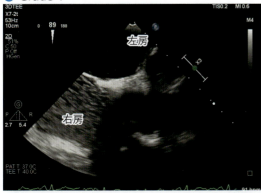

Ⓑ Grade 2

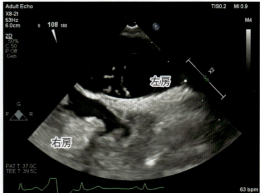

Ⓒ Grade 3

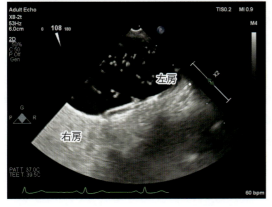

図12　TEE生食コントラストバブルテスト
movie 121〜123

Ⓐ 1〜5個のマイクロバブルが左房内に確認できる．
Ⓑ 6〜19個のマイクロバブルが左房内に確認できる．
Ⓒ 20個以上のマイクロバブルが左房内に確認できる．

4　経皮的PFO閉鎖の術前評価（デバイスサイズ決定）

　経皮的PFO閉鎖術前精査ではPFOから大動脈起始部までの距離（0〜45°で描出）と上大静脈入口部までの距離（80°〜125°で描出）を測定し，前述の心房中隔瘤や二次中隔厚などを考慮してディバイスサイズを決定する必要がある．現在わが国では使用可能な経皮的PFO閉鎖デバイスは，Abbott社のAMPLATSER™ Talisman™ PFO OccluderとGORE社のGORE® CARDIO-FORM Septal Occluderの2種類があるが，本稿では当院で使用可能な前者についてサイズの選択基準を提示する（表1）．

表1　AMPLATSER™ Talisman™ PFO Occluder サイズ選択の表

PFOの形態学評価	解剖学的特徴の例	AMPLATZER™ Talisman™ PFO Occluder 推奨サイズ(mm)
・単純PFOまたは顕著でない心房中隔瘤を伴う PFO25mmサイズで位置が安定し，効果的に閉鎖できるPFO ・大きな心房中隔瘤なし （参考：サイジング径11mm未満）	①心房中隔瘤，長いトンネル及び二次中隔肥厚がない ②長いトンネル及び二次中隔肥厚がなく，顕著でない心房中隔瘤	25
・複合PFO 25mmサイズでは位置が安定しにくく，PFOの効果的な閉鎖を困難にする可能性がある解剖学特徴を伴うPFO ・Complex PFO （参考：サイジング径11mm以上）	①長いトンネルを有する心房中隔瘤 ②二次中隔肥厚を有する心房中隔瘤 ③顕著な心房中隔瘤 ④脂肪腫様過形成を有する二次中隔	30 or 35
小さな形態のPFO 近傍の心腔内組織と干渉し，25mmサイズが適さない解剖学特徴を伴うPFO	①一次中隔長＜20mm	18

文献2, 3を参考に作成

経皮的閉鎖術の術中評価

01 適応と検査にあたっての心がけ

　PFOは潜在性脳梗塞の患者では約50％に併存すると言われており，奇異性脳塞栓の原因と考えられる場合は閉鎖術の適応となる[2]．本邦では，国内では2019年より潜在性脳梗塞再発予防を目的とする経皮的PFO閉鎖術が保険承認となった．脳梗塞の病態は多岐にわたるが，そのなかで**原因が特定困難な塞栓源不明脳塞栓症の『奇異性塞栓症』の診断が大事なので，心エコー医とカテーテル術者のみならず麻酔科医，脳卒中医など多専門科からなるブレインハートチームで適応判断にとり組むことが重要である．**

02 当院での撮像の流れと評価ポイント

　PFOは比較的若い患者が多く，かつ経皮的閉鎖術が予防的治療なので合併症は起こさないように慎重に慎重を期すことが大事である．

　全身麻酔導入後，改めてTEEで心嚢液，血栓の確認を含め，術前同様の中隔振幅幅，PFOトンネル長，PFO高，一次中隔長，二次中隔厚などを計測する．

　経皮的閉鎖術の手技の流れは，①大腿静脈穿刺，②左房内へのカテーテルの挿入（ワイヤーでインジャリーをつくる可能性があるのでカテーテルを先に通す），③ワイヤーのPFO通過，④バルーンサイジング，⑤デバイスサイズ決定，⑥デバイスの左房内へのデリバリー，⑦デバイス展開，⑧展開後評価，⑨デリバリーケーブル抜去，⑩システム抜去である．以下，代表的な画像をトラブル症例も含めて提示する．

> **TEEの流れ・ポイント**
> ① 左房内へのカテーテル挿入
> ② バルーンサイジング
> ③ デバイス展開
> ④ デバイス展開後の評価
> ⑤ システム抜去後

1 左房内へのカテーテルの挿入 (図13)

　左房内にカテーテルが入っているか確認する．また左心耳にカテーテルの先端が入らないように注意しつつ，左房内にあるカテーテルが肺静脈まで挿入できているかも確認する．

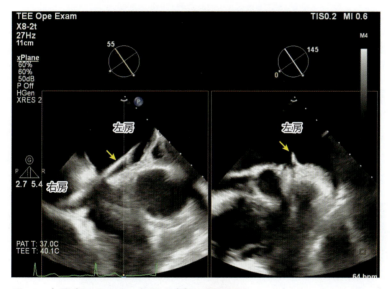

図13　左房内へのカテーテルの挿入 movie 124
・カテーテル（⇒）が，左房に挿入されているかをbiplane modeで確認している．

2 バルーンサイジング

　PFOは三日月型のスリット状となっていることが多く，バルーンを膨らませることでPFOが進展する．膨張したバルーンをカラードプラでリークが出現するまで退縮させ，少しずつ再度拡張させてリークがなくなった際の欠損孔周囲縁先端でバルーンのouter edge to edgeを計測する（図14）．

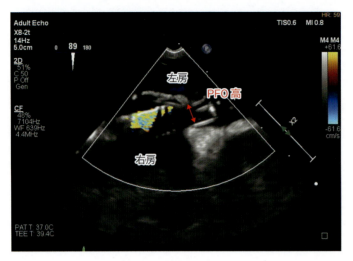

図14 バルーンサイジング movie 125

サイジングバルーンをなるべく長軸に描出するように角度を調節する．再膨張時，バルーンの脇からのリーク（シャント血流）が消失した際の，欠損孔周囲縁先端でバルーンのouter edge to edgeを計測する（➡）．

3 デバイス展開

デバイスは左房ディスクから展開し（図15），続いて右房ディスクが展開される．サイズが大きいと展開に失敗することがあるが，1段階小さいサイズのものに変更するなどして正常に展開できるようにする（図16，17）．

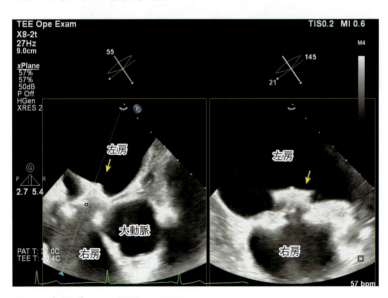

図15 左房ディスク展開 movie 126

左房ディスク（➡）が問題なく展開されたことをbi-plane modeで確認している．

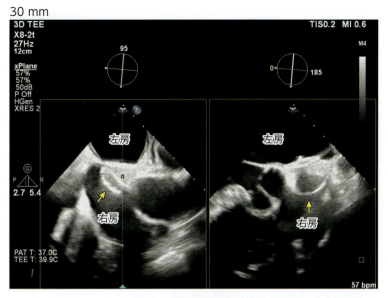

図16 右房ディスクの展開失敗例 movie 127

AMPLATSER™ Talisman™ PFO Occluder 30 mmを使用．左房ディスクは展開できたが，デバイスが大きすぎて右房ディスク（→）が展開できず膨らんでいる．

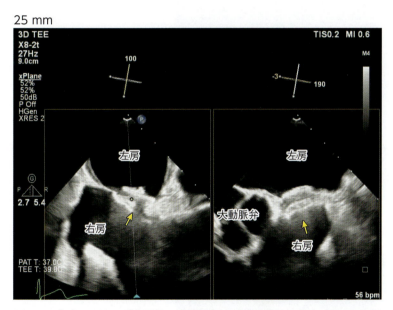

図17 デバイスサイズ変更後，右房ディスクの展開に成功（図18と同一症例） movie 128

AMPLATSER™ Talisman™ PFO Occluder 25 mmにデバイスに変更して正常に右房ディスク（→）が展開できた．

4 デバイス展開後の評価

　デバイスが適切に留置されているかを評価する．デバイスはPFOをカバーできているか，デバ

イスの固定は問題ないか，特にwiggleテストの際に確認する．またびらんの原因となるような大動脈，左房後壁および，二次中隔にデバイスが干渉していないかを確認する（図18〜22）．カラードプラでは，デバイスからのリークがないことを確認する（図23）．また，3D画像でデバイスが正しく展開できているのか確認する（図24）．

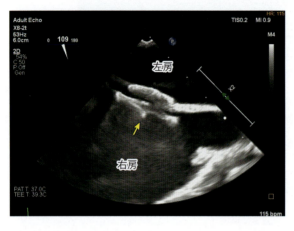

図18　bicaval viewでの展開後の評価 movie 129

AMPLATSER™ Talisman™ PFO Occluder展開後（⇒），PFOはカバーされており，左房後壁および，二次中隔に干渉していないことがわかる．

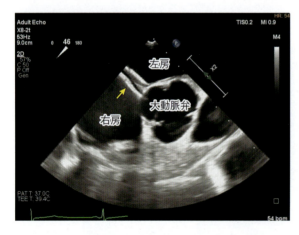

図19　短軸像の展開後の評価 movie 130

AMPLATSER™ Talisman™ PFO Occluder展開後（⇒），PFOをカバーしており大動脈に干渉していないことがわかる．

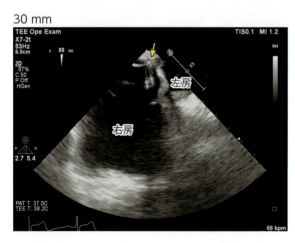

図20　デバイスサイズが大きく展開がうまくいかなった症例 movie 131

心房中隔瘤症例のため，AMPLATSER™ Talisman™ PFO Occluder 30 mmデバイス（⇒）を展開したが，サイズが大きく一次中隔に対して垂直になり左房壁へ干渉してしまった．

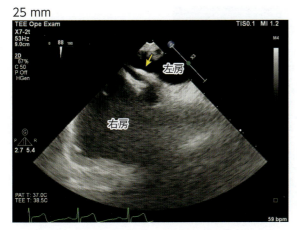

図21 デバイスサイズ変更後,展開に成功(図20と同一症例) movie 132

AMPLATSER™ Talisman™ PFO Occluder 25 mmにデバイスにサイズダウンをして適切な展開が行えた(➡).

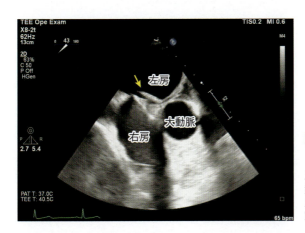

図22 Flared shape留置の症例 movie 133

二次中隔が肥厚してFlared shape(裾広がり型)で一次中隔の付着部を含むようにデバイスが展開された(➡).この際には周囲,とりわけ大動脈への干渉に留意をする.

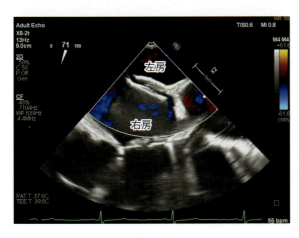

図23 AMPLATSER™ Talisman™ PFO Occluder展開後のカラードプラ movie 134

デバイスからのリークがないことが確認できる.

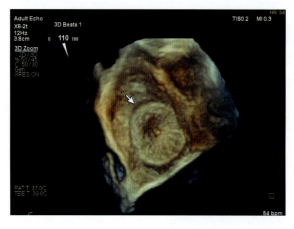

図24 AMPLATSER™ Talisman™ PFO Occluder展開後の3D画像
movie 135

左房側からみたAMPLATSER™ Talisman™ PFO Occluder（⇨）が正しく展開できていることがわかる.

5 システム抜去後の確認

麻酔覚醒前，TEEプローブを抜く前に心腔内遺物や心嚢液の出現の有無を確認する.

■ 文献

1）日本循環器学会, 日本心臓病学会, 日本心臓血管外科学会, 日本血管外科学会, 日本胸部外科学会：2021年改訂版 先天性心疾患，心臓大血管の構造的疾患（structural heart disease）に対するカテーテル治療のガイドライン．2021年
https://www.j-circ.or.jp/cms/wp-content/uploads/2021/03/JCS2021_Sakamoto_Kawamura.pdf（2024年10月閲覧）

2）日本脳卒中学会, 日本循環器学会, 日本心血管インターベンション治療学会：潜在性脳梗塞に対する経皮的卵円孔開存閉鎖術の手引き 第2版．2023
https://pfo-council.jp/docs/publications/guidance_02_240328.pdf（2024年10月閲覧）

3）AMPLATZER PFOオクルーダー 添付文書（2022年3月 第4版）
https://www.info.pmda.go.jp/ygo/pack/381005/30100BZX00024000_A_01_04/（2024年9月閲覧）

4）Bernard S, et al：Agitated Saline Contrast Echocardiography in the Identification of Intra- and Extracardiac Shunts: Connecting the Dots. J Am Soc Echocardiogr, 34：1-12, 2021

5）Yamashita E, et al：Inferior Vena Cava Compression as a Novel Maneuver to Detect Patent Foramen Ovale: A Transesophageal Echocardiographic Study. J Am Soc Echocardiogr, 30：292-299, 2017

6）Kataoka A, et al：Party Balloon Inflation Maneuver During Saline Contrast Transthoracic Echocardiography to Detect Patent Foramen Ovale. JACC Case Rep, 4：102-104, 2022

第2章 疾患別評価の実際

11 人工弁周囲逆流

movie

橋本　剛

術前評価

はじめに

　人工弁周囲逆流（PVL）は僧帽弁置換術後の約2～12％，大動脈弁置換後の約1～5％[1~3]にみられる自己組織と人工弁組織の間の隙間からの逆流症である．PVLは，縫合不全，石灰化，線維輪組織の脆弱化，線維輪縫合スペースの欠如，および局所感染に関連する．臨床で問題となるのは1～5％ほどと多くはないが，溶血性貧血や心不全治療が必要な場合に外科治療または経皮的治療を検討する．米国の弁膜症ガイドライン[4]では外科的な再手術がクラスIとして推奨されている．しかし再開胸による合併症のリスクや再発率の高さから治療を断念する患者も多い．このような患者に対して経カテーテル的PVL閉鎖術はクラスⅡaとして推奨される．1992年にはじめて経皮的PVL閉鎖術が施行され，その後多くの報告がなされるようになり，本邦でも2014年に適応外臨床研究使用としての症例が報告された．また2014年10月に欧州においてOcclutech社のPVL閉鎖専用デバイスである，PLDデバイスがCEマークを取得し良好な成績が報告されている．本邦ではPLDデバイスの有効性，安全性を検証するためのRESEAL試験が2017年に行われ，2023年PLDデバイスの薬事承認が得られた．PVLの重症度はRESEAL試験で使用した僧帽弁位，大動脈弁位それぞれのPVLの重症度評価基準を参照とする（表1, 2）．5つの項目のうち，2つ以上の基準を満たすグレードと判断する．

表1　PVLの重症度（僧帽弁位）

	trivial	Mild	Moderate	Severe
PV	Systolic dominance	Systolic dominance	Systolic blunting	Systolic flow reversal
Proximal Flow Convergence	Absent	minimal	Intermediate	Large
VC width (2D or 3D)	<1.5	1.5～2.9	3.0～6.9	≧7.0
VCA (cm^2) (2D or 3D)	<0.05	0.05～0.19	0.2～0.39	≧0.4
color flow jet area(cm^2)	<2	2.0～3.9	4～9.9	≧10

表2 PVLの重症度（大動脈弁位）

Parameters	trivial	mild	moderate	severe
Descending Aorta Flow	Absent	Absent or brief early diastolic	Inter-mediate	Prominent, holodiastolic
Proximal Flow Convergence	Absent	Absent	Possible	Often Present
VCW (mm) (2D or 3D)	< 2.0	2.0～3.9	4.0～5.9	≧ 6.0
VCA (cm²) (2D or 3D)	<0.05	0.05～0.19	0.2～0.39	≧ 0.4
Circumferen-tial extent (%)	<5	5～9	10～29	≧ 30

　PVLの診断には経食道心エコー（TEE）が有用であり，経皮的治療の場合は特に治療戦略を決めるのに重要な情報となる．本稿では，PVLをTEEでどのように診断し，術中TEEでは何を見たらよいかを記載する．

01 適応と検査前に必要な情報

　経胸壁心エコー（TTE）では人工弁によるアーチファクトで逆流を描出することが困難であるため過小評価しやすい．臨床所見からはPVLを疑ってもTTEでは診断できない場合はしばしば起こるため，PVL診断にはTEEが重要である．また，臨床上，溶血性貧血や肺高血圧の悪化，僧帽弁位機械弁のディスクの開放制限がないにもかかわらずE波の血流速度の増高がある，左室内に収縮期にflow convergenceがある，などの所見があった場合は積極的にTEEを行うべきである．経皮的閉鎖術を考慮する場合はTEEによる診断情報によって必要なデバイスサイズ，用意するデバイスの個数，治療のアプローチ部位（大腿静脈，大腿動脈，心尖部）などを決定する．大動脈弁位PVLにおいても経カテーテル大動脈弁留置術（TAVI）後，外科的弁置換術後ともにTEEでの観察がより正確である．人工弁種類（機械弁の場合は2葉弁か1葉弁か，生体弁や製造元の情報）や手術情報（過去にPVLの手術歴がないか，石灰化の所見，感染性心内膜炎の所見など）が事前にわかれば診断の助けになる．

02 当院での撮像の流れとポイント

　TTEであらかじめPVLの位置が診断できればよいが，そうでないことが多い．TEEを行う前の心がけとして，「複数箇所ある」「僧帽弁輪の後方は見逃しやすい」「縫合糸の存在」「中隔の肥厚や石灰化」「疣贅の有無」などを頭に入れておく．熟練したエコー医であれば，検査序盤の2Dカラー画像である程度のPVLの場所，個数を判断できるが，オフラインでの上級医の診断のためにもできるだけボリュームレートの高い3D画像を残しておく．患者は心房細動患者が多いため，3D画像などはできるだけ脈拍数が落ち着いたタイミングで撮像するのがよい．心不全の場合は逆流量が病態の悪化に関連するが，溶血性貧血がメインの場合は必ずしも逆流量が多くなくとも逆流孔の数が関連することがあるため小さな孔も見落とさないように気をつける．

> **術前 TEE の流れ・ポイント**
> 1. 逆流孔の位置
> 2. 逆流孔の個数
> 3. 逆流孔の形態や大きさ
> 4. 機械弁の場合のディスクの可動制限
> 5. 活動性の炎症（または遷延性の炎症）の有無の確認

1 逆流孔の位置（図1，2）

　TEEでの位置診断にはまず逆流孔の位置の表現のしかたを決めておくとよい．一般的に最も用いられているのは図1のように逆流孔の位置を表現する方法で，「いつから何時」というと誰もが同じ位置を想像することができる．

　位置診断の手順はまず，2Dである程度の位置を捉えておき，**「何時にPVLがある」かを大まかに捉える**．少なくとも4方向，深さを変えて観察した後に3Dで広角に撮像する．2Dで診断した位置と一致していればそれぞれの逆流孔に焦点を当てて狭角に観察する．広角の画像はボリュームレートが一桁になるため時間分解能が悪く，PVLジェットを捉えきれない．**必ず，狭角での個別の画像を撮り，ボリュームレート15Hz以上で記録する**．必要に応じてマルチビートで撮像する．

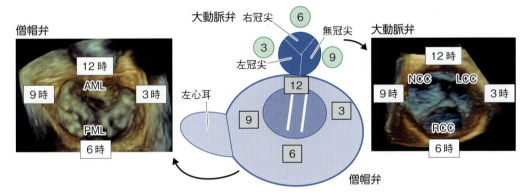

図1　逆流孔の位置の表現方法
AML：僧帽弁前尖，PML：僧帽弁後尖，NCC：大動脈弁無冠尖，LCC：大動脈弁左冠尖，RCC：大動脈弁右冠尖

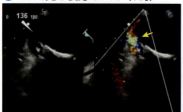 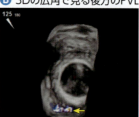 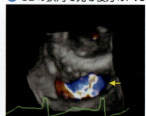
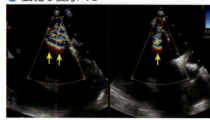 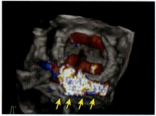

Ⓐ 2Dで見る後方のPVL（6時）　Ⓑ 3Dの広角で見る後方のPVL　Ⓒ 3Dの狭角で見る後方のPVL
Ⓓ 広範な後方PVL　Ⓔ 広範な後方PVL（4時から7時）

図2　逆流孔の位置診断の手順　movie 136
➡：PVL

2 逆流孔の個数（図3）

　PVL孔を診断する際に心がけることは「1カ所とは限らない」と思って丁寧に探すことである．逆流孔がいくつあるかによってアプローチや中隔穿刺位置が変わる可能性があるため，個数は重要な情報である．

　大動脈弁位PVLにおいて，RCC側（4時から7時）はアーチファクトで見にくいため，プローブの深さや向きを変えて探索する．エコービームの入る方向から，RCC側はTTEの方が見やすい場合があるため併用することもある．僧帽弁位PVLは前方，側方は観察しやすいが，中隔から後方（4時から7時あたり）は通常の僧帽弁の観察する部位よりも遠位にあるため見逃す可能性がある．できるだけプローブを深く入れて前屈させるなど工夫する必要がある．3Dカラーで撮像する場合は通常の弁輪の「外」まで関心領域（ROI）におさめないと僧帽弁位PVLは描出できない．

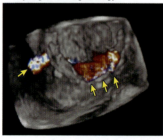 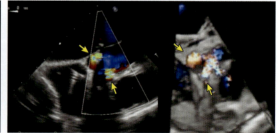

Ⓐ 僧帽弁位の複数の孔（4時から6時と8時）　Ⓑ 大動脈弁位の複数の孔（NCC側とRCC側）

図3　逆流孔の個数の観察　movie 137

3 逆流孔の大きさ（図4）

　2D，3Dによるジェット幅（VCW），ジェット面積（VCA）を計測する．この大きさによってデバイスの大きさ，個数を決定する．同時にproximal flow convergenceの有無，僧帽弁位では肺静脈血流波形，color flow jet area，大動脈弁位では下行大動脈の拡張期反転血流，Circumferential extent（弁輪周囲長に占める逆流の割合）を観察し，重症度評価を行う．形状も円形，楕円形，月型，複雑な形状とさまざまであるが，閉鎖栓の選択にかかわるためレポートに記載する．

　逆流孔の範囲によっては（全体の弁輪の40％以上），**rocking motion（弁輪の動揺）**を認めることがある．この場合，経皮的PVL閉鎖ではなく外科的PVL閉鎖を行う．このような患者にカテーテル的PVL閉鎖を試みた場合，逆流孔にカテーテルを挿入することで弁輪にストレスがかかり，弁輪の裂開を引き起こす可能性がある．その場合，緊急外科治療の適応となるため，rocking motionを認めた場合はただちにインターベンション医に報告する．

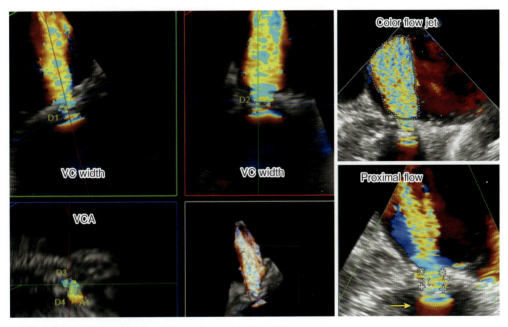

図4　逆流孔の重症度評価

4 機械弁の場合のディスクの可動制限（図5）

　経皮的PVL閉鎖術において，逆流孔を閉鎖するために留置したデバイスが角度や大きさによってはディスクに干渉することがある．**1葉弁の場合は致命的な血行動態に陥るため，特に慎重に留置する**．2葉弁の場合もディスクの可動制限が起こった場合に迅速に診断するための「**Pivot view**」（2つのPivotを重ね合わせたビュー．これは明確に2つのディスクの可動性が観察できる**角度である**）を術前に探しておくとよい．デバイス留置数日後に可動性が低下し，機能的僧帽弁狭窄症（MS）傾向になることがあるため，術後であってもディスクの可動性には注意を払う．

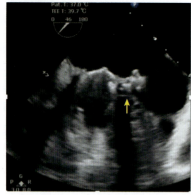 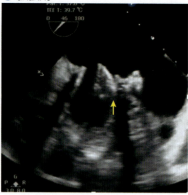

Ⓐ 収縮期　　Ⓑ 拡張期

図5　Pivot view で見たデバイスのスタック所見 movie 138
デバイスに機械弁のディスクが引っかかって可能していない（→）.

5 活動性の炎症（または遷延性の炎症）の有無の確認

活動性の炎症（または遷延性の炎症）を認めた場合，PVL 周囲に炎症の原因となりうる組織の可動性や疣贅を疑う所見がないか注意する．炎症がある場合，逆流孔の閉鎖をしても短期で再発する可能性が高い．臨床症状や血液培養結果などから必要であれば PET-CT も行うことを検討する．

術中評価

01 検査にあたっての心がけ

手技を理解し，カテーテル操作のガイドを迅速に適切に行うことを心がける．そのためにはプローブの操作とパネル操作に慣れる必要がある（可能であれば2人で役割を分けるとやりやすい）．透視画像は二次元なので，術者に三次元的なカテーテルやワイヤーの位置情報をリアルタイムに伝えることが重要である．

02 当院での撮像の流れとポイント

手術室に入室し，気管内挿管後，まずはベースラインのTEE画像を撮像する．PVLの位置，重要度評価項目，そして2D/3Dカラーを記録に残す．

中隔穿刺のガイドは事前に話し合って決めた適切な穿刺位置へ誘導し，穿刺を決定する．安全に穿刺したことを確認し，心嚢液の有無や穿刺部位周辺へのtearがないことを確認する．

カテーテルの先端を逆流孔に近づけ，ワイヤーの逆流孔への通過をサポートする．術者が通過したと判断した場合に，Transなのか，Paraなのかを2D/3Dで迅速に判断する．

あらかじめ決めたデバイスの大きさ，種類をデリバリーし展開，留置する．その際に適切な位置で段階的にデバイス展開する必要があるため，2Dでデバイスの正確な位置や向きを見て指示を行う．展開後はベースラインの逆流と比較し，十分に逆流が減少していればリリースを行うよう術者に伝える．デバイスのわずかな位置のズレで大きく残存逆流は変化するのでリリース前に慎重に判断する．

続けてデバイスを追加する場合は，セーフティワイヤーの位置を確認し，デバイスの種類を術者と相談し，選択する．

> **術中TEEの流れ・ポイント**
> ◆ 経皮的閉鎖術中のカテーテルガイド
>   ①心房中隔穿刺（僧帽弁位，antegrade approach）
>   ②逆流孔へのカテーテルガイド
>   ③デバイス留置

経皮的閉鎖術中のカテーテルガイド（図6〜8）

経皮的閉鎖術中のカテーテルガイドは図6〜8のような手順で行う．

Ⓐ 心房中隔穿刺（上方，後方）　Ⓑ 逆流孔へのカテーテルガイド　Ⓒ デバイス留置

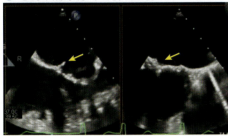
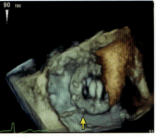
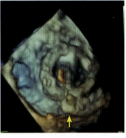

図6　心房中隔穿刺からデバイス留置 movie 139
Ⓐ穿刺部位を示す（→），Ⓑ逆流孔へ挿入したワイヤー（→），Ⓒ留置したデバイス（→）．

Ⓐ 心房中隔穿刺　Ⓑ バルーンによる拡張　Ⓒ 逆流孔へのカテーテルガイド　Ⓓ 逆流孔へのワイヤーガイド　Ⓔ デバイス留置

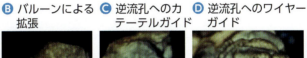

図7　手技中の3Dエコーガイド movie 140

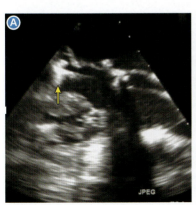
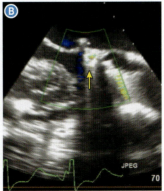

図8　大動脈弁位のデバイス展開から留置のエコー画像 movie 141
Ⓐ左室内で展開したデバイス（→），Ⓑ弁直下まで引き込んだデバイス（→）．

11　人工弁周囲逆流

(249)

① 心房中隔穿刺（僧帽弁位，antegrade approach）（図6ⒶⒷ，図7Ⓐ）

　PVLをきたす患者は，心房中隔の切開を含む複数回の手術や感染の既往がある患者が多いため，通常の中隔よりも厚く，石灰化があり硬いことがしばしばある．その場合はテンティングしにくいことがあるため，基本は上方，後方を狙うが穿刺針の安定する位置で穿刺する．末梢動脈閉塞の貫通に使用する硬いワイヤーを用いて穿通した後，バルーンで中隔を拡張しないとシースが通過しない場合もある．

② 逆流孔へのカテーテルガイド（図6Ⓑ，図7ⒸⒹ）

　リアルタイム3Dガイドによって，ターゲットとなる逆流孔へカテーテル，ワイヤーを誘導する．複数のデバイスを留置する場合が多いため，隣り合う逆流孔を選択的にワイヤリングする必要がある．エコー医はカテーテル全体の方向や位置を描出する場合や，可能な限りボリュームレートを上げ，ワイヤー自体の描出とワイヤーの細かな動きを描出する場合など，状況に応じてROIの範囲を調節し，ガイドする．インターベンション医にはシースの深さが合っているかと，3次元的なカテーテルの向き，そして逆流孔をワイヤーが通過したかどうかを迅速に伝える．

③ デバイス留置（図6Ⓒ，図7Ⓔ）

　カテーテル先端から遠位側のディスクを展開し，逆流孔に引き寄せてから近位側のディスクを展開する．デバイスの位置を2Dエコーでガイドし，留置後は3Dエコーでデバイスの向きや残存逆流を評価する．デバイスのわずかな位置で逆流量が変わるため，可能な限り逆流を最小化した位置でリリースする．

■ 文献

1 ）Jindani A, et al：Paraprosthetic leak: a complication of cardiac valve replacement. J Cardiovasc Surg (Torino), 32：503-508, 1991

2 ）Hammermeister K, et al：Outcomes 15 years after valve replacement with a mechanical versus a bioprosthetic valve: final report of the Veterans Affairs randomized trial. J Am Coll Cardiol, 36：1152-1158, 2000

3 ）Ionescu A, et al：Prevalence and clinical significance of incidental paraprosthetic valvar regurgitation: a prospective study using transoesophageal echocardiography. Heart, 89：1316-1321, 2003

4 ）Otto CM, et al：2020 ACC/AHA Guideline for the Management of Patients With Valvular Heart Disease: Executive Summary: A Report of the American College of Cardiology/American Heart Association Joint Committee on Clinical Practice Guidelines. Circulation, 143：e35-e71, 2021

5 ）Kappetein AP, et al：Updated standardized endpoint definitions for transcatheter aortic valve implantation: the Valve Academic Research Consortium-2 consensus document. J Thorac Cardiovasc Surg, 145：6-23, 2013

6 ）Pibarot P, et al：Assessment of paravalvular regurgitation following TAVR: a proposal of unifying grading scheme. JACC Cardiovasc Imaging, 8：340-360, 2015

7 ）Arribas-Jimenez A, et al：Utility of Real-Time 3-Dimensional Transesophageal Echocardiography in the Assessment of Mitral Paravalvular Leak. Circ J, 80：738-744, 2016

第2章　疾患別評価の実際

movie

12 急性大動脈解離

泉　佑樹

はじめに

　急性大動脈解離（AAD）の手術適応は，偽腔開存のStanford A型，または，大動脈解離の重症合併症：偽腔の破裂（心タンポナーデ，縦隔血腫，血胸），急性大動脈弁逆流，灌流障害（冠動脈，脳，腹部臓器）を認める場合である．造影CTで確定診断を行い，エントリー（内膜亀裂）のある場所を置換する（弓部置換，上行置換，基部置換術）．しかし大動脈弁逆流（AR）に対する大動脈弁置換術や，冠動脈の灌流障害に対するバイパス術の判断や，CTで**エントリーが不明な場合**，術中TEEでの評価が重要となる．体外循環関連などで観察すべき項目も多いが，ここでは術式に関連することに絞って記載する．

01 適応と検査にあたっての心がけ

　当院では，上記のようにARや冠動脈灌流障害の合併，エントリー不明の際に，エコー医が術中TEEを担当する．また**基部置換が必要か，さらに自己弁温存が可能かの評価も重要である**．

　急性A型大動脈解離は破裂によるショックや心タンポナーデによる血行動態の破綻が起こるかもしれないため，術中TEEは迅速かつ的確な評価が必要である．その一方で評価すべき項目や術式の選択は限られているため，検査の流れを定式化すれば経験が少ないエコー医でも十分な評価が可能である．術者に術式の決定に必要な所見を伝え共有し，信頼を得る（その先に術式の議論が可能となる）という，術中TEEのトレーニングとして当院では重視している．

02 当院での撮像の流れと評価ポイント

　患者が手術室に入室し麻酔科医にプローブと中心静脈カテーテルを挿入いただいたところで手術室へ入る（当院では入室15分後）．手術がはじまると電気メスによりカラー像や心拍合成した3D画像がとりにくくなることや，循環停止すると左室壁運動異常やARの評価は困難となるので，優先して画像を取得する．また脱血・送血管などの留置や灌流の評価もTEEで行うので，手術開始まで（10分以内）に以下の内容を一通り撮像することを目標にする．

術中TEEの流れ・ポイント

1 左室壁運動異常の有無

2 心膜液貯留の有無

3 ARの重症度

4 ARの機序と交連の脱落の診断

5 解離による灌流障害の有無

6 解離のエントリーの場所の診断

1 左室壁運動異常の有無

　冠動脈に解離が及ぶと灌流障害が生じる．心電図でST変化があれば左室壁運動異常を積極的に評価する．まず経胃短軸像で左室壁運動異常を確認し，続いて経胃二腔像，経胃三腔像を評価，プローブを引いて中部食道で四腔像，二腔像，三腔像を評価する（図1）．異常があれば冠動脈支配を考える．

Ⓐ 経胃短軸像（収縮期）　Ⓑ 中部食道四腔像　Ⓒ 中部食道二腔像　Ⓓ 中部食道三腔像

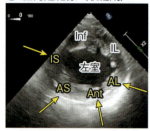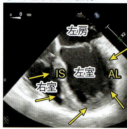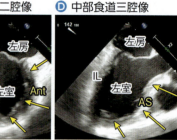

図1　左冠動脈主幹部に解離が及び急性心筋梗塞を合併した症例 movie 142

本症例は経胃短軸像（Ⓐ）で下壁中隔（IS），前壁中隔（AS），前壁（Ant），前側壁（AL）が無収縮（⇨），中部食道像（Ⓑ～Ⓓ）で心尖部も無収縮であり，左冠動脈主幹部の灌流障害と診断した．
Inf：下壁，IL：下側壁

2 心膜液貯留の有無

　偽腔が心膜腔に破裂すると，急性に心膜液が貯留し，少量でも心タンポナーデ（図2）となりうる．心タンポナーデでは心膜腔圧の上昇により，心腔の拡張障害をきたしショックとなる．

深部食道四腔像　　　　　心膜開窓後

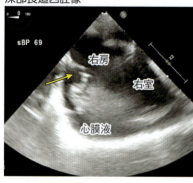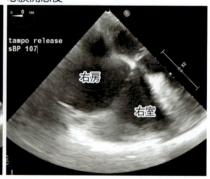

図2　心タンポナーデ

心タンポナーデのエコー所見としては収縮早期に右房（⇨）が，拡張早期に右室が虚脱する．心膜開窓で大量の血清心膜液を認め，血圧が上昇（60台→100台）し，右房虚脱の所見も消失した．

3 ARの重症度

大動脈弁の長軸像で弁の性状を評価，基部サイズを計測する．大動脈弁を長軸像（2D→カラー，図3）→長軸ズーム像→短軸像→短軸ズーム像とARのときと同様のルーチンで評価していく．プローブを時計回転／反時計回転することで，長軸像（中央，medial側，lateral側），短軸像（弁尖レベル，逆流弁口，弁輪レベル，左室流出路レベル）の画像を記録し，全体像を把握する．大動脈解離の緊急手術中TEEは検査時間が限られており，カラーコンペア像（図3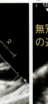）での評価は検査時間の短縮に有効である．またARや解離エントリーの評価に必要な画像を記録し終わった後に，基部サイズも計測する．ARの重症度判断のために使える指標は縮流部幅（VCW）くらいしかない．下行大動脈での汎拡張期逆流も評価できる場合もある．しかし治療方針の決定には機序の方が重要であるため，時間が許される範囲で評価する．

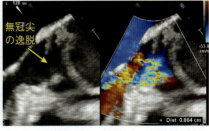

図3　大動脈基部，弁，AR重症度の評価 movie 143
Valsalva洞に解離が及んでおり，交連の脱落と逸脱が疑われる．VCW>6 mmから重症ARである．

4 ARの機序と交連の脱落の診断

① 逆流の多くは交連の脱落による弁尖の逸脱が原因である

大動脈弁短軸像で弁の器質的な異常と交連の脱落を評価する（図4）．Valsalva洞に逆行性に解離が進展すると，大湾側からValsalva洞の右冠尖（R）と無冠尖（N）を中心に解離し，右冠動脈入口部で止まることが多い．その際にしばしば大動脈弁R/N交連が脱落し，右冠尖・無冠尖の逸脱方向に逆流ジェットが観察される（図4 B）．解離の前からもともとARがあったと予想される場合（二尖，bendingなど）は外科医に伝え，大動脈弁置換術を検討する．

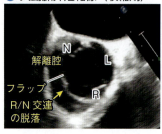 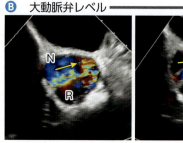 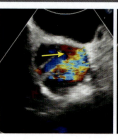 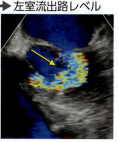

図4　交連の脱落によるAR
Valsalva洞の右冠尖と無冠尖を中心に解離し、R/N交連が脱落し逸脱している（Ⓐ）。短軸像を左室流出路にプローブを振っていくと逆流ジェットの方向が確認できる（Ⓑ➡）。

②交連の脱落の修復による逆流の治癒

　基部の断端形成、解離した内・外膜の接着により交連の脱落が修復されると、逆流は治癒する（図5）。人工弁置換術を回避できるため、AR機序の診断は極めて重要である。

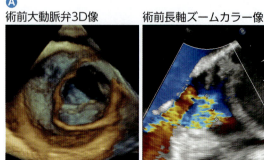 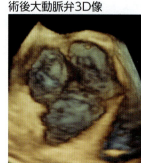 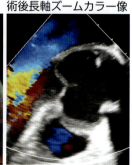

図5　交連の脱落の修復 movie 143
Ⓐ上行大動脈のエントリーからValsalva洞の右冠尖・無冠尖に解離が及び、R/N交連が脱落している。本症例は重症のARであったが、脱落した交連を吊り上げるように固定すると、弁形態は改善し、弁置換の必要はなかった。
Ⓑ手技終了後の術中TEEで残存ARなし。

③基部径の計測と自己弁温存基部置換術の検討

　弁輪、Valsalva洞、Valsalva洞 - 大動脈移行部（STJ）および上行大動脈の径を計測する。Valsalva洞径 > 45 ～ 50 mmやValsalva洞内にエントリーがある場合は基部置換術の適応となる。弁の性状が良い場合は自己弁温存基部置換術（図6）が考慮され、3DMPR解析による基部サイズや弁尖長の評価が必要である（第2章4「大動脈弁閉鎖不全症」参照）。

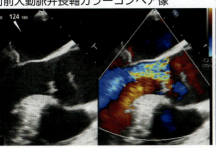 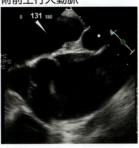 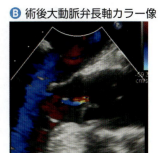

図6 自己弁温存基部置換術

Valsalva洞からSTJに大きなエントリーがあり，Valsalva洞径55 mmから基部置換術の適応であった．若年であり，自己弁温存を検討した．本症例では若年，三尖，geometric height > 20 mmであり，術中所見で弁尖の性状やgeometric heightが問題ないため，自己弁温存基部置換術を施行した．術後ARは少量，中央からcentra jet，effective height 7.1 mmであった．
なおこの症例は腱索断裂による重症MRを合併しており僧帽弁形成術も同時施行した．大動脈弁手術は脱血管1本で行うことが多いが，僧帽弁形成術が追加になる場合は脱血管2本となるので，早急に術者に所見を伝える．

解離による灌流障害の有無（図7〜9）

　大動脈弁短軸像で，左右冠動脈入口部を描出し，冠動脈の灌流障害を評価する．**冠動脈入口部を中心としてズームし，カラースケールを20〜30 cm/s程度に下げ，カラーコンペア像にすると冠動脈の血流を確認しやすい**（図7Ⓐ）．内膜の連続性が維持されて解離が冠動脈内に及ぶと，中膜部分の血腫により灌流が障害され，重篤な虚血（徐脈，右心不全，ショック）を生じることがある．一方，冠動脈の引き抜き（パンチ・アウト）では偽腔からの血流により灌流されるので，虚血の程度はむしろ比較的軽度に留まることがある．

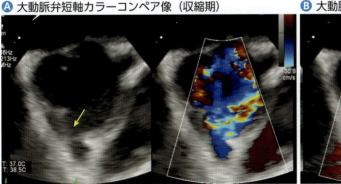

図7 右冠動脈領域の虚血あるが右冠動脈内に解離なし→バイパスなし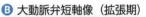

本症例はⅡ，Ⅲ，aVFのST上昇があり，TEEで右冠動脈入口部まで解離（Ⓐ→）しているが，右冠動脈内には解離は及んでいない．拡張期には血腫の圧迫により右冠動脈血流が途絶しているため，虚血を生じた（Ⓑ）．術中所見で右冠動脈に異常はなく，解離内外膜の接着を行い，バイパスは不要であった．

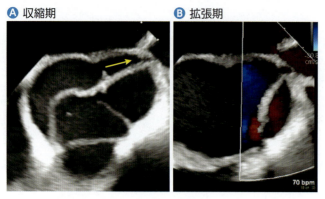

図8 左冠動脈主幹部に解離→左冠動脈へバイパス術施行
movie 145

左冠動脈入口部（主幹部）に解離が及び（Ⓐ⇒），血流も途絶しており，広範な左室壁運動異常を認めた．冠動脈内に解離が及ぶと冠動脈バイパス術が必要となることが多い．

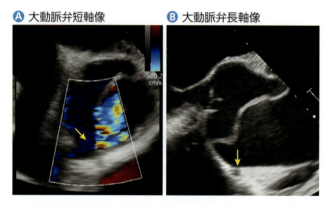

図9 右冠動脈の引き抜け→基部置換＋右冠動脈バイパス

右冠動脈入口部を越えてフラップ（Ⓐ⇒）を認め，長軸像でも右冠動脈（Ⓑ⇒）の引き抜け（パンチ・アウト）を認める．この場合は基部置換（Bentall手術）の適応となる．

6 解離のエントリーの場所の診断

　エントリー（内膜亀裂）の部分の血管を置換することになるため（弓部置換，上行置換，基部置換術），エントリーのある場所を診断する．まず上行大動脈の近位部を評価し，次に下行大動脈から弓部，上行大動脈と順に評価していく（図10～12）．大動脈分枝の灌流障害についてもこの際に評価する．

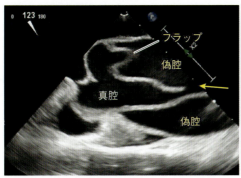
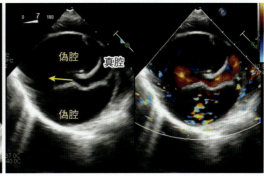

図10 上行大動脈にエントリー movie 143

上行大動脈の長軸像を描出する．遠位上行大動脈の一部は気管の音響陰影で観察できない．上行大動脈内にエントリー（⇨）あり，上行大動脈置換術を施行．

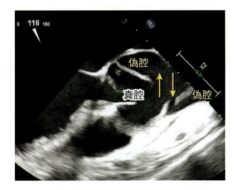

図11 Valsalva洞〜STJにエントリー movie 145

基部にエントリー（⇨）あり．Valsalva洞径64 mmのため基部置換術（Bentall手術）を施行．

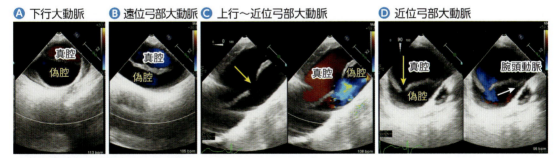

図12 近位弓部大動脈にエントリー movie 146

下行大動脈を短軸像（0°）で観察しながら（Ⓐ），プローブを引いてくると遠位弓部に達する（Ⓑ）．0°のままプローブをclockwiseに回すと近位弓部，そして上行大動脈が描出される（Ⓒ）．ここでエントリー（ⒸⒹ⇨）を認めた．90°にしてプローブを少し引くと，腕頭動脈が観察された（Ⓓ）ので，エントリーは弓部にあり，弓部置換術を施行．腕頭動脈にも解離が及んでいる（Ⓓ⇨）．

第2章 疾患別評価の実際

movie

13 感染性心内膜炎

太田光彦

はじめに

　感染性心内膜炎（IE）は弁膜，心内膜，血管壁などに疣腫を形成し，敗血症や塞栓症など多彩な症状を引き起こす恐ろしい感染症である．2019年に発表された世界40カ国3,116例のIEレジストリ研究EURO-ENDOにおいても，IEの院内死亡率は17％と報告されており，今も昔も変わらず予後は不良である[1]．IEに対する経食道心エコー（TEE）では感染性疣腫や膿瘍の存在を示すだけではなく，手術適応や術式を念頭に置いてすべての弁膜や心内膜面を詳細に評価する必要がある．ここでは手術を意識したIEに対するTEE評価について解説する．

1 適応と検査にあたっての心がけ

　不明熱や塞栓症状，血液培養陽性など臨床的にIEを疑う場合は心エコーを行う．経胸壁心エコー（TTE）の疣腫検出感度は自己弁で約70％，人工弁で約50％と低い一方で，TEEの感度は自己弁，人工弁ともに約90％以上とTTEよりも優れている．そのため，IEが疑われる症例でTTEの画像不良例や疣腫が確認できない症例，人工弁やペースメーカーなどのデバイス留置例では積極的にTEEを行うべきである．またIEでは感染組織を十分に郭清し弁機能を回復させる目的で手術が行われる．TTEだけでは弁輪部膿瘍やその他の弁への感染の波及を見逃す可能性もあるため，TEEを行うことで抜かりのない安全な手術計画をたてられるメリットもある．

　IE患者は高熱で意識レベルが低下している場合や，敗血症によって呼吸状態や血行動態が不安定な場合が多く，安全にTEEを遂行するためにも事前に患者の状態をよく確認する必要がある．リスクの高い患者は検査室に移動させず，病棟まで出張して検査を行うべきである．特に意識状態が悪い場合には鎮静薬を使用するべきではない．脳梗塞後など誤嚥リスクの高い患者では，咽頭麻酔も少量かつ短時間にとどめるか，麻酔自体を行わずに検査を実施する．発熱した患者にTEEを行っていると，プローブ先端の温度が容易に上昇し，41℃を超えてしまうことがある．超音波機器によっては安全装置が作動して強制的にフリーズする場合もあるが，プローブ温が40℃を超える場合は検査をこまめに中断して温度を下げる必要が生じる．短時間にTEEを終えるためにも，状態に応じて検査前に解熱薬を投与しあらかじめ体温を下げておく方法が有効である．

2 当院での撮像の流れと評価ポイント

IEにおけるTEEの流れ・ポイント

❶ 撮像ルールを決めて施設で統一する
❷ 弁のjet lesionやデバイスの疣腫を探す
❸ aortomitral continuityで弁輪部膿瘍を探す
❹ 人工弁の裂開・弁周囲逆流・膿瘍を探す
❺ 術式を意識して計測に必要な画像を取得する

1 撮像ルールを決めて施設で統一する

IEのエコーではすべての心内膜面を観察しなくてはならないため，見落としのないように観察の順番を決めて施設内で統一しておくとよい．当院のルーチン検査では，僧帽弁・左室→大動脈弁→上行大動脈→三尖弁・右室→肺動脈弁→左心耳・左房・肺静脈→心房中隔→右房・上大静脈・下大静脈→下行大動脈の順に観察している．検査の途中で疣腫や膿瘍の所見がみられた場合であっても撮像に時間をかけすぎてしまうことのないよう，まず一通り全体の観察と撮像を約10分程度で終えてから，所見のあった部分をより詳細に評価するように心がけている．

2 弁のjet lesionやデバイスの疣腫を探す

疣腫はIEの約90％で観察され[1]，弁逆流やシャント血流など高速血流の通り道（jet lesion）にある弁や腱索，心内膜，心内デバイスの表面に形成される．すなわちIEは何らかの基礎心疾患を有する例で発症することが多い．**好発疾患として僧帽弁逆流症（図1，2），大動脈弁逆流症，心室中隔欠損症，ファロー四徴症などがあげられる．**その他，ペースメーカーなどの心内デバイス（図3）や中心静脈カテーテル留置中の患者では特に疣腫の存在を疑って精査するべきである．人工弁IEでは，弁自体の音響陰影やアーチファクトのために疣腫の検出が困難な例も多く，TTEおよびTEEの両者を組合わせた評価が必須である．

疣腫は紐状や円状，毛羽立ち様エコー（shaggy echo pattern）など不規則な形状を呈し，可動性に富み，微細に震えるように動く．発生時期によって性状を変え低～高輝度エコーを呈する．新鮮な疣腫は輝度も低く辺縁も不鮮明であるが，healed vegetation（治癒後の疣腫）は輝度が高く辺縁明瞭である．TEEではカラードプラ像で弁逆流やシャントのjet lesionを確認しながらBモードで疣腫を探す．この際，関心領域を絞りズームしてフレームレートを高めると疣腫を見つけやすい．さらに3Dで構造全体を撮像すると疣腫の見逃し防止にも役立つ．

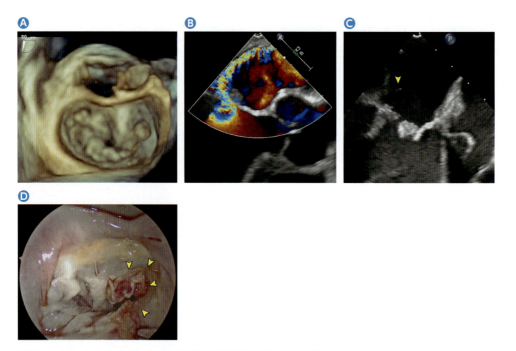

図1 jet lesionの疣腫（僧帽弁逆流症のIE症例）movie 147
逸脱したA3および対側のP3に疣腫の付着を認める（Ⓐ）．
偏心性逆流ジェット（Ⓑ）が吹きつける左房後壁にも紐状疣腫（Ⓒ▷）を認めた．
術中所見でも僧帽弁A3・P3・左房後壁に付着する疣腫（Ⓓ▷）を認めた．

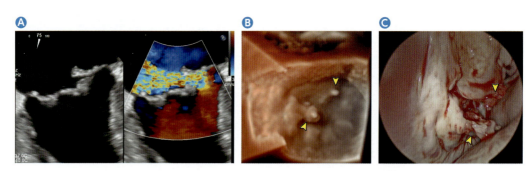

図2 jet lesionの疣腫（後尖P1逸脱による僧帽弁逆流のIE症例）movie 148
カラーコンペア画像でjet lesionに相当する部分を評価する（Ⓐ）．僧帽弁3D画像で逸脱したP1病変とjet lesionのA2に疣腫が付着しているのがわかる（Ⓑ▷）．術中所見も3Dと同様の所見であった（Ⓒ▷）．

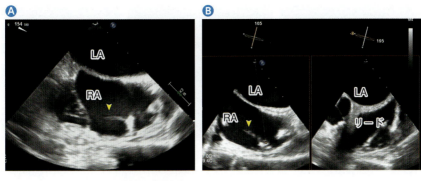

図3 心内デバイスの疣腫 movie 149

ペースメーカー移植後のIE症例．右心耳に留置された心房リードに低輝度の疣腫の付着を認める（Ⓐ▷）．3次元的に走行するリードの全体像は一断面で捉えにくいため，biplane法でゆっくりビームを動かして観察すると疣腫も捉えやすい（Ⓑ▷）．

3 aortomitral continuity で弁輪部膿瘍を探す

　大動脈弁位IEでは周囲構造への感染の波及に伴う合併症が多岐にわたり，手術範囲も拡大する．例えば感染が弁尖のみならず基部に波及すると大動脈基部置換術（Bentall手術）が必要となる．さらに弁輪部膿瘍が膜性中隔の刺激伝導系に波及して房室ブロックを生じるとペースメーカー移植術が必要となり，左房や右室への瘻孔を形成した場合は瘻孔閉鎖術も必要となる．したがって，大動脈弁の観察時には弁尖だけでなく**膿瘍の好発部位である大動脈弁僧帽弁移行部（aortomitral continuity）を長軸・短軸の両断面で慎重に評価し，大動脈弁を心エコー図の中心に置いて，周囲構造を観察することが重要である**．弁輪部に肥厚や内部不均一な低エコー領域を認めた場合は弁輪部膿瘍を形成している可能性が高い（図4, 5）．カラースケールを下げ，低流速の血流シグナルも拾うようにして同部位の血流の有無も評価する．TEEのみでは右冠尖（RCC）側の観察が不十分なため，TTEも組合わせて評価するべきである．

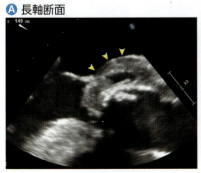
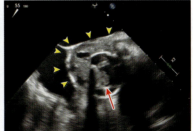

図4 大動脈弁弁輪部膿瘍（Bentall術後症例） movie 150

Bentall術後のIE症例．長軸および短軸断面でaortomitral continuityに内部にecho free spaceを伴う低輝度領域を認める（ⒶⒷ▷）．人工弁にも巨大な疣腫を認める（→）．

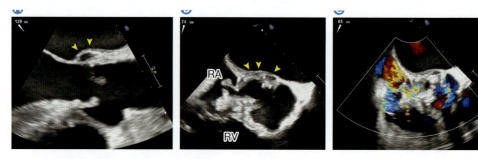

図5 大動脈弁弁輪部膿瘍の右房内穿破 movie 151

大動脈弁位IE症例．長軸および短軸断面でaortomitral continuityに低輝度領域を認める（Ⓐ Ⓑ ▷）．短軸9時方向の膜様部中隔が瘤状化し右房内に穿破している．カラードプラでは著明な左右シャント血流を生じている．

人工弁の裂開・弁周囲逆流・膿瘍を探す

　人工弁患者で弁座の動揺や弁の裂開，弁周囲逆流などの合併症を認めた場合は，特に人工弁IEを疑って疣腫や膿瘍がないか詳細に観察する（図6〜8）．人工弁患者では弁自体のアーチファクトのために疣腫や弁輪部膿瘍の評価が困難となることが多い．特に僧帽弁位人工弁では弁輪部の範囲も広く，肥厚所見もわかりにくい．人工弁の左房側の観察にはTEEが優れるが，左室側の観察にはTTEが有利である．そのためTTEとTEEの両者を用いて多断面で観察することが重要である．

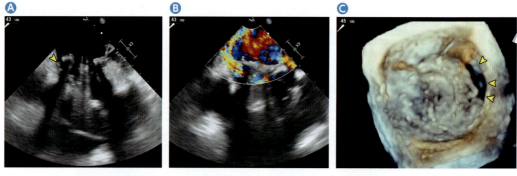

図6 僧帽弁位弁輪部膿瘍に伴う人工弁裂開（dehiscense） movie 152

僧帽弁置換術後（機械弁）のIE症例．交連部断面で中隔側に人工弁裂開（Ⓐ ▷）を認めた．同部位より重度の逆流を認め（Ⓑ），心原性ショックの状態であった．3Dエコーで弁裂開の位置が0〜3時方向（Ⓒ ▷）に示されている．

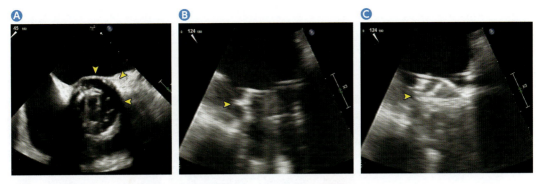

図7 大動脈弁位弁輪部膿瘍　弁周囲逆流のない弁座動揺 movie 153

大動脈弁置換術後（機械弁）のIE症例．TTEでも弁座の動揺を認めた．短軸断面で人工弁周囲にecho free spaceを認めたが（Ⓐ▷）弁周囲逆流は認めず．経胃長軸断面で人工弁RCC側の弁座の動揺が確認できる（Ⓑ閉鎖位，Ⓒ開放位）．

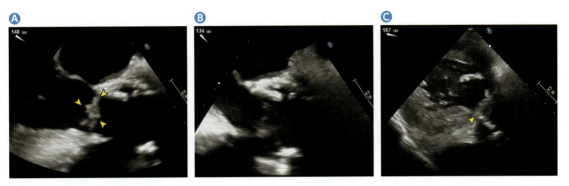

図8 大動脈弁位弁輪部膿瘍

大動脈弁置換術後（生体弁）のIE症例．長軸断面でより奥にプローブを入れると拡張期に疣腫を認めた（Ⓐ▷）．人工弁症例では先端レベルを見るためにはプローブを引いて観察するとよい（Ⓑ）．経胃長軸断面では人工弁に付着する疣腫が確認できる（Ⓒ▷）．

5 術式を意識して計測に必要な画像を取得する

　　大動脈弁位IEでは自己弁を温存した大動脈弁形成術が行われることは少ないが，僧帽弁位IEでは術後の心機能保持や人工弁の耐久性などの観点から僧帽弁形成術を施行することが推奨される．そのため準緊急手術を必要とするIEであっても，弁形成術に必要な心エコー図評価を可能な限り行うことが望ましい．ただし弁形成術の適応は感染の波及が限局的な場合のみに制限され，感染組織の郭清後に十分な自己弁組織を残せないような症例では僧帽弁置換術を選択せざるを得ないこともある．

　　さらにaortomitral continuityから僧帽弁前尖にかけて感染が波及した場合に左房左室間や左室大動脈間に瘻孔を形成することもありTEEで注意して観察するべきである．このように僧帽弁前尖側の弁輪部からaortomitral continuityにかけて郭清し弁輪部再建が必要となる症例においては，Manouguian法を用いた大動脈弁・僧帽弁の二弁置換術のよい適応となる．Manouguian法は高度な技術を要する術式で人工心肺時間も長くなるが，大動脈弁輪と僧帽弁輪のいずれも良好な視野が確保できるため，IEでなくても二弁への治療介入が必要な症例や弁輪拡大を必要とする症例で

用いられる場合がある．左室の流入または流出のバランスが崩れないよう，大動脈弁・僧帽弁それぞれに適切なサイズの人工弁を選択する必要があるため，術前の詳細な形態評価が重要である（図9）．

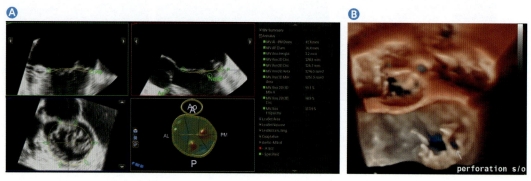

図9　術式を意識した計測，観察
Ⓐ僧帽弁の3Dソフトを用いた弁輪形態解析．僧帽弁形成術や弁置換術を検討するために弁輪の前後径や交連間径，周囲長，弁尖長などを計測する．
Ⓑ3Dエコーで後尖P3の弁腹に弁穿孔と思われる間隙を確認できる．

文献

1) Habib G, et al：Clinical presentation, aetiology and outcome of infective endocarditis. Results of the ESC-EORP EURO-ENDO (European infective endocarditis) registry: a prospective cohort study. Eur Heart J, 40：3222-3232, 2019
2) Marey G, et al：Combined Manouguian-Guiraudon Approach for Double Valve Replacement: The Commando Revisited. Ann Thorac Surg, 111：e139-e141, 2021

第2章　疾患別評価の実際

movie

14 心臓腫瘍

泉　佑樹

はじめに

　心臓腫瘍は稀だが，循環器診療において重要な要素である．心臓腫瘍の鑑別疾患は，良性心臓腫瘍，悪性心臓腫瘍（原発性および続発性），および腫瘍に類似するもの（血栓，ランブル疣贅，心膜嚢胞），感染性疣腫がある（表1）[1]．また，先天異常や胎生期遺残などの心臓構造物やアーチファクト（多重陰影，鏡面像やサイドローブ）が心内腫瘍のように観察されることもある．これらの診断と評価において経食道心エコー（TEE）は重要な役割があり，腫瘍と見誤りやすい心臓構造物を理解しておけば無用なTEEを回避することができる．また心臓CTやMRIなどマルチモダリティを用いた高度かつ包括的な画像診断は，原発性心臓腫瘍の病因を特定するのにしばしば必要である（図1）[2]．ただし，心臓MRIは時間分解能が低いため，弁の疣贅の評価には一般的に適していない．本稿では，心臓腫瘍を中心に心臓腫瘍のTEEによる評価について解説する．

1 心臓腫瘍の診断と評価

① 適応と検査にあたっての心がけ

　心原性塞栓の原因の評価に関するアメリカ心エコー図学会の包括的なガイドライン[1]がインターネット上で閲覧可能であり，塞栓源として観察すべき部位（左心房および左心耳，左心室，心臓弁，心臓腫瘍，胸部大動脈）や原因疾患について説明されている（表1）[1]．さらに肺塞栓症および心血管手術および経皮的処置に関連する塞栓症に関する推奨事項も含まれている．

　心臓腫瘍は経胸壁心エコー（TTE）や造影CT検査で偶発的に発見される場合と，発熱や倦怠感，呼吸困難，塞栓症状などから発見される場合がある．日本循環器学会の「2021年改訂版循環器超音波検査の適応と判読ガイドライン」によれば，心臓腫瘍を疑ったときのTEEのclass I適応は，塞栓症（脳，全身）を認めるがTTEが陰性の場合，TTEや他の検査法で評価困難な小さな腫瘍，手術・抗凝固療法適応の決定のための場合である．TTEで評価不十分な場合もclass IIa適応である[1,3]．

　心臓腫瘍に対して緊急手術を検討するのは，粘液腫が僧帽弁に嵌頓しているときなど，血行動態に急激な悪影響を及ぼすような閉塞性の腫瘍がある場合であり，この場合は緊急手術の術中TEEで評価する．なお，悪性腫瘍が疑われる場合は，腫瘍の拡がりを考慮してより広範囲の切除が必要になる場合があり，迅速病理診断が腫瘍の完全切除と患者の予後を改善するための重要な役割を果たす．迅速病理診断が可能かも考慮して手術時期（または転院）を考慮する．術前の画像診断や臨床所見が明確であり，特定の腫瘍（例えば，典型的な左房粘液腫）であると強く示唆されている場合，迅速病理診断の必要性は低くなる．

　心臓腫瘍の術中TEEは，**手技前に2つ目の腫瘍が発見され手技が追加されたり，腫瘍が消失して手術が中止になったり，また手技後に弁修復が必要になるかの判断を行ったりする際に有用で**

14

心臓腫瘍

ある[2]．

②当院での撮像の流れと評価ポイント

　TTEや他の画像診断で心臓腫瘍が疑われている場合は，TEEでは腫瘍の個数と形態，位置と大きさ，茎の有無とその付着部，腫瘍内血管の有無，可動性の有無，周辺の構造物への付着や拡がりを評価する（**図1**）[2]．腫瘍茎の付着部から手術での切除範囲が考慮される．腫瘍は複数認めることもある（粘液腫や乳頭状線維弾性腫など）ため，感染性心内膜炎でのTEEのように各弁尖をズームで複数の断面で観察するなど，丁寧に観察する．

　塞栓源不明の脳塞栓症（ESUS）の塞栓源精査のためのTEEでは，前述のように各弁尖や心腔を観察することに加えて，上行〜弓部大動脈の可動性プラークや，卵円孔開存症を評価するため生食コントラストを用いたマイクロバブルテストを行う（**第2章10「卵円孔開存症」**を参照）．

表1　心原性塞栓源の分類

塞栓リスク	塞栓源	疾患
高い	心腔内血栓	心房性不整脈：弁膜症性心房細動（リウマチ性），非弁膜症性心房細動，心房粗動 虚血性心疾患：最近の心筋梗塞，慢性心筋梗塞（特に左室瘤を伴う場合） 非虚血性心筋症 人工弁およびデバイス
	心腔内疣贅 （感染性および非感染性の心内膜炎）	自己弁感染性心内膜炎 人工弁感染性心内膜炎 非弁膜症性心内膜炎：非細菌性血栓性心内膜炎（NBTE），Libman-Sacks心内膜炎
	心腔内腫瘍	粘液腫 乳頭状線維弾性腫（PFE） その他の腫瘍
	大動脈アテローム	血栓塞栓 コレステロール結晶塞栓
低い	心腔内血栓の潜在的状態	もやもやエコー（SEC）（心房細動がない場合） 血栓のない左室瘤 僧帽弁逸脱
	心腔内石灰化（Calcified amorphous tumor）＊	僧帽弁輪石灰化（MAC） 石灰化した大動脈弁狭窄症
	弁膜異常	線維性ストランド 大きなランブル疣贅（Lambl's excrescences）
	中隔欠損および異常	卵円孔開存症 心房中隔瘤 心房中隔欠損症

＊塞栓リスクが高い
文献1より引用，表の1行目と＊は著者が追加

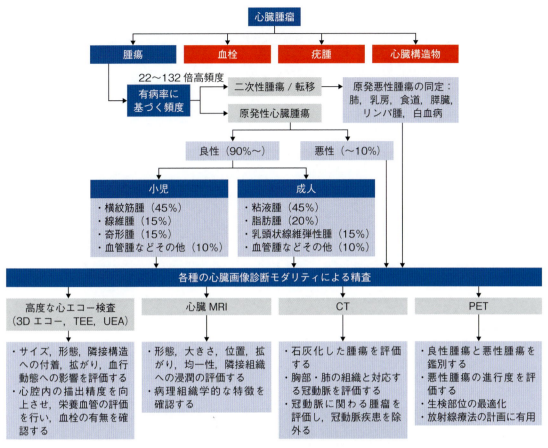

図1 心臓腫瘍の有病率とマルチモダリティ画像診断による診断アプローチ
このアプローチを使用し，臨床データを統合することで，経皮的または開放的な外科的生検を行うことなく，通常は正確な診断と治療戦略を立てることが可能である．TEEは腫瘍の隣接構造への付着，栄養血管の評価，血栓の有無の評価などで有用である．文献1より引用．

2 良性原発性心臓腫瘍

　ほとんどの原発性心臓腫瘍は良性であり，粘液腫，横紋筋腫，乳頭状線維弾性腫，線維腫，血管腫，脂肪腫，平滑筋腫などが含まれる．良性腫瘍は予後が良好であり，30日間の死亡率はわずか1％である[1]．

①粘液腫

　良性腫瘍で最も頻度が多いのは粘液腫である（図2，3）．粘液腫は通常，茎によって心内膜表面に付着した可動性腫瘍として現れる．80％は卵円窩に発生し，左房側が多いが，小児では右房側にもみられる．僧帽弁，三尖弁，左房の天井などからも発生する．石灰化が14％にみられる．
　塞栓症の合併症を防ぐため，完全切除が推奨される．10～15％に再発があり，元の腫瘍部位で再発することが多いため，最低4年間のTTEによる年次フォローアップが推奨される[2]．

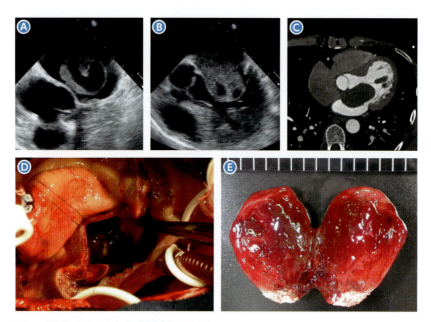

図2　胸痛で発見された粘液腫 movie 154

60歳代．TEEでは腫瘍は不均一なエコー（Ⓐ）．TEEおよび造影CTで左房側心房中隔に広基性に付着しており，拡張期に僧帽弁に嵌入している（ⒷⒸ）．病理所見では紡錘形または星状細胞，擬似血管構造，粘液状のマトリックス，および腫瘍内に出血がみられる（ⒹⒺ）．

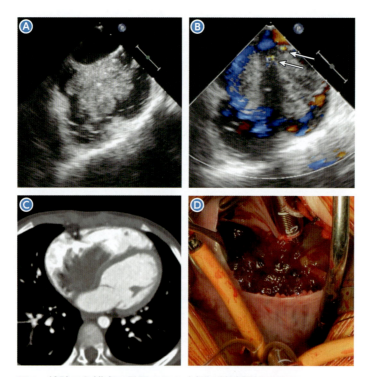

図3　検診の心雑音で発見された小児の粘液腫 movie 154

7歳の小児．TEEの130°像で，右房内に辺縁不整の可動する腫瘍あり，心房中隔の右房側に付着している（Ⓐ）．腫瘍内に栄養血管を認める（Ⓑ⇨）．造影CTでも同様の所見で，塞栓は認めない（Ⓒ）．病理検査は粘液腫に合致する所見であった（Ⓓ）．

② 乳頭状線維弾性腫

　乳頭状線維弾性腫（PFE）はコラーゲンと弾性線維で構成されており，内皮で覆われた短い結合組織の茎がある．大動脈弁や僧帽弁の弁膜内皮の下流側に多くみられ，弁膜に起こる腫瘍の75％を占める．PFEのエコー所見は，**平均9 mm程度の小さなサイズ，独立した運動，および心内膜表面への付着が特徴的である**[4]．摘出した腫瘍は生理食塩水に浸すと指状またはイソギンチャク様の多数の突起がある（図4，5）．左心系のPFEは大きさや症状にかかわらず脳血管事故（年6％の割合）を起こしたという報告もあり，手術も積極的に考慮される[4]．一方，2020年の総説[2]では，大きな（1 cm以上の）左心系のPFEに対して，手術リスクが低リスクの患者や他の心臓手術時に同時に切除が推奨されている．またPFEも再発することがあり，完全切除と術後のエコーフォローが推奨される[5]．

③ 脂肪腫

　脂肪腫は成熟した脂肪細胞で構成されており，ときには周辺に捕捉された心筋細胞を含むことがある．通常手術は必要ないが，重度の症状を伴う場合は考慮されることがある．脂肪腫との鑑別を要する心房中隔の脂肪腫様過形成（lipomatous hypertrophy）は，脂肪腫と異なり皮膜を有さない[3]．

④ 横紋筋腫

　横紋筋腫は幼児・小児にみられる心臓腫瘍のうち最も多く，通常，生後1年以内に発症する（図6）．横紋筋腫の50％以上，多発性横紋筋腫のほとんどが結節性硬化症に合併する．横紋筋腫は通常，自然退縮するため，経時的な心エコー図によるフォローアップのみが行われる．手術は難治性の不整脈または心不全症状を呈する患者に限られる．

⑤ 線維腫

　線維腫は乳児に多く，左心室自由壁または心室中隔の心室筋層に存在することが多い．さまざまなサイズの線維芽細胞と膠原線維で構成されており，中央に石灰化がみられることが多い．エコーでは非収縮性で固い高エコー性腫瘤として観察され，大きさは1〜10 cmの範囲である（図7）．横紋筋腫とは異なり自然退縮しないこと，致死的不整脈と突然死のリスクが高いことから，**症状の有無にかかわらず外科的切除が推奨される**[1]．

⑥ 血管腫

　血管腫は比較的稀で，良性腫瘍の5％を占める．多くは心筋層，心内膜層に発生する．好発部位は，右室（36％），左室（34％），右房（23％）である[6]．血管腫は，エコー図で均一で低エコー性の腫瘤としてみられる．造影心臓MRIは血管腫の特徴的なパターンを確認することができる．無症状の血管腫は経過観察する．しかし，症状がある場合や腫瘍が大きく血行動態に影響を与える場合，手術による切除が検討されることがある[1]（図8）．

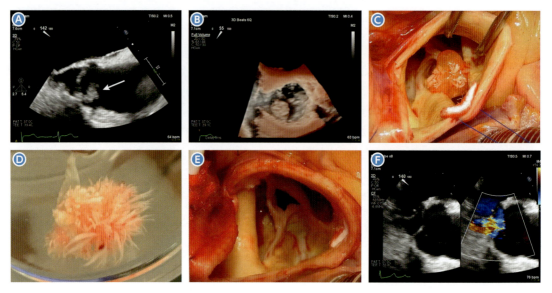

図4 PFE movie 154

大動脈弁無冠尖の右冠尖との交連付近に可動性に富む腫瘤を認める（Ⓐ⇨，Ⓑ）．大動脈側に短い茎で付着し，大きさは12×14×8 mm．術中所見では無冠尖の中央付近から右冠尖との交連にかけて広く付着し，弁の先端をわずかに切除するように腫瘍を完全切除した（Ⓒ～Ⓔ）．手技後の術中TEEでは無冠尖の逸脱と逆流があり（Ⓕ），大動脈弁置換を行った．

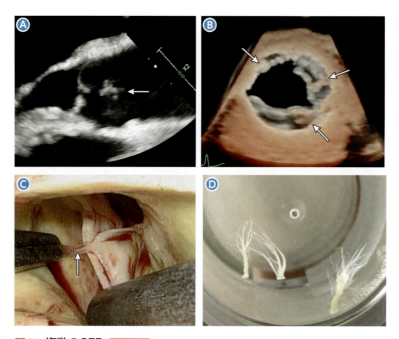

図5 複数のPFE movie 154

大動脈弁の右冠尖，左冠尖，無冠尖にそれぞれ12，11，9 mmの棍棒状の腫瘤（ⒶⒷ⇨）あり．大動脈弁の腫瘍とすると，茎は長いが先端は広がりがあり，ランブル疣贅よりPFEを疑った．手術所見でも3つのPFEを認め，すべて摘出した（ⒸⒹ）．

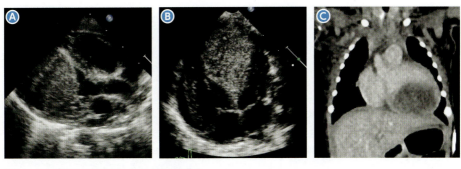

図6 胎児期より診断された横紋筋腫

TTEでは，周囲の心筋よりも輝度が高い均一な腫瘤が心筋内にある（Ⓐ Ⓑ）．心臓CTでは，均一な低減衰を示す壁内病変として現れ，心腔内へ拡張している（Ⓒ）．特に複数の腫瘤があり結節性硬化症の特徴がある場合は，線維腫より横紋筋腫が考えられる．

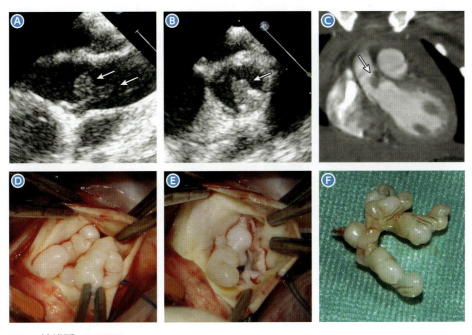

図7 線維腫 movie 154

2歳の幼児．川崎病のためTTEで定期検査し，大動脈弁に腫瘤を認めた．TEEの大動脈弁長軸像と短軸像では左冠尖/右冠尖の交連部と右冠動脈入口部に茎をもつ腫瘤があり（Ⓐ Ⓑ ⇨），一部輝度上昇しており石灰化が疑われる．CTでは心筋と均一な低減衰の腫瘤があり一部に石灰化を伴う（Ⓒ ⇨）．病理所見では，密な線維性結合組織で細胞成分に乏しく，硝子化した膠原線維が主体で，一部石灰化あり（Ⓓ～Ⓕ）．感染性，炎症性所見，悪性所見は認めなかった．

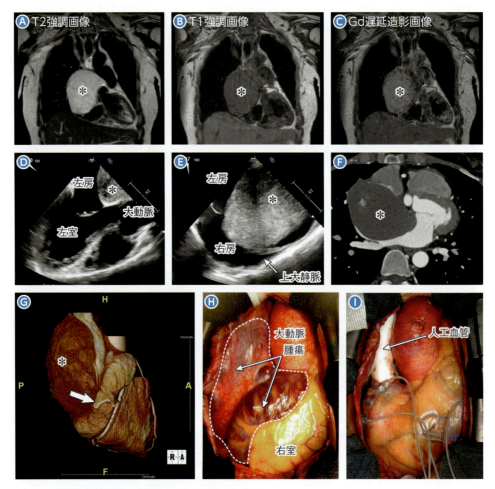

図8 労作時呼吸困難で発見された巨大な血管腫

30歳代．労作時呼吸困難あり，健康診断の胸部X線で右の第1～2弓の拡大を認め，TTEで大きな心臓腫瘍を認めた．心臓MRIでは腫瘍（Ⓐ～Ⓒ＊）はT2高信号，T1等信号，辺縁から中心に向かう漸増性の強い造影効果を認めた．心膜由来の海綿状血管腫を疑う所見であった．TEEと心臓CTでは，大動脈および上大静脈の腹側，左心心房を上下に圧排するような位置に最大径11cmの腫瘍を認めた（Ⓓ～Ⓕ＊）．右冠動脈から腫瘍に向かう血管構造を認め，栄養血管が疑われた（Ⓖ⇨）．腫瘍の境界は明瞭平滑であり，明らかな浸潤傾向を認めなかった．手術所見では腫瘍は右房壁前面に癒着していた（Ⓗ）．腫瘍を右房壁，上大静脈，心房中隔，左房天井とともに合併切除．欠損部をパッチと人工血管で再建した（Ⓘ）．

悪性原発性心臓腫瘍

　悪性腫瘍は非常に稀で，原発性心臓腫瘍のうち約5％を占める．最も一般的なのは肉腫であり，全悪性原発性腫瘍の65％を占める（図9）．次いでリンパ腫（27％），中皮腫（8％）が続く．急速な成長，局所侵襲，供給血管の存在，腫瘤内の出血または壊死，複数の心腔への関与，および心嚢液貯留の存在は悪性を示唆する特徴である[1]．悪性原発性腫瘍と診断された患者の生存率は低く，診断からの生存率は1カ月で81％，1年で45％，5年で12％と報告されている[7]．手術または手術と化学療法・放射線療法を併用した治療を受けた患者は，手術を受けなかった患者に比べて予後良好と報告されている[7]．手術結果による長期生存率は，R0（残存腫瘍なし）切除が最も高く，次いでR1（顕微鏡的残存腫瘍あり），R2（肉眼的残存腫瘍あり）の順で低い．

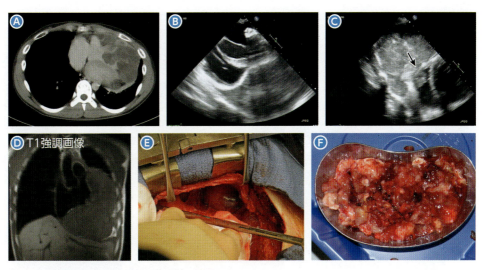

図9　悪性原発性心臓腫瘍（肉腫） movie 154

20歳代．主訴は呼吸苦．造影CTで心膜に沿った多葉性の腫瘍を認める（Ⓐ）．右室と腫瘍は一部境界不明瞭で右室内腔に突出している．左室は圧迫されている．TEEの経中部食道四腔像では心腔を圧迫する大きな腫瘍があり（Ⓑ），経胃短軸像では腫瘍が右室心筋に浸潤し（Ⓒ→），一部が内腔に突出している．心臓MRIではT1強調画像は筋肉に近い信号で（Ⓓ），T2強調画像では高信号であった．なお転移性悪性腫瘍ではT1低信号となる[2]．手術所見では心膜は腫瘍と癒着しており（Ⓔ），病理所見は脂肪肉腫であった（Ⓕ）．

calcified amorphous tumorと乾酪性僧帽弁輪石灰化

　血栓や感染性疣腫については他稿に譲る．他に臨床上問題になることが多いのは弁輪石灰化に伴う病態（CAT）と乾酪性僧帽弁輪石灰化（CCMA）である（図10）．

　CATは稀な非腫瘍性の心腔内腫瘤で，石灰化した僧帽弁輪および大動脈弁輪の心腔側の表面に生じることが多い．amorphousとは無定形，不規則な構造という意味で，CATには石灰化物質と，退化した血液成分やフィブリンが混在している．この病因は十分に解明されていないが，僧帽弁輪石灰化に関連したCATは急速に成長し高い塞栓リスクがあると考えられている[8]．可動性のあるCATは高い塞栓リスクを示すが，CATを有する症例はそもそも高齢者，人工透析など従来の心血管リスク要因があることが多い．エコーで慎重にフォローアップすると自然に縮小する例もある．全身塞栓症を合併し大きな腫瘤がある場合は手術を考慮する．

　CCMAは，僧帽弁輪石灰化内の慢性炎症と変性が原因で乾酪性物質（脂肪酸，コレステロール，およびカルシウムの混合物）が蓄積することによって発生すると考えられている[9]．caseousという用語は元来，結核でみられる乾酪壊死のことである．エコーやCTでは石灰化の中央に液化したような透過性領域をもつ大きな円形の塊として現れる．膿瘍や心臓腫瘍として誤診されることがあるが，CCMAは予後良好と報告されており[10]，重症の僧帽弁狭窄や逆流および塞栓症を認めない場合は保存的な内科的管理が推奨される[9]．

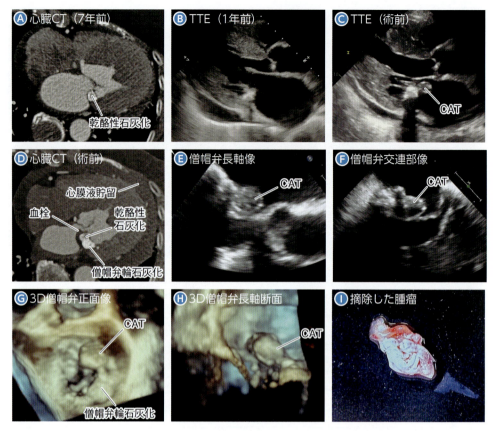

図10 CCMAの自壊またはCATにより脳塞栓症をきたした症例 movie 155

70歳代．腎機能障害なし．7年前より心臓CTで乾酪性僧帽弁輪石灰化を認めており（Ⓐ），TTEでは左房内に突出するが可動性なし（Ⓑ）．心原性脳塞栓のため他院より転院．転院時TTEに腫瘤の一部が可動しておりCATを疑った（Ⓒ）．6日後のTTEで低輝度の可動性の大きな腫瘤を認め，準緊急で僧帽弁置換術を行った．心臓CTでは僧帽弁輪石灰化の上に血栓があり，一部石灰化も認めた（Ⓓ）．また乾酪部を包んでいた石灰化の一部がなくなって血栓につながっており，内容物が破裂したようにも見える．術中TEEでは僧帽弁P3の石灰化した弁輪に付着する，13 mmの可動性の大きい腫瘤あり．低輝度で一部石灰化あり，CATを疑う所見であった（Ⓔ～Ⓗ）．術中所見ではP3弁輪付近の弁尖に付着するのう胞を認め（Ⓘ），内容は血性漿液性．乾酪性僧帽弁輪石灰化が自壊・流出して仮性内膜で覆われた可能性もあり，弁輪石灰化を除去した．

5 ランブル疣贅

　ランブル疣贅（Lambl's excrescences）は大動脈弁や僧帽弁に付着する細い糸状の構造物である．excrescencesは突起という意味で，valve strands（細い糸）ともよばれる（図11）．心エコー図検査で細い糸状の構造物として定義され，通常複数あり，幅は2 mm以下で，長さが約3〜10 mmの範囲である[2]．心内膜組織の微小内皮障害により部分的に剥離した小孔の遺残物であると考えられている．ランブル疣贅と脳血管疾患との関連性は否定的な報告が多く[11]，原則として抗血栓療法や手術の適応とはならない．

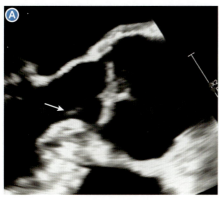
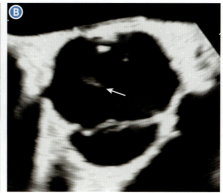

図11　ランブル疣贅 movie 155

大動脈弁無冠尖の自由縁中央付近に糸状の可動性腫瘤があり（⇨），長さは最大10 mm．

❻ 正常構造物とアーチファクト

　心内腫瘤のように見える正常構造物として，左心耳と左上肺静脈の隔壁である**クマジン陵**は有名だが，右心房の静脈部分と右心耳の間にある**分界陵（crista terminalis）**もときに右房腫瘤と見誤られる（図12）．分界陵は上大静脈入口部の前方から下大静脈入口部まで続き，明瞭な隆起として観察されることが多い．櫛状筋は分界陵から分岐して右心房耳に広がる[12]．

　またキアリ網，ユースタキオ（Eustachian）弁，テベシウス（Thebesian）弁，右室内調節帯なども病的意義の少ない構造物として，TTEとTEEでの見え方を知っておく（**第2章9「心房中隔欠損症」**を参照）．

　また，**多重反射**や**鏡面現象**などによるアーチファクトを腫瘤と見誤ることがある（図13）．多重反射とは，超音波のビーム方向に，平坦で反射の大きい（音響インピーダンスの高い）人工物や石灰化病変などの面が存在するときに起こる．超音波はこの面とプローブ間で何度も反射をくり返し，反射の大きい対象物の後方，プローブまでの距離の整数倍の位置に虚像がみられる[13]．また，虚像の振動の大きさも強い反射の構造物の振動の整数倍に大きくなるので，判断の一助になる．強い反射の構造物が複数ある場合には，その上下の内部でも反射がくり返されることにより，虚像は帯状に出現する．

　腫瘤状に見える異常エコーをアーチファクトと判断するには，多重反射の原因となっている高輝度の構造物にビームが当たらないようにプローブの押し引きや前屈・後屈を調整し，異常エコーが消失すればアーチファクトである．

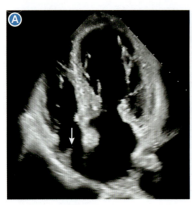
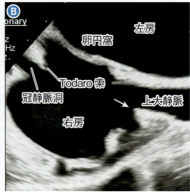

図12 分界陵 movie 155

TTE心尖部四腔像で右房内に突出する構造物（Ⓐ⇨）は分界陵である．TEEでは分界陵（Ⓑ⇨）と続く櫛状筋が観察される．もちろん，分界陵と診断するためのTEEは不要である．この症例では卵円窩と冠静脈洞の境にTodaro索も張り出している．

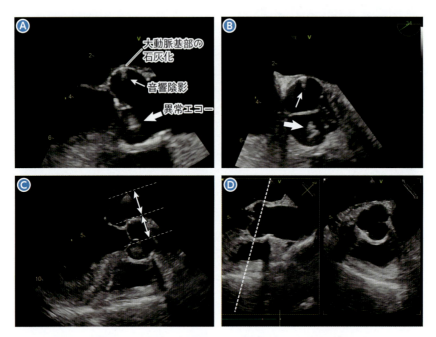

図13 術中に麻酔科より連絡，「大動脈弁に腫瘤あり」 movie 155

大動脈弁長軸ズーム像および短軸ズーム像で，Valsalva洞に異常エコー（ⒶⒷ⇨）あり．しかし異常エコーのエコービームが通過する手前側の大動脈基部も石灰化し音響陰影を認める（ⒶⒷ➡）．ズームを外すと，端子面から石灰化した大動脈基部の2倍の位置に異常エコーがあり，上側の音響陰影と比べて，陰影の大きさと振動は2倍程度であった（Ⓒ）．プローブを引いて前屈させると石灰化した大動脈基部をエコービーム上（Ⓓ⚬⚬⚬）から外すことができ，異常陰影は消失した．Biplaneで長軸像と短軸像の該当部位を同時に観察するとさらに明瞭となる．以上から多重反射によるアーチファクトと判断できた．なお，異常エコーの後方の大動脈基部にも石灰化あり，エコービームに垂直に弁尖や基部が位置していることから，これら間でくり返し多重反射が起こり，塊状に描出された可能性がある．

文献

1）Saric M, et al：Guidelines for the Use of Echocardiography in the Evaluation of a Cardiac Source of Embolism. J Am

Soc Echocardiogr, 29：1-42, 2016

2）Tyebally S, et al：Cardiac Tumors: JACC CardioOncology State-of-the-Art Review. JACC CardioOncol, 2：293-311, 2020

3）日本循環器学会：2021年改訂版 循環器超音波検査の適応と判読ガイドライン．https://www.j-circ.or.jp/cms/wp-content/uploads/2021/03/JCS2021_Ohte.pdf（2024年10月参照）．

4）Tamin SS, et al：Prognostic and Bioepidemiologic Implications of Papillary Fibroelastomas. J Am Coll Cardiol, 65：2420-2429, 2015

5）Sorour AA, et al：Recurrence of Pathologically Proven Papillary Fibroelastoma. Ann Thorac Surg, 113：1208-1214, 2022

6）「心臓腫瘍学」（天野 純／総編集，中山 淳，池田宇一／編），pp104-109，南山堂，2011

7）Sultan I, et al：Long-Term Outcomes of Primary Cardiac Malignancies: Multi-Institutional Results From the National Cancer Database. J Am Coll Cardiol, 75：2338-2347, 2020

8）de Hemptinne Q, et al：Cardiac calcified amorphous tumor: A systematic review of the literature. Int J Cardiol Heart Vasc, 7：1-5, 2015

9）Elgendy IY & Conti CR：Caseous calcification of the mitral annulus: a review. Clin Cardiol, 36：E27-31, 2013

10）Deluca G, et al：The incidence and clinical course of caseous calcification of the mitral annulus: a prospective echocardiographic study. J Am Soc Echocardiogr, 21：828-33, 2008

11）Roldan CA, et al：Valve excrescences: prevalence, evolution and risk for cardioembolism. J Am Coll Cardiol, 30：1308-14, 1997

12）Faletra FF, et al：Anatomy of right atrial structures by real-time 3D transesophageal echocardiography. JACC Cardiovasc Imaging, 3：966-975, 2010

13）水上尚子：腫瘍と間違えやすいアーチファクト．心エコー，16：186-193，2015

第2章 疾患別評価の実際

15 その他の術中TEE：人工弁不全，急性心筋梗塞の機械的合併症

movie

泉　佑樹

はじめに

人工弁不全や急性心筋梗塞の機械的合併症に対する経食道心エコー（TEE）は緊急性が高く，術中TEEとなることが多い．しかもTEEの所見が外科的判断に大きく影響を与える．本稿では，人工弁不全や心筋梗塞の合併症のうち特に緊急性が高くTEEの役割が重要な病態や検査所見について解説する．

1 人工弁不全

① 適応と検査にあたっての心がけ

人工弁置換術後のTEEでは，手術を行った時期と手術に使われた人工弁の種類を検査前に確認する．可能であれば手術簿も確認する．なお，他院で手術され，その施設がわかっている場合は，手術簿は診療録とは別に（外科医局などに）長期間保管されていることが多い．

人工弁機能障害（dysfunction）としては，構造的劣化（石灰化や断裂，主に生体弁），非構造的弁機能不全（患者-弁不適合，弁周囲逆流，パンヌス形成など），血栓弁（主に機械弁），人工弁感染性心内膜炎がある[1]．人工弁不全（failure）の定義は文献により差異があるものの，人工弁機能障害のうち臨床的影響をもつものが人工弁不全と定義され[2]，通常は重症の狭窄や逆流などにより弁が正常な機能を維持できなくなる状態である[1]．術後5年を経過した生体弁は構造的劣化の頻度が増加する．

② 機械弁の血栓と閉塞

血栓やパンヌスなどにより，機械弁尖の開閉制限をきたした状態を，**弁の閉塞**（stuck valve）とよぶ．重篤な心不全症状があり，機械弁の圧較差が高値であれば，機械弁の閉塞，特に血栓を検索する．左心系機械弁における血栓弁で症状が出現した場合は緊急の対応が求められるため，血栓による狭窄が疑われる場合は経胸壁心エコー（TTE），TEE，弁透視，心臓CTを行い，迅速に診断を確定させる．左心系機械弁における血栓弁の予後は不良であるため，血栓弁による症状が出現した場合は，緊急手術（または血栓溶解療法）が適応となる（図1）．また機械弁の閉塞がある場合は，エコーで原因がはっきりしなくても診断的に手術を行ってもよい[3]．

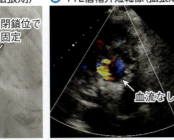
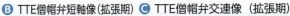
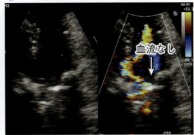
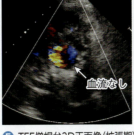
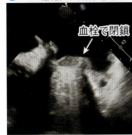
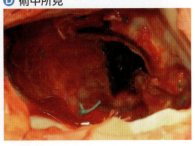

図1　僧帽弁位機械弁の血栓弁 movie 156

50歳代，維持透析中．石灰化僧帽弁狭窄症に対して僧帽弁置換術後（ATS 25 mm, 術後1年）．1週間前より呼吸困難があり，ショック状態で救急搬送された．TTEおよび弁透視で僧帽弁位機械弁のlateral側のディスクが可動せず（stuck valve），血流を認めない（Ⓐ〜Ⓒ）．ワルファリン内服中でPT-INR 2.3であったが，緊急手術中のTEEと手術所見で僧帽弁位機械弁が血栓により閉塞していることが判明した（Ⓓ〜Ⓕ）．

③生体弁の断裂による急性逆流

　人工弁置換術後の逆流のうち，弁の閉鎖制限や生体弁の弁尖の断裂（leaflet tear）により弁輪リング内で逆流を生じるものを**経弁逆流**，弁輪リングの外側に逆流を生じるものを**弁周囲逆流**とよぶ．

　外巻き弁とステントレス弁（基部まで）および5〜10年以上経過した生体弁で，急に偏心性の経弁逆流が生じた場合は，まず弁尖の断裂による逆流である．生体弁のステントポストは弁尖を支えているが，最もストレスがかかる部位であり，ほとんどの断裂はここで起こる．したがって，断裂による逆流は弁の短軸カラー像あるいは3D正面カラー像でステントポスト付近から偏心性ジェットとして観察される（図2, 3）．弁尖の断裂による逆流は急速に悪化して心不全となり，緊急手術を必要とすることが多い．逆流が中等症以下でも断裂が疑われる場合は，TEEで機序を診断し，再治療の時期を検討する．大動脈弁位の経弁逆流ではカテーテル治療（TAV in SAV）が可能である．

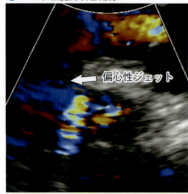 ⓐ TTE大動脈弁短軸像
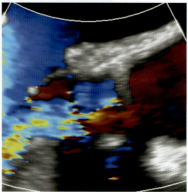 ⓑ TEE大動脈弁長軸像
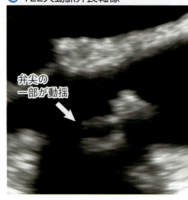 ⓒ TEE大動脈弁長軸像
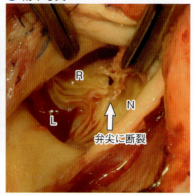 ⓓ 術中写真

図2　大動脈弁位生体弁の弁尖断裂 movie 156

80歳代，大動脈弁置換術後（Mosaic 19 mm, 術後11年）．2カ月前のTTEでは大動脈弁逆流は弁中央からの軽症であったが，心不全症状が出現し，今回は偏心性ジェットを認め重症であった．TTEおよびTEEで右冠尖相当の弁尖から無冠尖方向に吹く逆流ジェットと同部位の弁尖の動揺があり（ⓐ～ⓒ），断裂による経弁逆流と診断した．術中写真でも右冠尖相当の弁尖の無冠尖との交連付近に断裂があり（ⓓ），エコー所見と合致していた．

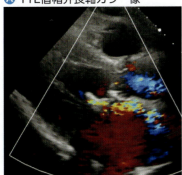
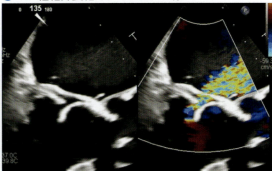
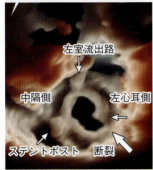
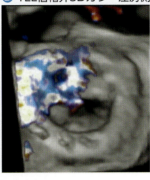
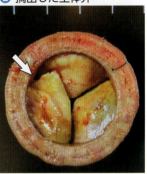

図3　僧帽弁位生体弁の弁尖断裂 movie 156

80歳代，僧帽弁置換術後（CEP 29 mm，術後11年）．労作時呼吸困難，胸水が出現し，心不全のため紹介となった．TTEおよびTEEで僧帽弁位生体弁に経弁逆流，左房前壁方向の偏心性ジェットを認めた（ⒶⒷ）．僧帽弁3Dの左室側からみた像では後方・lateral側（左心耳側）のステントポスト付近で弁尖が断裂（Ⓒ⇨）しており，同部位の弁尖の動揺あり，断裂による経弁逆流と診断した．術中写真でもエコー所見と合致した位置に断裂と逸脱を認めた（Ⓔ⇨）．

急性心筋梗塞の機械的合併症

① 適応と検査にあたっての心がけ

急性心筋梗塞の機械的合併症は，発症頻度は低いが死亡率は高い．高齢患者や広範囲梗塞の患者，早期の再灌流が行われない場合に機械的合併症の発症リスクが増大する．乳頭筋断裂や心室中隔穿孔，左室自由壁破裂は一般的に心筋梗塞発症後3～5日以内に発症し，迅速な診断と手術が必要となる[4]．乳頭筋断裂や心室中隔穿孔では術中TEEが必要となる．循環不全を伴う症例に対するImpella留置時や調整時にTEEを用いることもある．

② 乳頭筋断裂による急性重症僧帽弁逆流

僧帽弁は，前外側の乳頭筋群と後内側の乳頭筋群によって支持されている．前外側の乳頭筋は左前下行枝および回旋枝の両方の枝から血流を受け，後内側の乳頭筋は回旋枝または右冠動脈のどちらか単独の血流支配のことが多い．そのため，前外側の乳頭筋断裂はきわめて稀であり[5]，後内側の乳頭筋断裂は通常，下壁または下側壁のST上昇型心筋梗塞と関連する（図4）．腱索断裂は僧帽弁の一部位が逸脱するに留まるが，乳頭筋断裂は前外側または後内側の弁尖がすべて逸脱

するので，急性重症の逆流となり，急性肺水腫やショックを引き起こす．乳頭筋断裂は完全断裂または部分断裂があるが，部分断裂であっても急速に増悪しうるため，救命のための僧帽弁置換術が必要となる．

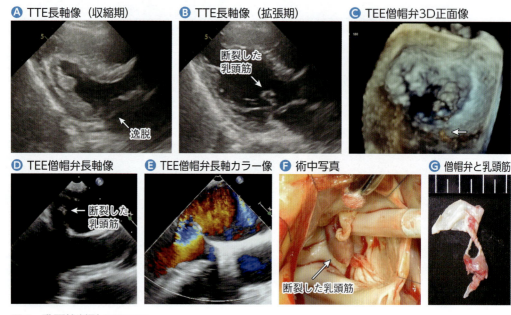

図4　乳頭筋断裂 movie 157

70歳代．1日前，急性下壁梗塞を発症し，同日前医で冠動脈インターベンション（右冠動脈にステント）施行．人工呼吸器，大動脈内バルーンパンピングを使用してもショックと肺水腫が改善しないため転院となった．弱い収縮期雑音を聴取し，TTEでは下壁以外は過収縮，僧帽弁の大きな逸脱（Ⓐ⇨）・動揺と断裂した乳頭筋（Ⓑ⇨）を認め，乳頭筋断裂による急性重症僧帽弁逆流と診断した．緊急手術の術中TEEで後内側の乳頭筋の断裂と広範な逸脱を認め（Ⓒ〜Ⓔ），弁置換術を行った．

③ 心室中隔穿孔

　心室中隔穿孔は，前壁中隔梗塞や下後壁梗塞で起こりやすく，前者では心尖部中隔，後者では心基部中隔に発生することが多い．症状は無症候性の心雑音から循環不全までさまざまである．聴診で新たな汎収縮期雑音が聴取されることが多く，TTEで左室から右室へのシャント血流を認めれば診断される（図5）．特に**下後壁梗塞は右室梗塞を伴うことが多く，虚血性の僧帽弁逆流も合併することが多いため，注意が必要である**．また下壁梗塞による心室中隔穿孔は複雑・複数の穿孔をきたすことがある．血行動態が安定している場合は，抗血小板薬による出血を回避するために手術を遅らせることも考慮される[4]．

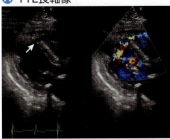
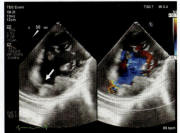
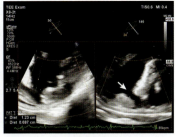
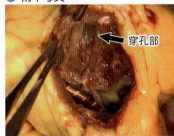
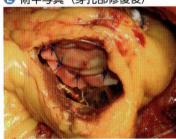
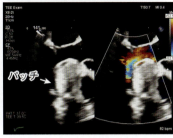

図5　心室中隔穿孔 movie 157

80歳代．2日前，急性前壁梗塞を発症し，同日前医で冠動脈インターベンション（#7 99％に薬剤溶出性ステント）施行，peak CK 200 IU/L．新規の心雑音あり，TTEで心室中隔穿孔の診断となり（Ⓐ⇨）転院となった．冠動脈インターベンション時に抗血小板薬を投与されており，血行動態が安定していることから1週間後に心室中隔穿孔パッチ閉鎖術を施行した．術中TEEの手技前の所見では，心尖部中隔に最大12 mmの穿孔を認めた（ⒷⒸ⇨）．術中所見では右室を切開すると同部位に穿孔を認め（Ⓓ），サンドイッチ法にて穿孔部を修復した（Ⓔ）．手技後のTEEでは，穿孔部にパッチを認め，残存シャントなし（Ⓕ）．

文献

1) Zoghbi WA, et al：Guidelines for the Evaluation of Prosthetic Valve Function with Cardiovascular Imaging: A Report from the American Society of Echocardiography Developed in Collaboration With the Society for Cardiovascular Magnetic Resonance and the Society of Cardiovascular Computed Tomography. J Am Soc Echocardiogr, 37：2-63, 2024

2) Capodanno D, et al：Standardized definitions of structural deterioration and valve failure in assessing long-term durability of transcatheter and surgical aortic bioprosthetic valves: a consensus statement from the European Association of Percutaneous Cardiovascular Interventions (EAPCI) endorsed by the European Society of Cardiology (ESC) and the European Association for Cardio-Thoracic Surgery (EACTS). Eur Heart J, 38：3382-3390, 2017

3) Zoghbi WA, et al：Recommendations for evaluation of prosthetic valves with echocardiography and doppler ultrasound: a report From the American Society of Echocardiography's Guidelines and Standards Committee and the Task Force on Prosthetic Valves, developed in conjunction with the American College of Cardiology Cardiovascular Imaging Committee, Cardiac Imaging Committee of the American Heart Association, the European Association of Echocardiography, a registered branch of the European Society of Cardiology, the Japanese Society of Echocardiography and the Canadian Society of Echocardiography, endorsed by the American College of Cardiology Foundation, American Heart Association, European Association of Echocardiography, a registered branch of the European Society of Cardiology, the Japanese Society of Echocardiography, and Canadian Society of Echocardiography. J Am Soc Echocardiogr, 22：975-1014, 2009

4) Damluji AA, et al：Mechanical Complications of Acute Myocardial Infarction: A Scientific Statement From the American Heart Association. Circulation, 144：e16-e35, 2021

5) Yamazaki M, et al：Complete rupture of the anterolateral papillary muscle caused by coronary spasm. Interact Cardiovasc Thorac Surg, 21：798-800, 2015

索引 index

数字

5-point scale 178

欧文

A〜C

AAD（acute aortic dissection）..... 251
AF（atrial fibrillation）..... 60
AFMR（atrial functional mitral regurgitation）..... 115
AR（aortic regurgitation）..... 88, 251, 253
AS（aortic stenosis）..... 79
ASD（atrial septal defect）..... 210
atrio-ventricular septal defect 221
Barlow 病 119
Carpentier の分類 88
CAT（calcified amorphous tumor）..... 273
CCMA（caseous calcification of the mitral annulus）..... 273
Chiari network 230
chordal entrapment 154
coaptation length 93
coronary sinus type 221
crista terminalis 275

E〜J

effective height 91, 93
Eisenmenger 症候群 210
erosion 215, 220
Eustachian 弁 209
fibroelastic deficiency 119
Focus 48
Gain 48
geometric height 90

Harmonics

Harmonics 53
iatrogenic atrial septal defect 228
IE（infectious endocarditis）..... 258
interventional TEE 12
intraoperative TEE 12
iASD（iatrogenic atrial septal defect）..... 156
jet lesion 259

L・M

LAAC（left atrial appendage closure）..... 66
LAE 154
Lambl's excrescences 274
leaflet adverse event 154
leaflet configuration 166
leaflet injury 154
Line density 53
M-TEER 107, 139
MAD 119
malalignment 213, 214
mitral annular disjunction 119
MPR 法 68
MR（mitral regurgitation）..... 107
MS（mitral stenosis）..... 97
MVP（mitral valve plasty）..... 125

O〜S

ostium primum type 221
ostium secundum type 212
PASS criteria 75
PFE（papillary fibroelastoma）..... 269
PFO（patent foramen ovale）..... 230
platypnea-orthodeoxia 211
PMR（primary mitral regurgitation）..... 114
PR（pulmonary regurgitation）..... 199
PS（pulmonary stenosis）..... 199

PTMC（percutaneous transluminal mitral commissurotomy）──── 97

PVL（para valvular leak）──── 86

SAM（systolic anterior motion）──── 130

SEC（spontaneous echo contrast）──── 61

septal hugger──── 193

single leaflet device attachment──── 154

sinus venosus type──── 220

SLDA──── 154

sludge──── 61, 67

SMR（secondary mitral regurgitation）──── 114

STJ（sino-tubular junction）──── 82, 254

stuck valve──── 278

T～W

TAVI（transcatheter aortic valve implantation）──── 79

TGC（time gain compensation）──── 49

Thebesian弁──── 209

Todaro索──── 209, 217

TPVI（transcatheter pulmonary valve implantation）──── 199

Tricuspid-TEER──── 184

TR（tricuspid regurgitation）──── 164, 184, 201

Tug test──── 75

unroofed coronary sinus──── 221

Valsalva洞──── 82, 254

Valsalva洞-大動脈移行部──── 254

vena contracta width──── 153

VFMR（ventricular functional mitral regurgitation）──── 115

wiggle test──── 227

Wilkinsスコア──── 101

和 文

あ行

アーチファクト──── 275

医原性心房中隔欠損症──── 156

医原性の心房間交通──── 228

一次孔型──── 221

一次性MR──── 114

一次中隔──── 209

エントリー──── 256

横紋筋腫──── 269

か行

下大静脈弁──── 209

冠静脈洞型──── 211, 221

冠静脈洞弁──── 209

感染性心内膜炎──── 258

冠動脈の灌流障害──── 251, 255

キアリ網──── 230

機械的合併症──── 281

器質性MR──── 114

急性大動脈解離──── 251

強心薬負荷──── 64

経胃アプローチ──── 36

経カテーテル的大動脈弁留置術──── 79

経皮的左心耳閉鎖術──── 60, 66

経皮的肺動脈弁置換術──── 199

経弁逆流──── 279

ゲイン──── 48

血管腫──── 269

血栓──── 61

血流うっ滞──── 61

原発性心臓腫瘍──── 267

交連の脱落──── 253

さ行

左室壁運動異常──── 252

左心耳──── 67

三尖弁──── 34

三尖弁複合体──── 166

三尖弁閉鎖不全──── 201

三尖弁閉鎖不全症──── 164, 184

自己弁温存基部置換術──── 254

櫛状筋──── 70

脂肪腫	269
静脈洞型	211, 220
食道穿孔	12, 17
食道裂孔ヘルニア	13
人工弁周囲逆流	86, 243
人工弁不全	278
心室性機能性MR	115
心室中隔穿孔	282
心侵食	215
心穿孔	215
心臓腫瘍	265
心臓造影CT	12
心タンポナーデ	252
深部食道	34
心房細動	60
心房性機能性MR	115
心房中隔欠損	210
心房中隔欠損症	209
心房中隔穿刺	73, 103, 146, 250
心膜液貯留	252
ストップフロー法	223
スポルディング分類	43
生食コントラスト	234
線維腫	269
僧帽弁狭窄症	97
僧帽弁形成術	125
僧帽弁閉鎖不全症	107, 125, 139

た・な行

大動脈弁逆流	251
大動脈弁狭窄症	79
大動脈弁閉鎖不全症	88
多断面再構成法	68
脱落	220
中心性MR	129
中部食道	25
鎮静薬	19
テザリング	121
内膜亀裂	256

二次孔型	211, 212
二次中隔	209
乳頭状線維弾性腫	269
粘液腫	267
膿瘍	258

は行

肺高血圧	210
肺静脈環流異常	219
肺動脈弁狭窄症	199
肺動脈弁閉鎖不全症	199
パネル	40
バルーンサイジング	223, 237
左上大静脈遺残	211
ファロー四徴症	200
フォーカス	48
部分肺静脈還流異常	210
フルマゼニル	22
プローブ	14
プロポフォール	22
分界陵	275
弁口面積	80
弁周囲逆流	262, 279
偏心性MR	130
ベンゾジアゼピン	22
弁葉構成	166
弁輪径	82
弁輪石灰化	273
房室中隔欠損	221

ま～ら行

ミダゾラム	22
もやもやエコー	61
疣腫	258, 259
卵円孔開存症	230
ランブル疣贅	274
リム	215

編者プロフィール

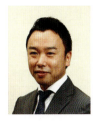

出雲昌樹 (Masaki Izumo)
聖マリアンナ医科大学循環器内科 教授

2004年　聖マリアンナ医科大学卒
一般社団法人　日本心エコー図学会理事

『循環器診療における心エコーの有効活用』をテーマに，臨床，研究，教育に日々取り組んでいます．本書は私にとってはじめての編集本となります．循環器領域における経食道心エコーのバイブルとして，多くの方々の診療にお役立ていただければ幸いです．

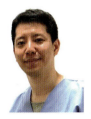

泉　佑樹 (Yuki Izumi)
公益財団法人榊原記念財団附属 榊原記念病院循環器内科 医長

2008年　日本医科大学卒
専門：周術期および術中経食道心エコー図、弁膜症、心筋症
受賞：日本心エコー図学会 Young Investigator's Award 優秀賞

基本から術中まで網羅した，渾身のTEE教科書ができました！ぜひご活用ください！

循環器内科医のための経食道心エコー
基本的な手技から術中・術前の評価までよくわかる！治療方針の決定に役立つ実践マニュアル

2024年12月 1日　第1刷発行
2025年 5月20日　第2刷発行

編　集　　出雲昌樹，泉　佑樹
発行人　　一戸裕子
発行所　　株式会社 羊 土 社
　　　　　〒101-0052
　　　　　東京都千代田区神田小川町2-5-1
　　　　　TEL　　03（5282）1211
　　　　　FAX　　03（5282）1212
　　　　　E-mail　eigyo@yodosha.co.jp
　　　　　URL　　www.yodosha.co.jp/
印刷所　　日経印刷株式会社

© YODOSHA CO., LTD. 2024
Printed in Japan

ISBN978-4-7581-1304-5

本書に掲載する著作物の複製権，上映権，譲渡権，公衆送信権（送信可能化権を含む）は（株）羊土社が保有します．
本書を無断で複製する行為（コピー，スキャン，デジタルデータ化など）は，著作権法上での限られた例外（「私的使用のための複製」など）を除き禁じられています．研究活動，診療を含み業務上使用する目的で上記の行為を行うことは大学，病院，企業などにおける内部的な利用であっても，私的使用には該当せず，違法です．また私的使用のためであっても，代行業者等の第三者に依頼して上記の行為を行うことは違法となります．

JCOPY ＜（社）出版者著作権管理機構 委託出版物＞
本書の無断複写は著作権法上での例外を除き禁じられています．複写される場合は，そのつど事前に，（社）出版者著作権管理機構（TEL 03-5244-5088, FAX 03-5244-5089, e-mail：info@jcopy.or.jp）の許諾を得てください．

乱丁，落丁，印刷の不具合はお取り替えいたします．小社までご連絡ください．

羊土社のオススメ書籍

カラー写真で一目でわかる
経食道心エコー　第3版
撮り方、診かたの基本とコツ

岡本浩嗣, 山浦　健／編

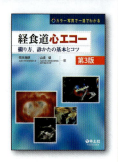

TEE入門者に最適の好評書が改訂！豊富なカラー写真で手技を基本から丁寧に解説．3DTEEなど注目の情報もカバー．経食道心エコーを習得するならまず本書から！

■ 定価7,150円（本体6,500円+税10%）　■ A4判　■ 173頁　■ ISBN 978-4-7581-1121-8

やさしくわかる
心エコーの当て方・見かた

野間　充／著

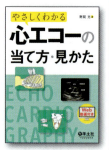

プローブの当て方と心エコー像の対比で，心臓を思い通りに見る方法がすぐわかる！心エコー検査の開始から終了まで解説した，初学者にやさしい実践書！

■ 定価4,620円（本体4,200円+税10%）　■ A5判　■ 200頁　■ ISBN 978-4-7581-0762-4

循環器の検査 基本とドリル
心電図・心エコーなどの適切な検査の選び方・考え方

池田隆徳／監, 阿古潤哉／編

心電図や心エコー，カテーテル検査など，循環器診療で使う「検査」の選び方や組み合わせ方，結果の考え方を研修医向けに解説！「循環器薬ドリル」とあわせて読みたい1冊．

■ 定価4,950円（本体4,500円+税10%）　■ B5判　■ 272頁　■ ISBN 978-4-7581-2411-9

循環器薬ドリル
薬剤選択と投与後のフォローも身につく症例問題集

池田隆徳／監, 阿古潤哉／編

基本の処方パターンを徹底トレーニング！症例問題を解きながら，目の前の患者さんに適した薬剤選択，経過に合わせた変更・中止など，臨床に直結する考え方も自然と身につく

■ 定価4,950円（本体4,500円+税10%）　■ B5判　■ 248頁　■ ISBN 978-4-7581-0764-8

発行　羊土社 YODOSHA
〒101-0052 東京都千代田区神田小川町2-5-1　TEL 03(5282)1211　FAX 03(5282)1212
E-mail：eigyo@yodosha.co.jp
URL：www.yodosha.co.jp/
ご注文は最寄りの書店，または小社営業部まで